泌尿外科疾病
影像及病理图解

主　编　尚东浩　王大业

副主编　刘玉婷　王文营　王　磊　张燕林

编　者　(以姓氏笔画为序)

王　磊（首都医科大学附属北京友谊医院）

王大业（首都医科大学基础医学院）

王文营（首都医科大学附属北京友谊医院）

王翔宇（首都医科大学附属北京友谊医院）

石铭俊（首都医科大学附属北京友谊医院）

朱一辰（首都医科大学附属北京友谊医院）

刘玉婷（首都医科大学基础医学院）

关晓娇（中国医科大学附属盛京医院）

许永德（首都医科大学附属北京友谊医院）

李炫昊（首都医科大学附属北京友谊医院）

李晓晗（中国医科大学附属盛京医院）

杨博宇（首都医科大学附属北京友谊医院）

肖　荆（首都医科大学附属北京友谊医院）

张燕林（首都医科大学附属北京友谊医院）

尚东浩（首都医科大学附属北京友谊医院）

胡新一（首都医科大学附属北京友谊医院）

高广程（首都医科大学附属北京友谊医院）

曹　锐（首都医科大学附属北京友谊医院）

韩天栋（首都医科大学附属北京友谊医院）

人民卫生出版社

·北　京·

图书在版编目（CIP）数据

泌尿外科疾病影像及病理图解 / 尚东浩，王大业主编．-- 北京 ：人民卫生出版社，2025. 8. -- ISBN 978-7-117-37806-2

Ⅰ. R690. 4-64

中国国家版本馆 CIP 数据核字第 20259YS476 号

人卫智网	www.ipmph.com	医学教育、学术、考试、健康，购书智慧智能综合服务平台
人卫官网	www.pmph.com	人卫官方资讯发布平台

泌尿外科疾病影像及病理图解
Miniao Waike Jibing Yingxiang ji Bingli Tujie

主　　编：	尚东浩　王大业
出版发行：	人民卫生出版社（中继线 010-59780011）
地　　址：	北京市朝阳区潘家园南里 19 号
邮　　编：	100021
E - mail：	pmph @ pmph.com
购书热线：	010-59787592　010-59787584　010-65264830
印　　刷：	天津市光明印务有限公司
经　　销：	新华书店
开　　本：	889×1194　1/16　　印张：16
字　　数：	369 千字
版　　次：	2025 年 8 月第 1 版
印　　次：	2025 年 8 月第 1 次印刷
标准书号：	ISBN 978-7-117-37806-2
定　　价：	199.00 元

打击盗版举报电话：010-59787491	E-mail：WQ @ pmph.com
质量问题联系电话：010-59787234	E-mail：zhiliang @ pmph.com
数字融合服务电话：4001118166	E-mail：zengzhi @ pmph.com

前　言

　　泌尿系统包括肾脏、输尿管、膀胱、前列腺、尿道、外生殖器等器官,上述器官均可发生肿瘤、结石和炎症等疾病。临床外科医生常需要结合患者症状、实验室检查、影像学及病理学等结果进行综合诊断,从而判断病情的发展和预后。目前泌尿外科专业的相关图书大多以文字叙述为主,相对抽象且不易掌握,仅有少量图书会配有相应的影像资料。为了促进初学者能够尽快全面掌握泌尿外科疾病的临床特点,我们集合了泌尿外科、病理科、影像科等各相关领域的专家,完成了本书的撰写。

　　《泌尿外科疾病影像及病理图解》是面向临床泌尿外科医师、影像科及病理科医师的一本跨学科专著,能够让各专业医生从多方面详尽了解泌尿系统疾病的临床特点。本书内容共分为9章,包含泌尿、男性生殖系统肿瘤,肾上腺肿瘤,腹膜后肿瘤,泌尿系统结石,肾移植,泌尿系统结核,泌尿、生殖系统损伤,性传播疾病,其他泌尿、男性生殖系统疾病。从专著内容方面来看,几乎包含了泌尿外科系统全部的常见病及罕见病。

　　本书编者在概括每一种疾病临床特点的基础上,以实际的临床病例结合影像、病理插图为主,同时配以详细的文字描述,将有利于各专业初学者从多个角度全面掌握泌尿外科疾病的临床特点。另外,我们引入了相关疾病的影像学及病理学描述,使得读者在阅读每一个临床病例的过程中,都可以做到从基础到临床,从形态到功能,从宏观到微观,多角度全方位地解读该疾病,达到类似多学科联合查房(MDT)模式的学习目的。同时,我们在各类泌尿外科疾病常见病例的基础上,注重突出列举罕见病例,并根据国内外最新泌尿外科疾病诊疗指南及时更新了知识点和相应图片,努力增加新知识的拓展。总之,本书以泌尿生殖系统病例插图为主,辅以文字叙述,能够更直观、更容易掌握疾病的诊断要点。

　　本书的编者均来自临床经验丰富的泌尿外科医师,还有影像科以及病理学科的临床及基础研究人员,诚挚希望通过编写团队的努力,能够给读者,尤其是年轻的临床医生提供一份高质量且实用的学习资源。但限于时间和我们自身的水平能力,书中一定会存在许多不足之处,敬请各位读者和同道提出批评和宝贵建议。

尚东浩

2023 年 8 月

目　录

第一章

泌尿、男性生殖系统肿瘤

第一节　肾脏恶性肿瘤

一、透明细胞肾细胞癌

（一）概述

透明细胞肾细胞癌来源于肾小管上皮细胞，是最常见的肾癌病理类型，好发年龄50~70岁，男性多于女性。其病因未明，发病与吸烟、肥胖等因素有关，少数与遗传因素有关。典型的临床表现为血尿、腰痛、腹部包块（肾癌三联征），但临床出现率低，目前多为体检发现。

肾癌的临床诊断主要依靠影像学检查。实验室检查为患者术前一般状况、肝肾功能以及预后判定的评价指标，确诊则需依靠病理学检查。透明细胞肾细胞癌在CT中表现为类圆形或分叶状肿块，边界比较清楚，没有包膜，密度均匀或不均匀，可有囊变，部分肿瘤可有点状或不规则钙化。增强扫描早期多呈明显不均匀强化，延迟期可以相对低强化。当肿瘤坏死出现囊变时，可以形成囊实性肿块，囊壁厚薄不均，可有分隔或者结节形成，称为囊性肾癌。肿瘤可以侵犯肾周，导致肾周脂肪密度升高，肾周筋膜增厚，也可以侵犯邻近脏器，还可以侵犯肾静脉和下腔静脉，导致癌栓形成，也可发生淋巴结转移。

局限性或进展性透明细胞肾细胞癌的治疗以外科手术为主，手术方式包括根治性肾切除术和肾部分切除术。晚期或转移性透明细胞肾细胞癌以综合治疗和对症支持治疗为主。

（二）典型病例

病例 1

1. 现病史　患者男性，52岁。入院前1年体检发现右肾肿物，无血尿，无腰痛，不伴腹胀、恶心等症状。既往高血压病史10余年，1年前因急性心肌梗死放置冠脉支架1个，口服抗凝药物至今。患者精神饮食可，体重无明显减轻。

2. 体格检查　腹部软，无压痛及反跳痛。双肾区未触及明显肿块，双肾区无叩击痛。输尿管及膀胱区无压痛。

3. 实验室检查　无特殊。

4. 影像学检查

CT平扫可见右肾实质中部背侧软组织肿块影，内部密度不均匀，无脂肪密度（图1-1-1）。

CT动脉期可见右肾肿块明显强化，其内部强化不均匀，并可见囊性变，肿瘤与正常肾实质边界清晰（图1-1-2）。

CT静脉期可见右肾肿块密度低于正常肾实质，对比剂呈现"快进快出"现象（图1-1-3）。

CT排泄期可见右肾肿块密度与肾实质类似，其内可见囊性改变，右肾集合系统受压变形（图1-1-4）。

MRI T$_1$WI增强期可见右肾肿块明显强化，其内部强化不均匀，并可见囊性变，肿瘤与正常肾实质边界清晰(图 1-1-5)。

　　MRI T$_1$WI 延迟期可见右肾肿块强化程度迅速减弱,略低于肾实质(图 1-1-6)。

　　MRI T$_2$WI 可见右肾肿块与正常肾实质分界清楚,其内可见囊性改变(图 1-1-7)。

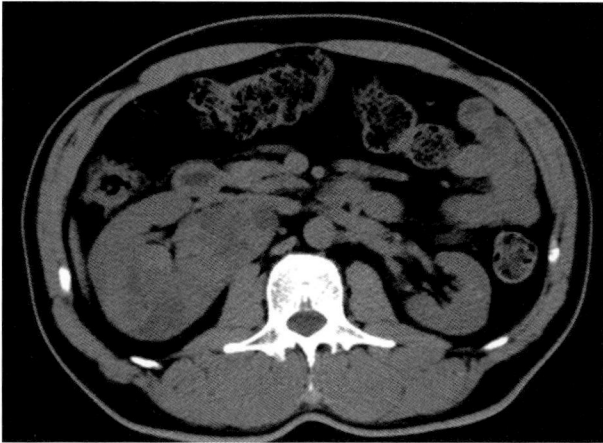

图 1-1-1　腹盆 CT(平扫)

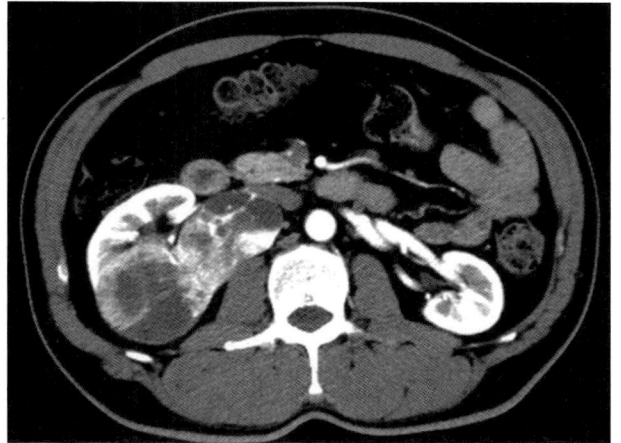

图 1-1-2　腹盆 CT(动脉期)

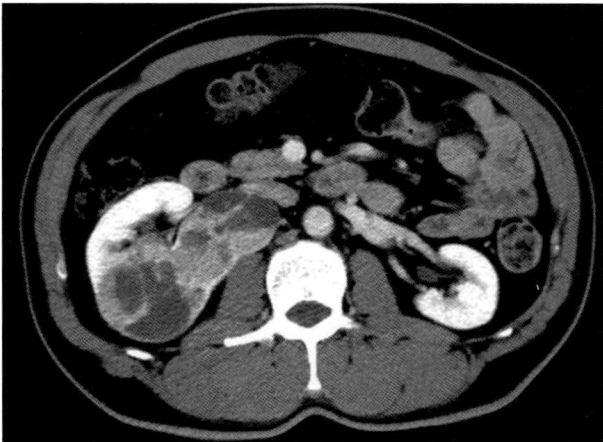

图 1-1-3　腹盆 CT(静脉期)

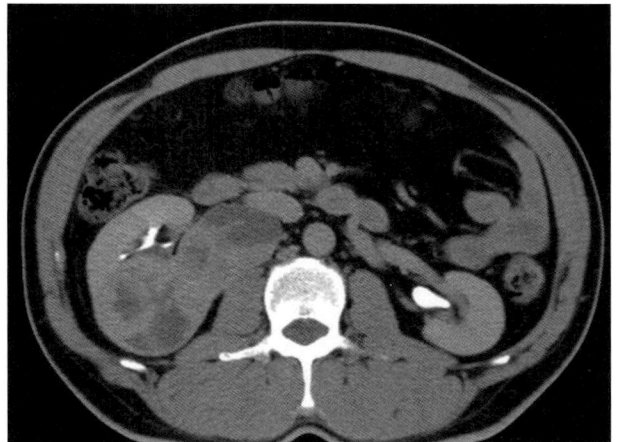

图 1-1-4　腹盆 CT(排泄期)

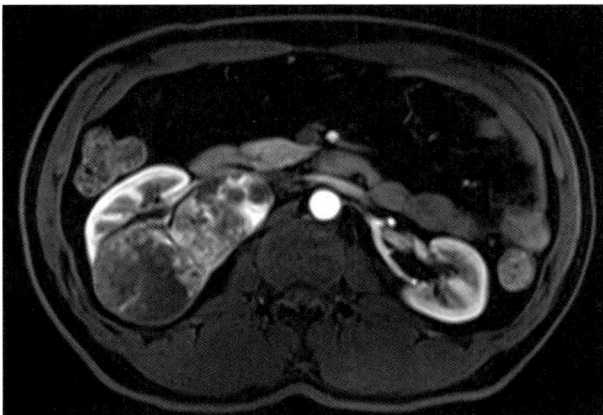

图 1-1-5　双肾 MRI 增强期

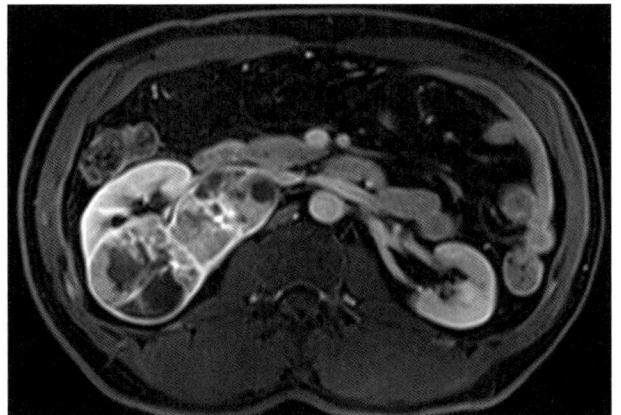

图 1-1-6　双肾 MRI 延迟期

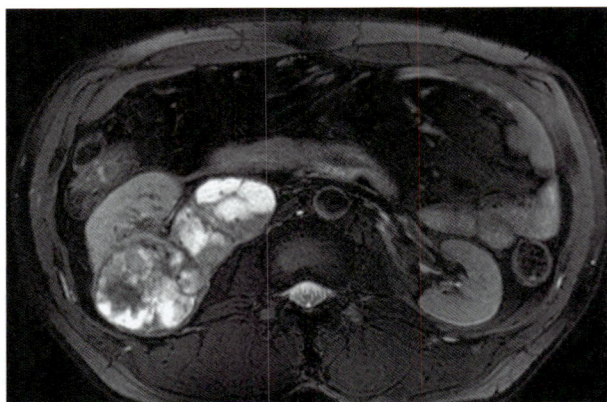

图 1-1-7 双肾 MRI T$_2$WI

5. 治疗 患者行腹腔镜下右肾癌根治术。

6. 病理结果 右肾透明细胞癌（WHO/ISUP 分级：2 级），肿瘤侵犯肾窦，可见肾窦静脉侵犯。肿瘤未侵犯肾被膜。胞质透明的肿瘤细胞破坏固有结构，间质血管丰富，可见出血（图 1-1-8）。

高倍镜显示肿瘤细胞呈巢状结构，有小的薄壁血管间隔。瘤细胞胞质透亮，包膜清晰，偶见核仁（图 1-1-9）。

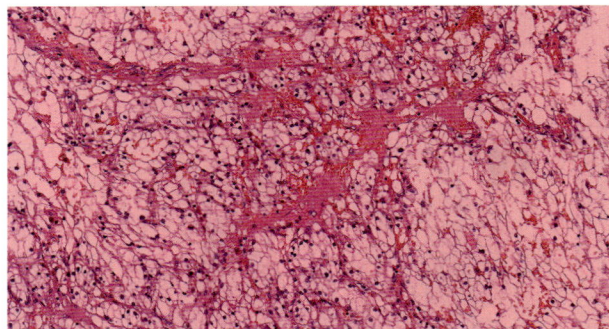

图 1-1-8 病理结果（HE×200）

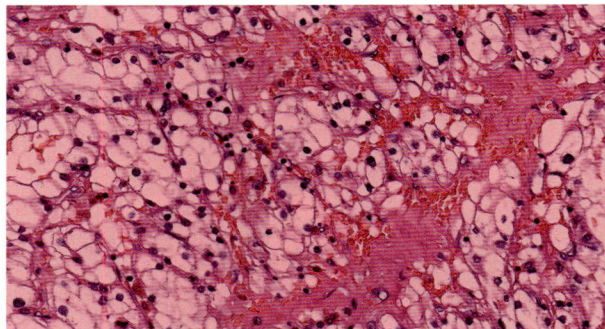

图 1-1-9 病理结果（HE×400）

免疫组化结果：CD10（+），CD117（-），CA Ⅸ（+），EMA（小灶 +），Vimentin（-），CK7（-），E-cadherin（部分 +），Pax-8（+），P504S（+），TFE-3（-），Ki-67 阳性指数约 10%。

病例 2

1. 现病史 患者男性，54 岁。患者 20 天前无明显诱因突发喘憋，外院诊断为肺栓塞，经治疗好转。行腹部 CT 发现左肾占位性病变，肾癌可能性大，伴有肾静脉及下腔静脉癌栓。患者无腰痛，无发热，无血尿。既往患有反流性食管炎、肺气肿、高尿酸血症。患者自发病以来精神饮食好，体重无明显减轻。

2. 体格检查 腹部软，无压痛及反跳痛。双肾区未触及明显肿块，双肾区无叩击痛。输尿管及膀胱区无压痛。

3. 实验室检查 无特殊。

4. 影像学检查

MRI T$_2$WI 可见左肾肿块位于左肾中部偏外侧,其呈混杂信号,肿瘤与正常肾实质边界清晰。左肾静脉增粗,其内可见癌栓,并延伸至下腔静脉内(图 1-1-10)。

MRI T$_1$WI 可见左肾静脉增粗,其内可见癌栓,并延伸至下腔静脉内(图 1-1-11)。

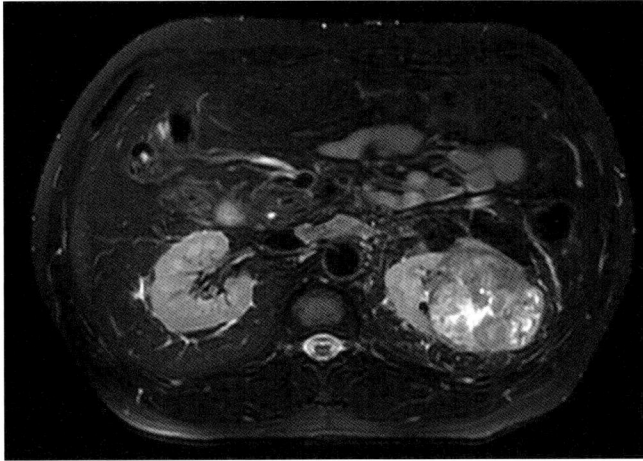

图 1-1-10 双肾 MRI 左肾肿块

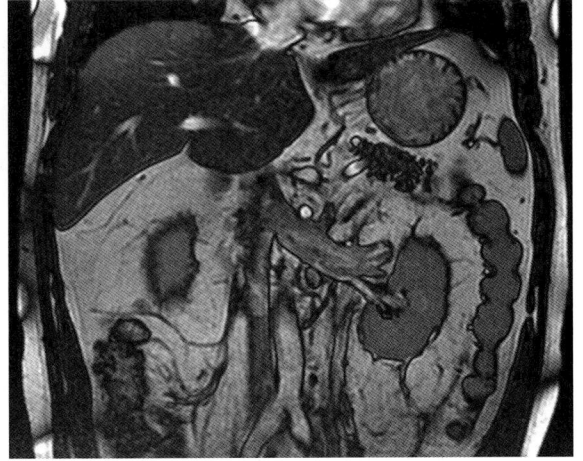

图 1-1-11 双肾 MRI 左肾静脉癌栓

PET/CT 检查可见左肾中上部软组织密度肿物,大小约 6.7cm × 6.9cm,其内密度不均匀,可见多发片状低密度影,周围脂肪囊多发索条影,病灶 FDG 摄取增高,常规扫描 SUVmax 6.2(图 1-1-12)。

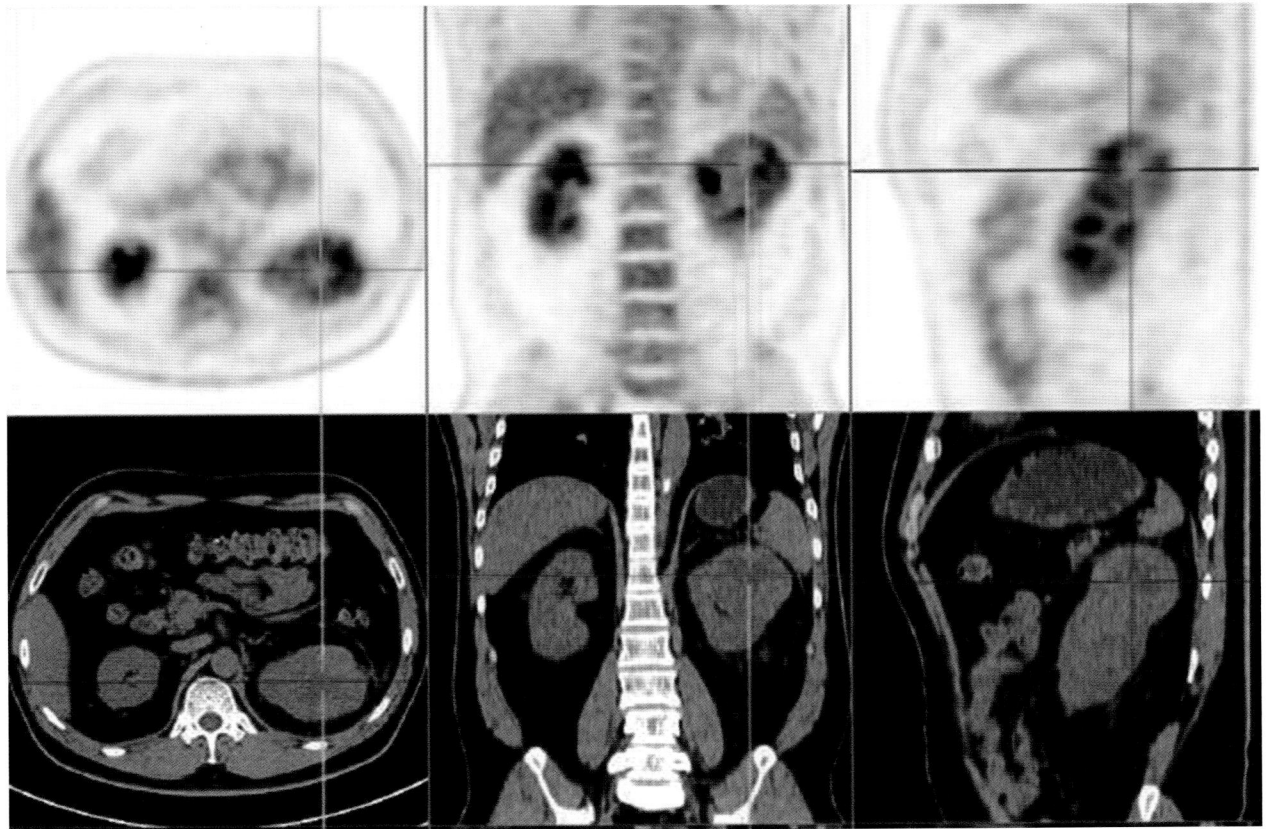

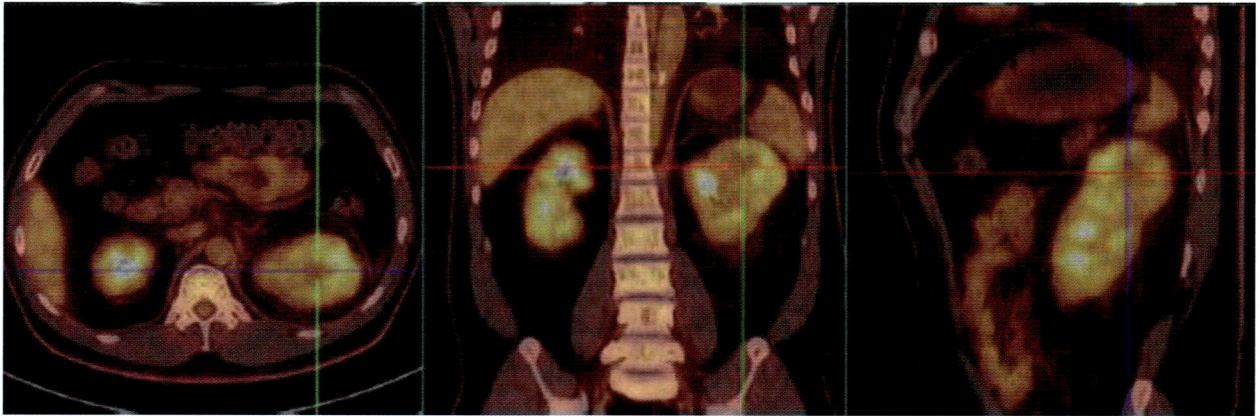

图 1-1-12　PET/CT 检查左肾肿块

PET/CT 延迟显像，病灶 FDG 摄取仍较高，SUVmax 5.7（图 1-1-13）。

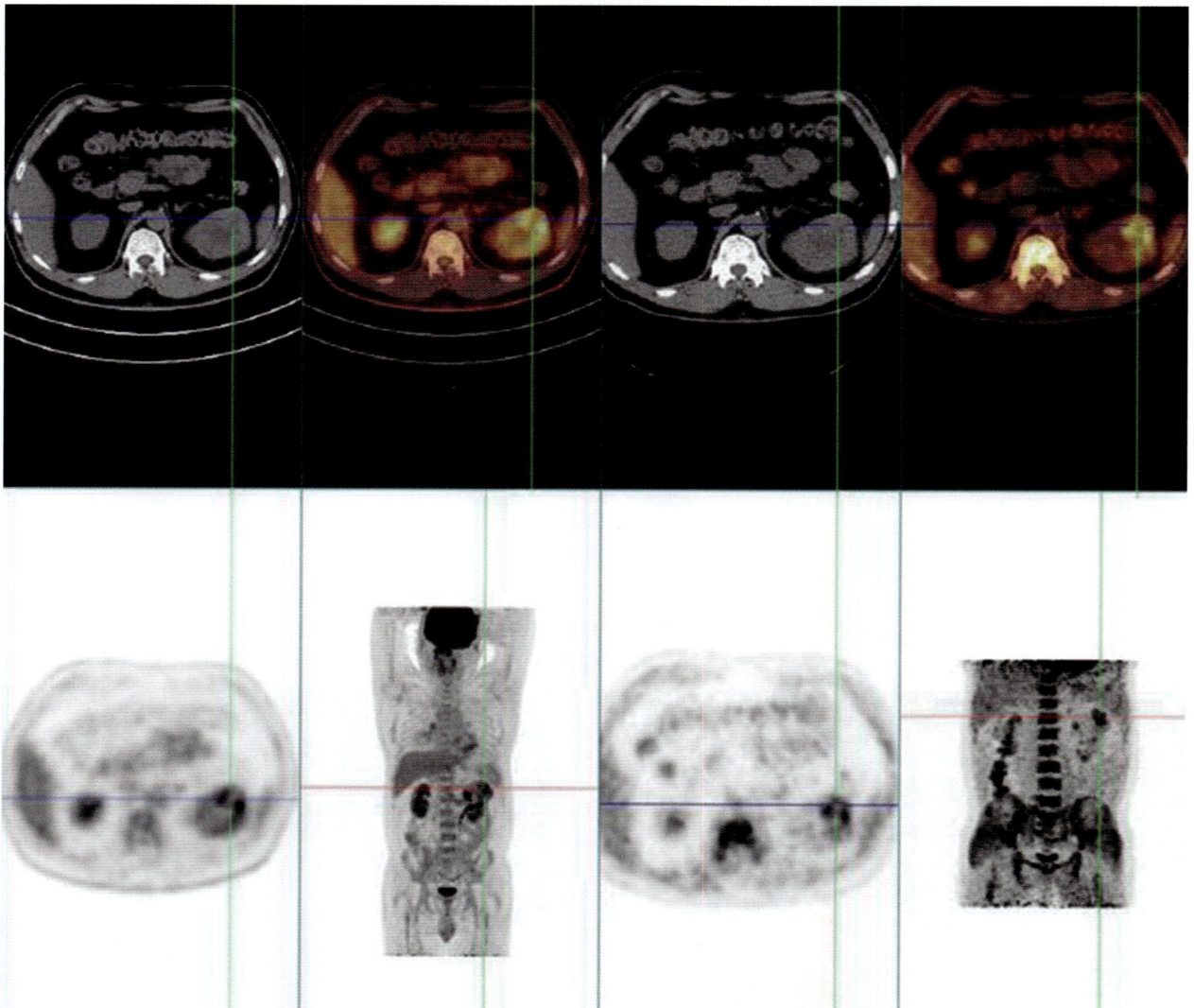

图 1-1-13　PET/CT 检查延迟显像

左侧为常规显像，右侧为延迟显像

PET/CT 检查可见左肾静脉扩张,直径约 2.2cm,其内可见条状软组织密度影,病灶 FDG 摄取增高,常规扫描 SUVmax 3.8(图 1-1-14)。

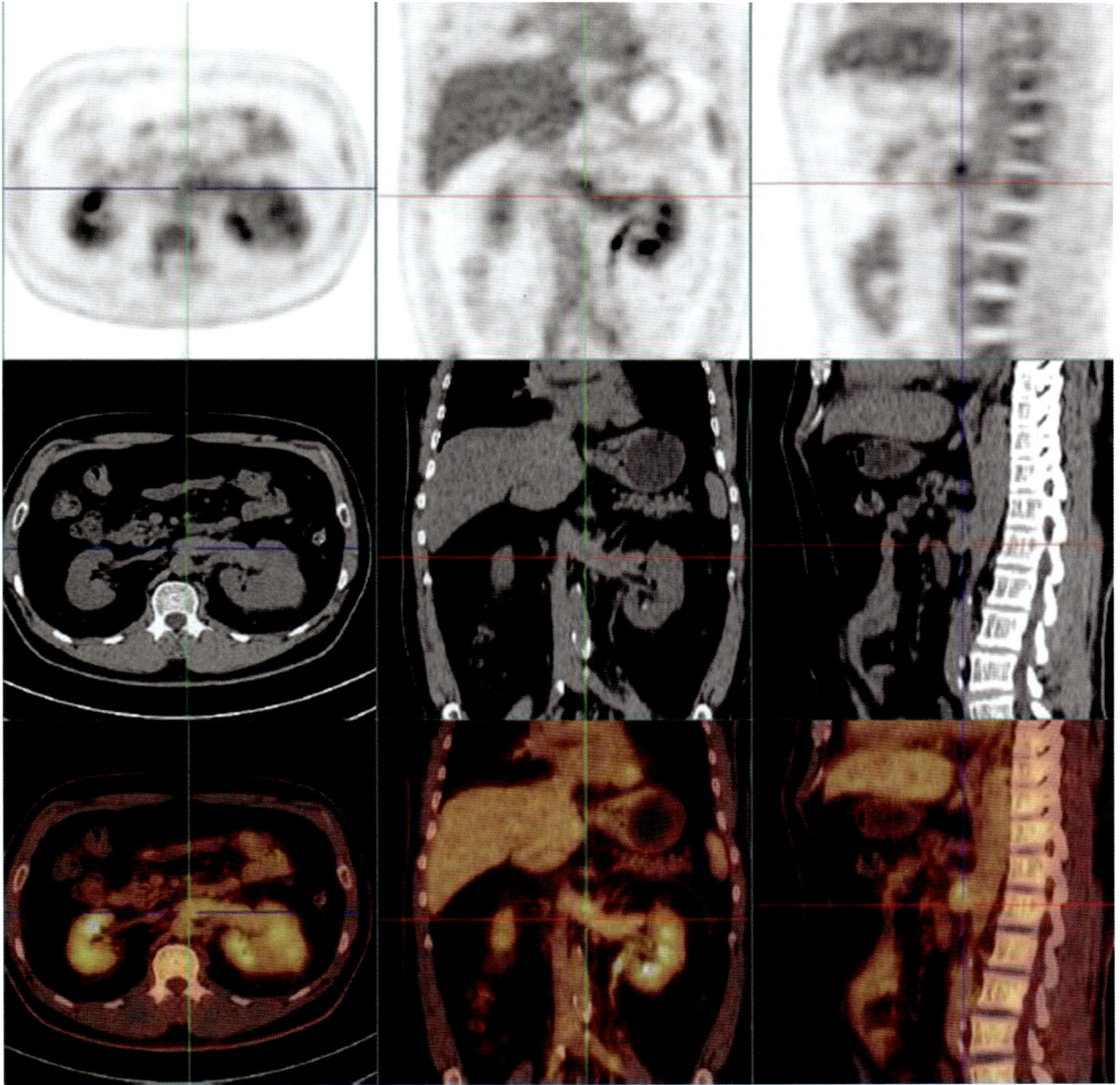

图 1-1-14　PET/CT 检查

PET/CT 延迟显像,病灶 FDG 摄取仍较高,SUVmax 1.7(图 1-1-15)。

5. 治疗　患者行下腔静脉滤器置入术后,于全麻下行开放左肾癌根治术,下腔静脉癌栓取出术。

6. 病理结果　左肾透明细胞肾细胞癌(WHO/ISUP 分级:3 级)伴局部坏死。癌瘤侵犯肾静脉,其内可见癌栓。癌瘤累及肾窦脂肪和肾周围脂肪(图 1-1-16)。

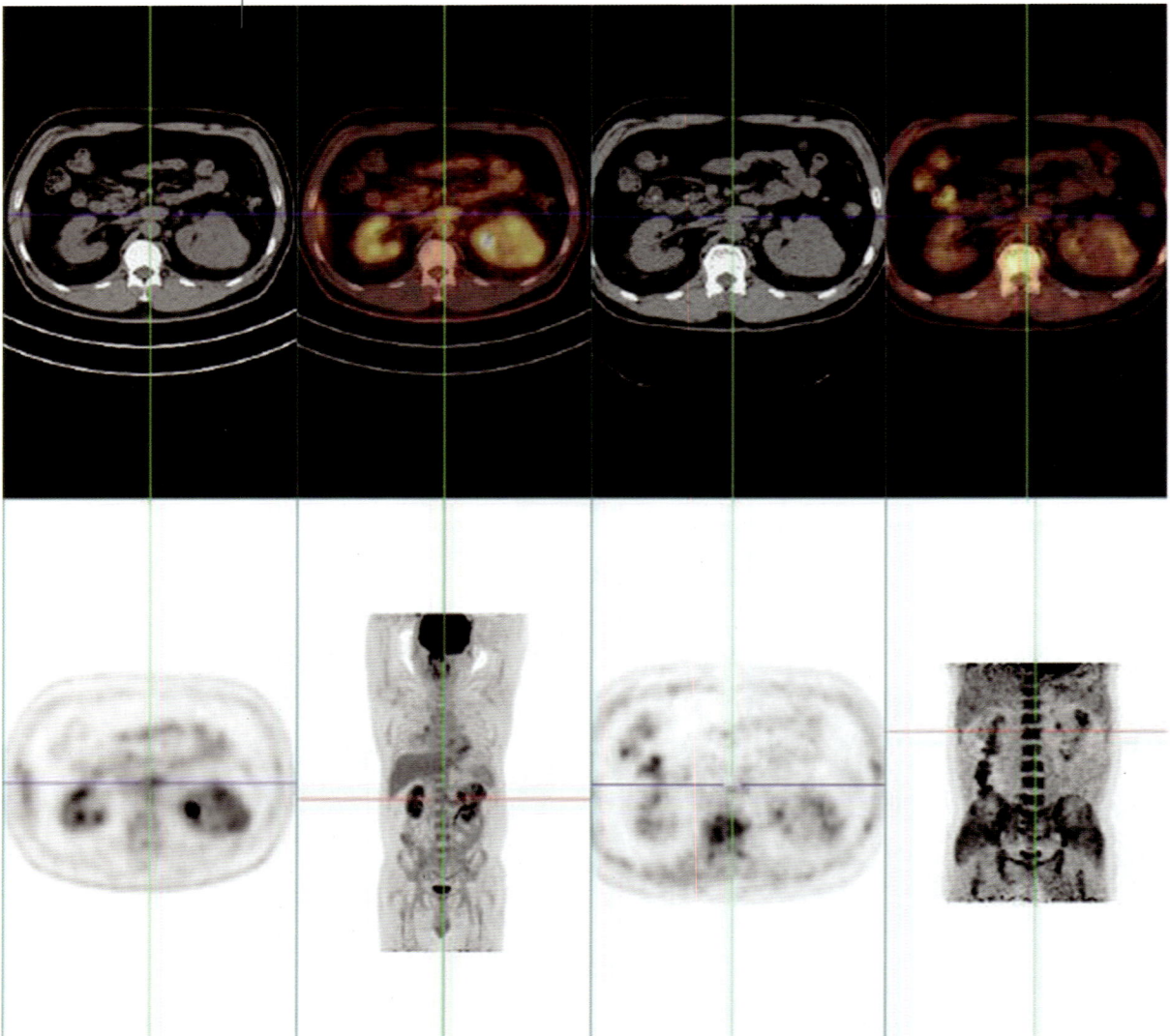

图 1-1-15　PET/CT 延迟显像

左侧为常规显像,右侧为延迟显像

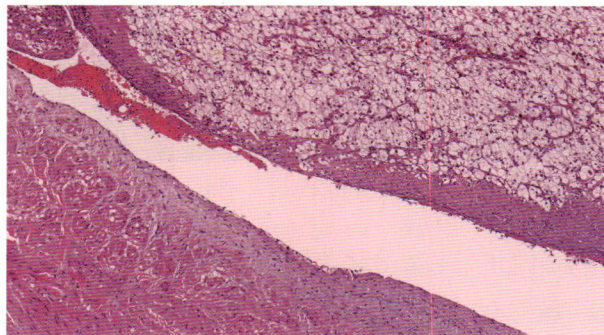

图 1-1-16　病理结果(HE × 100)

透明细胞肾细胞癌的血管内癌栓,左下为血管壁,右上为透明细胞癌

　　免疫组化结果:CD10(+),CD117(−),CA Ⅸ(+),EMA(+),Vimentin(−),CK7(−),E-cadherin(局灶 +),Pax-8(+),P504S(部分 +),TFE-3(−),Ki-67 阳性指数约 3%。

二、乳头状肾细胞癌

(一) 概述

乳头状肾细胞癌是一种来源于肾小管上皮细胞的恶性肿瘤,是仅次于透明细胞肾细胞癌的第二常见肾脏恶性肿瘤。具有乳头状或管状结构是其组织学特点,与透明性肾细胞癌相比,乳头状肾细胞癌在乳头状或管状结构中存在嗜碱性或嗜酸性细胞。乳头状肾细胞癌占肾细胞癌的 10%~15%。

乳头状肾细胞癌组织病理学分为Ⅰ型和Ⅱ型,Ⅰ型预后较Ⅱ型好。乳头状肾细胞癌无显著的特异临床表现,部分患者会出现血尿、腰痛及腹部肿块等表现。

乳头状肾细胞癌 CT 平扫时密度多不均匀,且病灶越大越容易出现囊变、坏死、出血及钙化。增强之后病灶动脉期表现为轻度强化,静脉期病灶持续轻度强化,但强化程度低于肾皮质,据此现象可以认为乳头状肾细胞癌是乏血供肿瘤。

乳头状肾细胞癌的治疗以外科手术为主,晚期患者以靶向治疗和对症支持治疗为主。

(二) 典型病例

1. 现病史　患者男性,66 岁。10 天前体检发现左肾占位性病变,大小 5.5cm×4.7cm,边界欠清,实性部分可见血流信号。患者无血尿,无腰痛,不伴腹胀、恶心等症状。既往高血压病史 5 年,糖尿病史半年。

2. 体格检查　腹部软,无压痛及反跳痛。双肾区未触及明显肿块,双肾区无叩击痛。输尿管及膀胱区无压痛。

3. 实验室检查　无特殊。

4. 影像学检查

CT 平扫可见左肾实质中部软组织肿块影,部分边界欠清,内部密度不均匀,可见液体密度区,无脂肪密度(图 1-1-17)。

CT 动脉期可见左肾肿物实性部分明显强化,强化程度与肾皮质类似,其内部强化不均匀(图 1-1-18)。

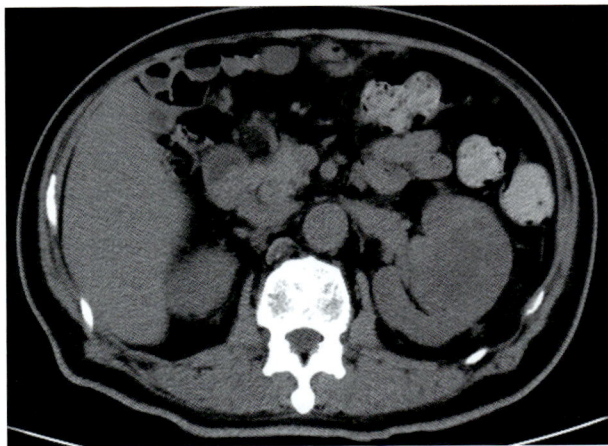

图 1-1-17　腹盆 CT(平扫)

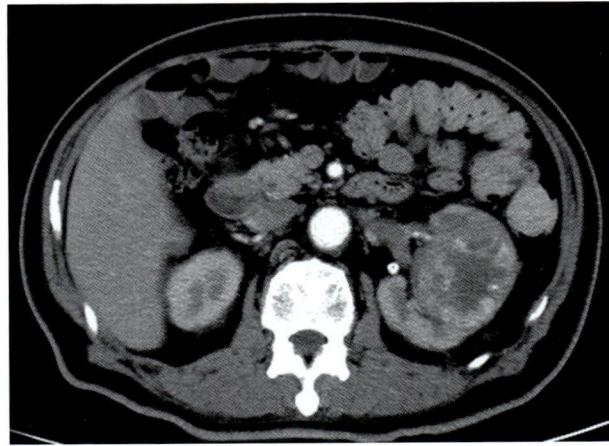

图 1-1-18　腹盆 CT(动脉期)

CT 静脉期可见左肾肿物实性部分密度低于正常肾实质,对比剂呈现"快进快出"现象(图 1-1-19)。

CT 排泄期可见左肾肿物密度与肾实质类似,左肾集合系统受压变形(图 1-1-20)。

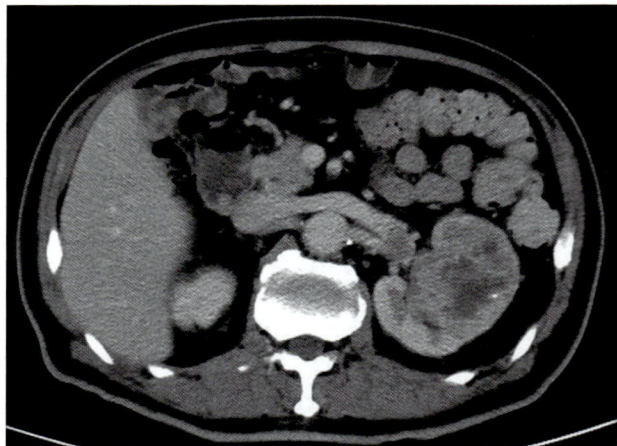

图 1-1-19 腹盆 CT(静脉期)

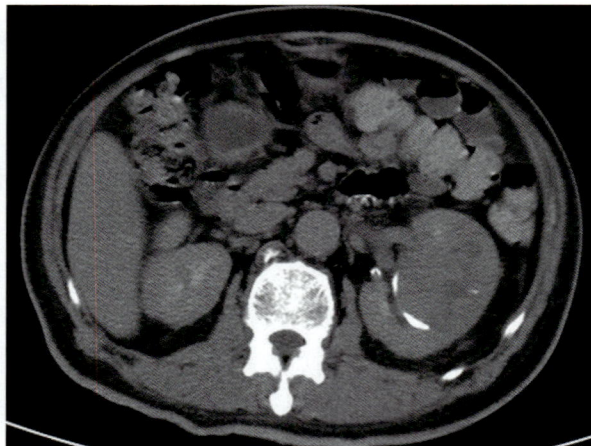

图 1-1-20 腹盆 CT(排泄期)

5. 治疗 患者行腹腔镜下左肾癌根治术。

6. 病理结果 左肾乳头状肾细胞癌(2 型)。肿瘤侵犯肾窦脂肪及肾静脉。肿瘤内及肿瘤外小静脉内可见癌栓。肿瘤未浸透肾被膜。本视野中显示癌细胞呈乳头状排列(图 1-1-21)。

高倍镜显示癌细胞胞质丰富、粉染,排列呈大小不等的乳头状结构(图 1-1-22)。

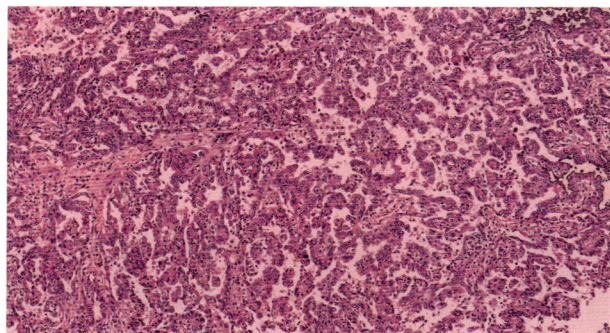

图 1-1-21 病理结果(HE×100)

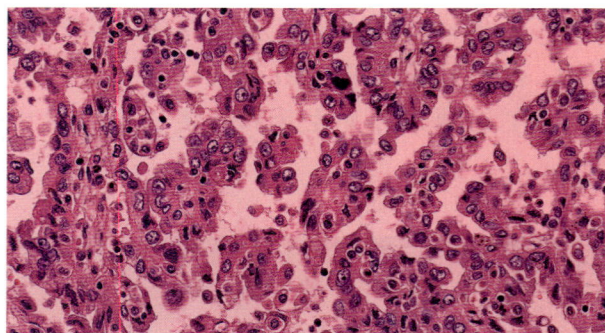

图 1-1-22 病理结果(HE×400)

免疫组化结果:CD10(膜 +),CD117(−),CA Ⅸ(−),EMA(膜 +),Vimentin(部分 +),CK7(−),E-cadherin(+),Pax-8(弱 +),P504S(+),TFE-3(−),Ki-67 阳性指数约 15%。

三、肾嫌色细胞癌

(一)概述

嫌色细胞癌是肾脏第三大常见的恶性肿瘤,占肾癌的 5%~7%,平均发病年龄 59 岁,男女差别不大。组织形态学提示肿瘤细胞起源于肾脏远曲小管,免疫组化显示肿瘤细胞表达

CK7 和 CD117,Vimentin 阴性。吸烟可能是其较大的诱因。

肾嫌色细胞癌的临床表现与其他类型肾肿瘤相似。由于肿瘤生长速度缓慢,可以形成假包膜。典型的血尿、腰痛、腹部包块等表现出现率不高,多半在体检中发现。

影像学方面,肿瘤多单发,多表现为类圆形肿块且边界清晰。CT 检查平扫时肿瘤密度多较均匀,与肾皮质相比,多呈等密度或稍高密度,少数呈混杂密度。较少出现出血、坏死、囊变,少数肿瘤内可见钙化灶。动脉期多呈轻中度强化,也可呈明显强化,但强化程度低于肾皮质,中央星形瘢痕及周围轮辐状强化发生率较低。MRI 检查肿瘤在 T_1WI 表现为等低信号,肿瘤在 T_2WI 和 T_2WI 脂肪抑制序列上大多表现为等信号或稍低信号。

（二）典型病例

1. 现病史　患者男性,39 岁。左上腹间断疼痛 6 个月,1 周前 B 超检查发现左肾肿物,大小 16.0cm×13.0cm×12.0cm,肿瘤内可见血流信号。患者无血尿,不伴腹胀、恶心等症状。既往体健,无明显消瘦,饮食二便正常。

2. 体格检查　腹部软,无压痛及反跳痛。左上腹肋缘下可触及巨大肿物,质地韧,无压痛,活动度尚可。双肾区无叩击痛。输尿管及膀胱区无压痛。

3. 实验室检查　无特殊。

4. 影像学检查

CT 平扫左肾上极可见巨大软组织肿块影,内部可见星芒状密度减低区,无脂肪密度（图 1-1-23）。

CT 动脉期可见左肾肿物明显强化,整体强化程度略低于肾皮质,其内部斑片状高强化区（图 1-1-24）。

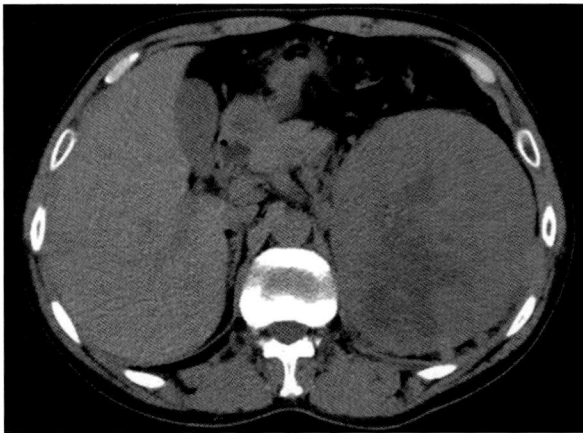

图 1-1-23　腹盆 CT（平扫）　　　　　　　　　图 1-1-24　腹盆 CT（动脉期）

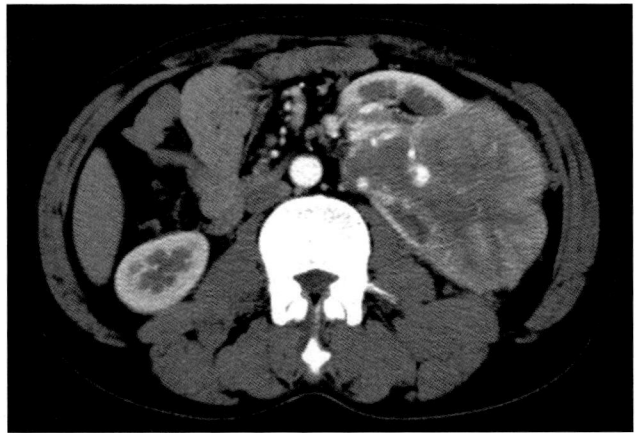

CT 静脉期可见左肾肿物密度略低于正常肾实质,对比剂呈现"快进快出"现象（图 1-1-25）。

CT 排泄期可见左肾肿物密度与肾实质类似,左肾集合系统受压变形（图 1-1-26）。

5. 治疗　患者行开放左肾癌根治术。

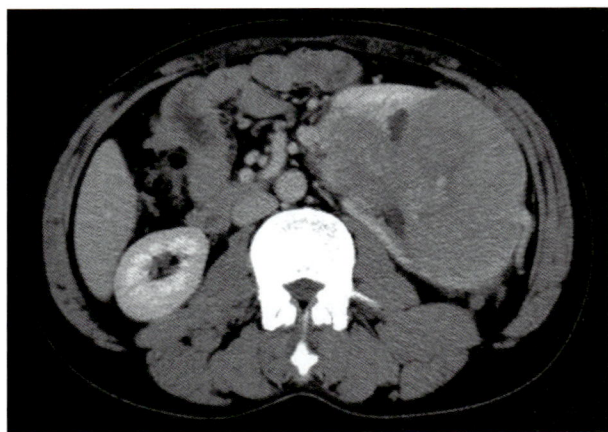

图 1-1-25　腹盆 CT（静脉期）

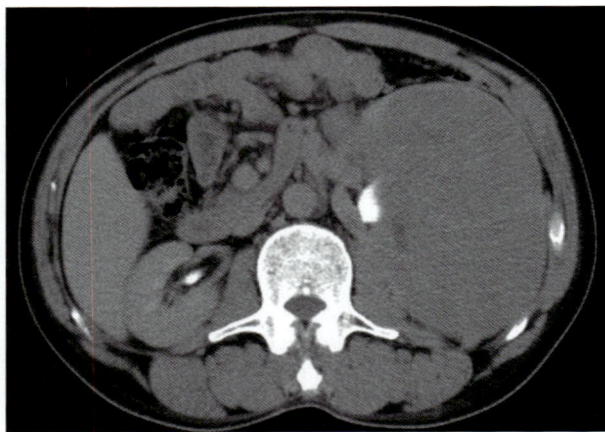

图 1-1-26　腹盆 CT（排泄期）

6. 病理结果　左肾嫌色肾细胞癌。肿瘤侵犯肾窦脂肪。肿瘤未浸透肾被膜。癌细胞胞质丰富,粉染,细胞间界限清晰。细胞核周有淡染的空晕。细胞核大小较一致,核仁少见（图 1-1-27）。

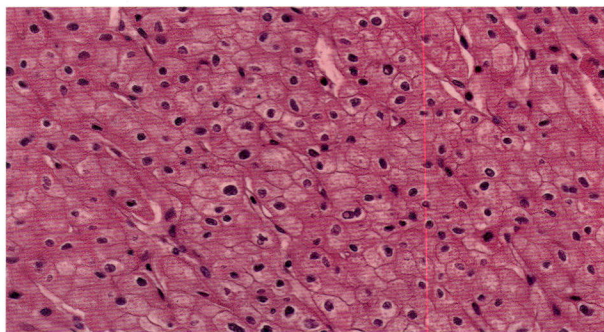

图 1-1-27　病理结果（HE×400）

免疫组化结果：CD10（胞质 +）,CD117（+）,CA Ⅸ（−）,EMA（+）,Vimentin（−）,CK7（部分 +）,E-cadherin（+）,Pax-8（−）,P504S（−）,TFE-3（−）,Ki-67 阳性指数约 2%。

四、黏液小管梭形细胞肾细胞癌

（一）概述

黏液小管梭形细胞肾细胞癌（MTSCC）于 1996 年首次报告,最初研究者认为这种肿瘤是低级别集合管癌的一个特殊亚型。2004 年,WHO 分类将其定义为一种独立且相对罕见的低级别肾脏上皮性肿瘤,发病率占肾脏恶性肿瘤的比例小于 1%,发病年龄分布广泛,范围在 17~82 岁之间,平均年龄为 53 岁,女性好发。临床表现无特异性,大部分患者没有症状,少部分患者有季肋部疼痛或于体检时偶然发现。

影像学上,CT 平扫肿瘤为等略低密度,未见囊变坏死及出血,伴"细沙"样钙化；三期增强扫描强化均匀,低于正常肾实质强化程度；皮质期及实质期病灶内见片絮样稍高密度影。

（二）典型病例

1. 现病史 患者女性,69岁。1个月前摔伤后B超检查发现右肾肿物。患者摔伤前无血尿、腰疼、尿频、尿痛,不伴腹胀、恶心等症状。既往腔隙性脑梗死10余年,饮食二便正常。

2. 体格检查 腹部软,无压痛及反跳痛。双肾区无叩击痛。输尿管及膀胱区无压痛。

3. 实验室检查 无特殊。

4. 影像学检查

CT平扫右肾中部可见软组织肿块影,内部密度均匀,无脂肪密度,内部未见钙化及囊性变表现(图1-1-28)。

CT动脉期可见右肾肿物略强化,整体强化程度明显低于肾皮质(图1-1-29)。

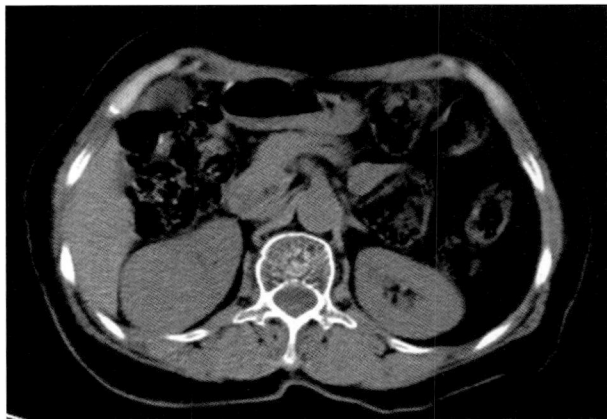

图1-1-28 腹盆CT(平扫)

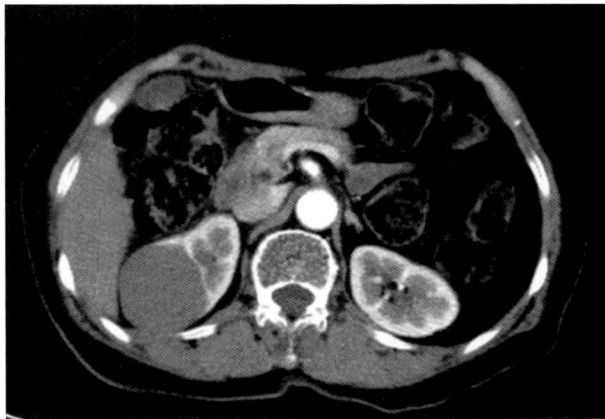

图1-1-29 腹盆CT(动脉期)

CT静脉期可见右肾肿物略强化,整体强化程度明显低于肾皮质(图1-1-30)。

CT排泄期可见左肾肿物密度低于肾实质(图1-1-31)。

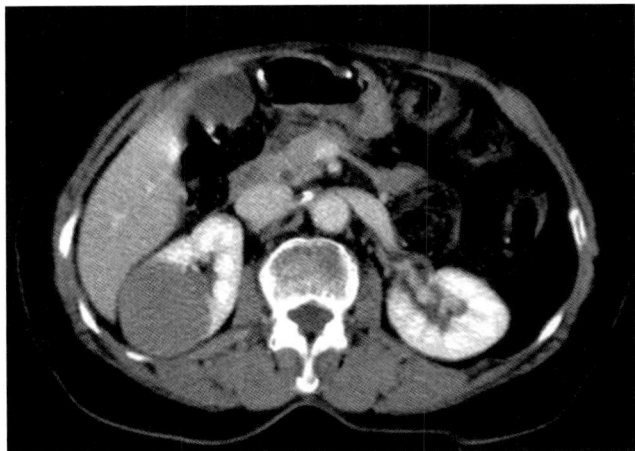

图1-1-30 腹盆CT(静脉期)

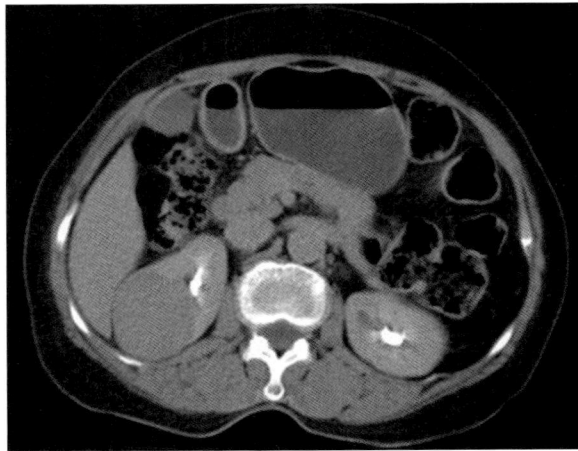

图1-1-31 腹盆CT(排泄期)

肿瘤大体照片可见肿瘤切面呈灰白色,内部密度较均匀(图 1-1-32)。

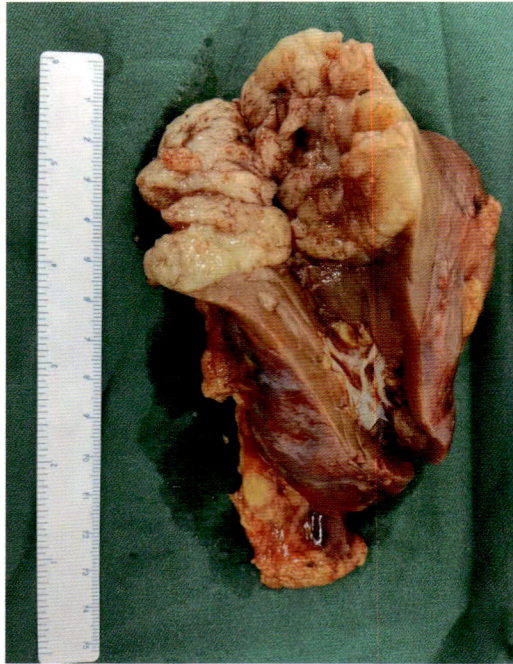

图 1-1-32 肿瘤大体

5. 治疗 患者行腹腔镜右肾癌根治术。

6. 病理结果 右肾黏液小管梭形细胞肾细胞癌。癌瘤局限于肾内,未见明确侵犯肾被膜。梭形细胞呈条索状排列(图 1-1-33)。

单层立方的肿瘤细胞构成小管状结构(图 1-1-34)。

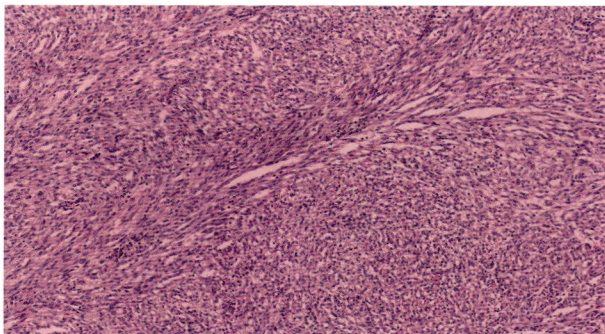

图 1-1-33 病理结果(HE×100)

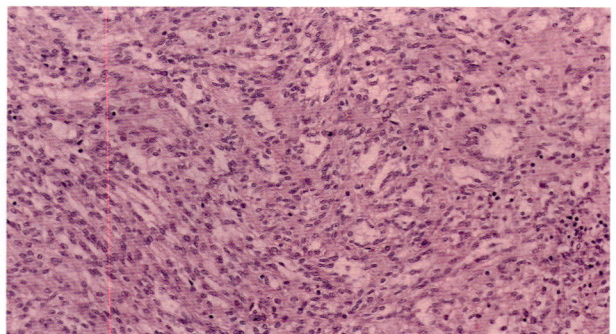

图 1-1-34 病理结果(HE×200)

高倍镜显示紧密排列的、小而狭长的小管构成肿瘤,小管间淡染黏液样间质(图 1-1-35)。

免疫组化结果:CD10(−),CD117(−),CA Ⅸ(−),EMA(−),Vimentin(+),CK7(部分 +),E-cadherin(+),Pax-8(+),P504S(+),TFE-3(−),Ki-67 阳性指数约 2%。

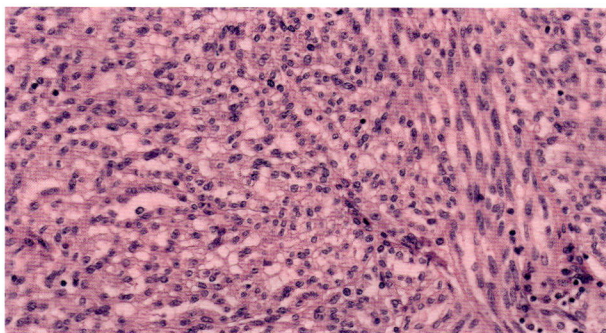

图 1-1-35 病理结果（HE×400）

第二节 尿路上皮肿瘤

一、膀胱癌

（一）概述

膀胱尿路上皮癌是指发生在膀胱尿路上皮细胞的恶性肿瘤，是泌尿系统最常见的恶性肿瘤。膀胱癌占据我国泌尿生殖系肿瘤发病率第一位，高发年龄 50~70 岁。男性膀胱癌的发病率为女性的 3~4 倍。

膀胱癌的病因复杂，较为明确的两大危险因素是吸烟和职业接触芳香胺类化学物质。90% 以上的膀胱癌患者最初的临床表现是血尿，通常表现为无痛性、间歇性、肉眼全程血尿。出血量和血尿持续时间的长短，与肿瘤的恶性程度、大小、范围并不一定成正比。有 10% 的膀胱癌患者可首先出现膀胱刺激症状，表现为尿频、尿急、尿痛和排尿困难。这多由于肿瘤坏死、溃疡、膀胱内肿瘤较大或数目较多或膀胱肿瘤弥漫浸润膀胱壁，使膀胱容量减少或并发感染所致。

膀胱尿路上皮癌分为非肌层浸润性尿路上皮癌和肌层浸润性尿路上皮癌。非肌层浸润性尿路上皮癌患者多采用经尿道膀胱肿瘤电切术，术后用膀胱灌注治疗预防复发。肌层浸润性尿路上皮癌患者多采用全膀胱切除术治疗。

（二）典型病例

1. 现病史 患者男性，65 岁。患者 1 个月余前无明显诱因出现无痛肉眼血尿，为终末血尿。患者伴有尿频、尿急，无尿痛，夜尿 2~3 次，无排尿困难。患者无腰痛及发热表现。我院 B 超提示膀胱右后壁中高回声团，约 3.0cm×2.0cm，肿瘤内可见血流信号，伴有右肾积水。既往患高血压 2 年，高脂血症 2 年。无明显消瘦，饮食大便正常。

2. 体格检查 腹部软，无压痛及反跳痛。右肾区叩击痛弱阳性。输尿管及膀胱区无压痛。

3. 实验室检查 无特殊。

4. 影像学检查

CT 平扫可见膀胱后壁及右侧壁明显增厚,局部呈肿块样向腔内突出,右后方与精囊关系密切(图 1-2-1)。

CT 平扫可见膀胱右侧壁明显增厚,局部呈肿块样向腔内突出,右后方与前列腺关系密切(图 1-2-2)。

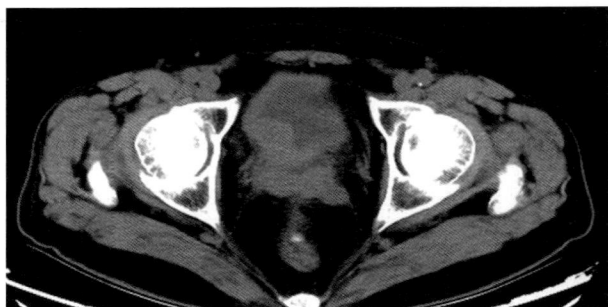

图 1-2-1 腹盆 CT(平扫)

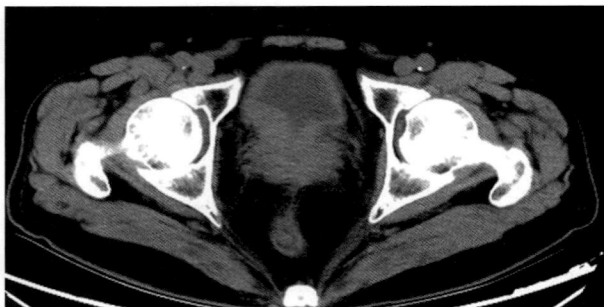

图 1-2-2 腹盆 CT(平扫)

CT 动脉期可见右肾实质强化程度较健侧减低,右侧肾盂扩张积水(图 1-2-3)。

CT 动脉期可见膀胱右侧壁明显增厚,局部呈肿块样向腔内突出,膀胱肿物动脉期增强明显,侵犯前列腺(图 1-2-4)。

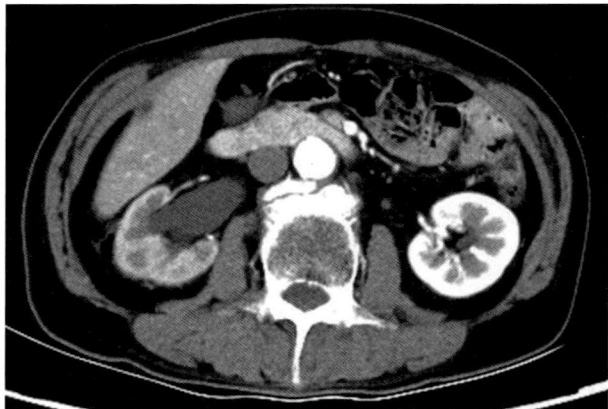

图 1-2-3 腹盆 CT(动脉期)

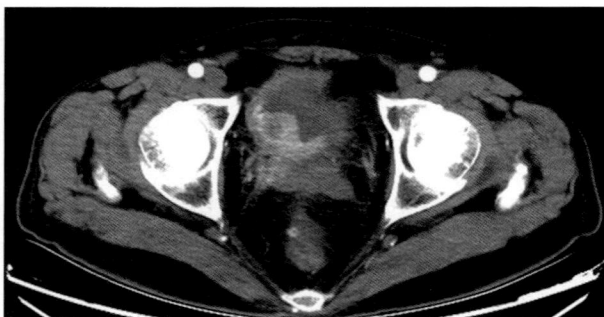

图 1-2-4 腹盆 CT(动脉期)

CT 静脉期可见膀胱右侧壁明显增厚,肿块样向腔内突出,膀胱肿物较动脉期强化更加明显,呈现延迟强化现象,肿物侵犯前列腺(图 1-2-5)。

CT 排泄期可见膀胱右侧壁肿块向腔内突出,呈现充盈缺损表现,右侧输尿管开口受累(图 1-2-6)。

5. 治疗 患者行腹腔镜膀胱根治性切除术,Bricker 回肠膀胱术。

6. 病理结果 膀胱浸润性高级别尿路上皮癌,癌瘤侵透肌层,侵犯右侧精囊,并侵犯前列腺,可见多灶神经及血管侵犯。盆腔淋巴结未见癌转移。肿瘤细胞在肌层浸润性生长,癌细胞具有黏附性,形态多样,可见明显核仁。左侧可见肿瘤性坏死(图 1-2-7)。

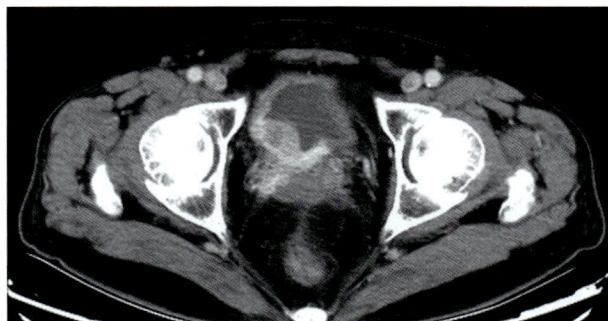

图 1-2-5 腹盆 CT（静脉期）

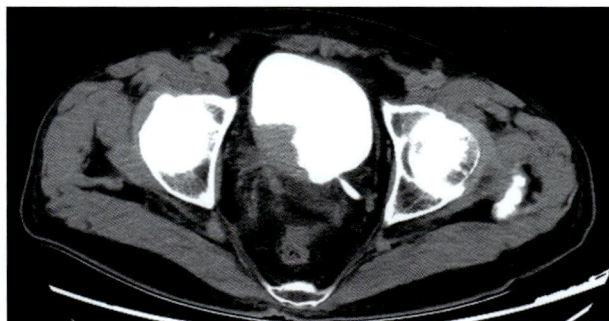

图 1-2-6 腹盆 CT（排泄期）

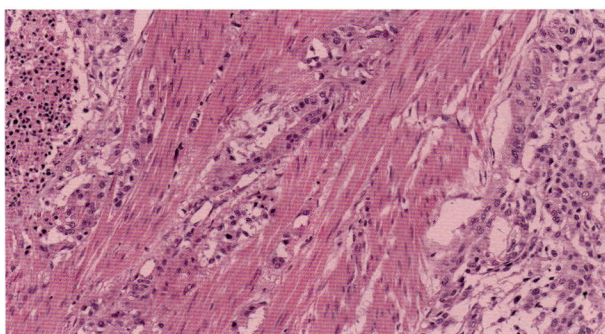

图 1-2-7 病理结果（HE×200）

免疫组化结果：BRG1（+），P53（局灶呈突变型），GATA3（+），Pax-8（−），Desmin（肌壁 +），Uroplakin-3（+），PSA（灶 +），CK7（+），P63（+），CK20（+），FGFR3（部分弱 +），Ki-67 阳性指数约 40%。

二、上尿路尿路上皮癌

（一）概述

上尿路的尿路上皮肿瘤较少见，国外报道肾盂肿瘤约占全部肾肿瘤的 10%，占全部尿路上皮肿瘤的 5%。国内报道肾盂癌占肾肿瘤的 24%~26%。男女比例为 3∶1，平均 56.4 岁。

上尿路上皮癌的病因与膀胱癌类似。上尿路移行上皮癌可沿上皮扩展浸润肾实质及周围结构并沿淋巴或血行播散。瘤"级"愈高，扩散倾向愈大。淋巴转移依原发癌的部位而定，转移至同侧大血管旁、髂总血管和盆腔淋巴结。肾盂癌可迁延入肾静脉和腔静脉。血行播散常见部位为肝、肺及骨。临床表现以间歇发作肉眼血尿为最常见症状，多表现全程血尿，伴有条状血块。约 1/3 的患者诉腰部钝痛，因上尿路梗阻、扩张所致。

上尿路尿路上皮癌传统的治疗方法是开放性肾输尿管全切除。随着腔内泌尿外科的进展，有采用创伤较小的或较姑息性的手术方法，包括腹腔镜肾输尿管全切除、输尿管镜或经皮内镜手术。

（二）典型病例

1. 现病史 患者男性，74 岁。患者 1 个月前无明显诱因出现全程无痛肉眼血尿，初为暗红色，后转为鲜红色。患者伴有尿频，无发热、尿急、尿痛，无腰痛。我院 CT 提示左肾盂略扩张,排泄期充盈欠佳。既往患高血压 3 年。冠心病史 15 年。患者无明显消瘦,饮食大便正常。

2. 体格检查 腹部软,无压痛及反跳痛。双肾区无明显叩击痛。输尿管及膀胱区无压痛。

3. 实验室检查 尿红细胞 273 个 /μL。

4. 影像学检查

CT 平扫可见左侧肾盂增宽,其内见软组织密度影(图 1-2-8)。

CT 动脉期可见左侧肾盂内软组织密度影,肿物呈现中度强化,强化程度低于肾皮质,肿物周边强化较中央明显(图 1-2-9)。

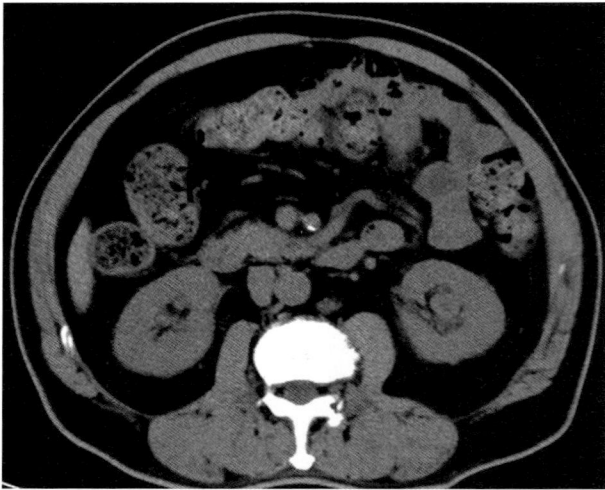

图 1-2-8 腹盆 CT(平扫)

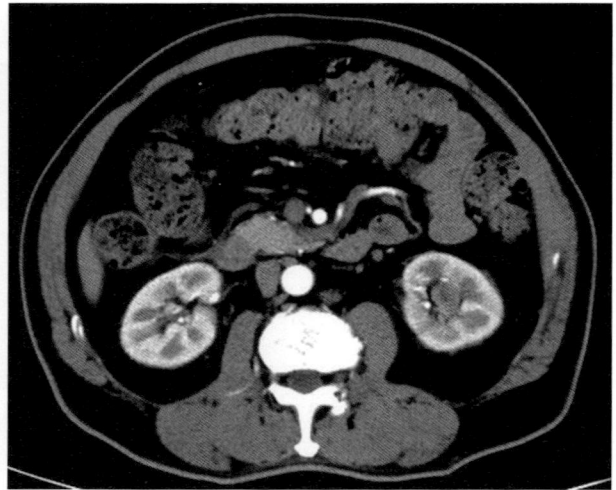

图 1-2-9 腹盆 CT(动脉期)

CT 静脉期可见左侧肾盂内软组织密度影,肿物呈现中度强化,强化程度低于肾实质(图 1-2-10)。

CT 排泄期可见左侧肾盂内软组织密度影,肾盂内见充盈缺损,对比剂边缘不规则呈虫蚀样改变(图 1-2-11)。

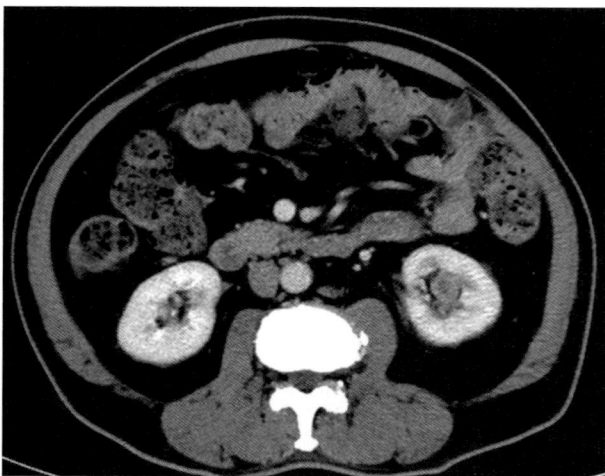

图 1-2-10 腹盆 CT(静脉期)

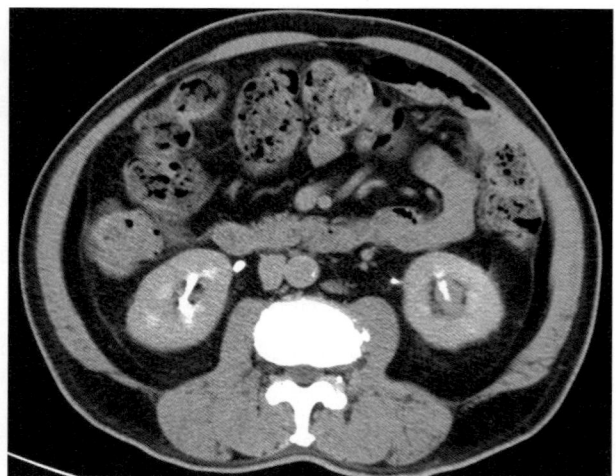

图 1-2-11 腹盆 CT(排泄期)

MRI T_1WI 增强可见左侧肾盂内肿物呈略高信号,肿物呈现中度强化,强化程度低于肾皮质,肿物中央呈现低信号(图 1-2-12)。

MRI T_2WI 平扫可见左侧肾盂内肿物呈中等信号,肿物中央呈现高信号(图 1-2-13)。

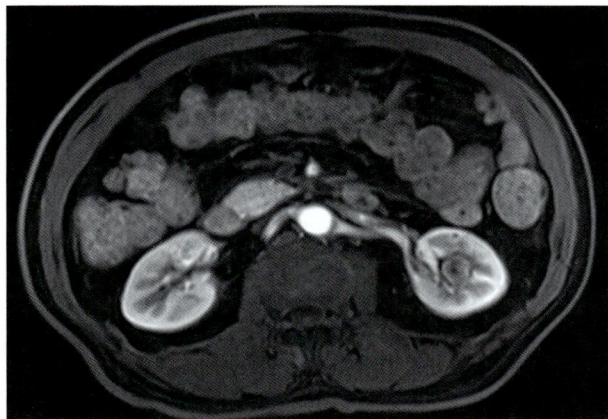

图 1-2-12　上腹部 MRI T_1WI 增强

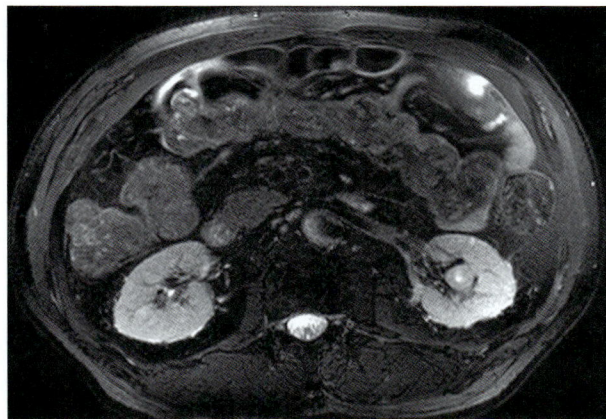

图 1-2-13　上腹部 MRI T_2WI 平扫

5. 治疗　患者行腹腔镜左肾输尿管全长切除术。

6. 病理结果　肾盂低级别乳头状尿路上皮癌,癌瘤侵犯黏膜固有层,小灶侵犯肾实质。肿瘤位于肾盂,侵犯周围肾组织(左侧)(图 1-2-14)。

高倍镜显示癌细胞具有多形性及异型性,少数具有核仁(图 1-2-15)。

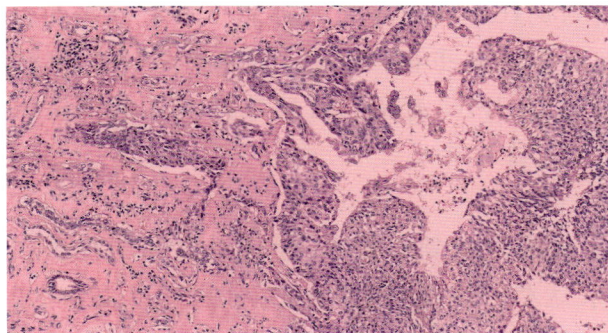

图 1-2-14　病理结果(HE×100)

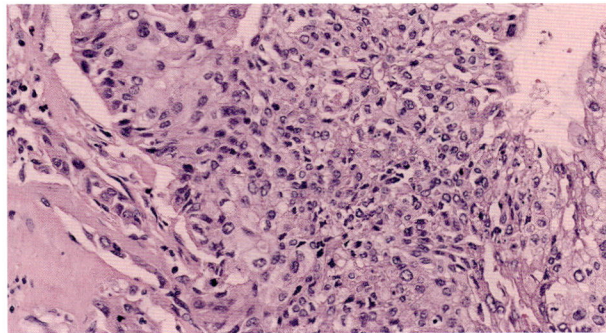

图 1-2-15　病理结果(HE×400)

免疫组化结果:BRG1(+),P53(部分+),GATA3(+),Pax-8(+),Uroplakin-3(部分+),PSA(−),CK7(+),P63(部分+),CK20(灶+),FGFR3(部分+),Ki-67 阳性指数约 20%。

第三节　前列腺肿瘤

一、概述

前列腺癌是全球老年男性最常诊断的泌尿生殖系统恶性肿瘤。在发达国家,80 岁以上的人群中约有 1/3 在尸检时发现有前列腺病变。近些年,我国的前列腺癌发病率和死亡率也呈明显上升趋势,其发病机制主要源于遗传学和分子学改变,如已经证实雄性激素信号通路的激活在大多数前列腺癌中起主要作用。从无症状到长期与癌共存,再到一些临床病情加速进展直至死亡的病例,前列腺癌的临床表现具有较大的异质性。前列腺特异性抗原(PSA)是目前临床一线筛查前列腺癌的主要手段,但因为 PSA 不具有癌症特异度,所以很难用以区分惰性和侵袭性肿瘤,还需要结合多参数磁共振成像(mpMRI)和病理组织学检查。

　　mpMRI 已被认为是检测、定位、分期和管理前列腺癌的重要有效工具。mpMRI 对识别有临床意义的前列腺癌(csPCa)表现出高敏感度和特异度,癌症检出率高达 80%~90%,阴性预测值(NPV)为 63%~98%,可减少 27% 以上的不必要穿刺活检。PI-RADS 是通过评分使前列腺影像报告标准化、规范化,减少模糊的影像描述和诊断结果,旨在促进全球标准化,减少前列腺 mpMRI 检查在获取、解释和报告方面的差异。最新版 PI-RADS v2.1 重点讨论了能否在不降低 mpMRI 诊断敏感性和准确性的基础上省略 DCE 参数,并最终对 DCE 的适应证进行了以下说明:①确定 PI-RADS 3 病变,包括有临床意义的前列腺癌;②协助 T_2WI 和 DWI 序列诊断质量欠佳的 MRI 读出;③协助经验相对较少的放射科医生阅读前列腺 MRI。

　　前列腺癌主要涉及管状、基底和罕见的神经内分泌(NE)细胞等在内的良性上皮细胞向其恶性表型的转化。其中,最常见的癌变过程称为前列腺上皮内瘤变(PIN),其定义为“在原先存在的腺泡或导管的良性上皮内的肿瘤性生长”,往往呈多中心性。PIN 可分为低级 PIN(LGPIN)和高级 PIN(HGPIN)。HGPIN 只能在针刺活检中发现,它不会提高血清 PSA 水平,也不能在经直肠超声(TRUS)中发现,在预测病灶进展为腺癌的可能性上有很高的价值。PIN 在组织学上主要表现为微乳头状、簇状、肋状和扁平状,而基底细胞层在 HGPIN 中大多是完整的,对基质的侵犯很小。多项研究报道,HGPIN 是预测前列腺癌发生的重要因素,因此其具有重要临床意义。推荐患者重复活检以监测疾病进展,建议 2 年内每间隔 3~6 个月进行 1 次,之后终身每年 1 次。

　　90%~95% 的前列腺癌为腺泡腺癌,分布于前列腺外周带。其中,管状上皮细胞覆盖在前列腺导管的内表面,分泌前列腺液和 PSA,且表达雄性激素受体(AR),而基底细胞和 NE 细胞类型都缺乏 AR。组织学诊断是通过评估周围基底细胞、正常腺体结构的丧失,包括上皮 - 基底膜的破坏,以及管腔细胞的核不典型性。格里森评分(Gleason Score)是通过对组织学分化程度进行分级进而量化前列腺癌的侵袭性,并对预后情况进行分层预测。

　　前列腺癌中 NE 细胞分布在前列腺的所有解剖区域。其可能的来源为正常或肿瘤性前列腺细胞中预先存在的 NE 细胞,或是上皮细胞经过治疗诱导的异常分化。神经内分泌细胞含有神经分泌颗粒,并表达神经肽激素,包括 Bombesin/ 胃泌素释放肽(GRP)、神经紧张素(NT)、5- 羟色胺、降钙素和甲状旁腺激素相关肽(PTHrP),还表达一些生存相关基因如 Bcl-2 等。因为缺乏 AR 表达,NE 细胞增殖潜力不受雄激素信号通路的影响,且由于 NE 细胞生成 PSA 的能力有限,神经内分泌前列腺癌可以表现为正常的 PSA 水平。还有一些更为罕见的前列腺癌亚型,如肉瘤和淋巴瘤,本节不再赘述。

　　目前主要根据原发肿瘤(T)、淋巴结受累(N)和转移(M)对前列腺癌进行临床分期。前列腺癌通常涉及髂总动脉分叉以下的盆腔区域淋巴结,以及真正盆腔以外的转移,其中最常见的是骨,在晚期疾病中还有肺和肝。根据疾病分期和危险分级,可以采取积极观察、根治性手术或放疗、内分泌治疗、化疗、免疫治疗以及核素治疗等。早期局限性前列腺癌的5~10年生存率可达90%~95%;局限性进展期前列腺癌5~10年生存率可达70%~80%;而对于晚期转移性前列腺癌患者,通过多学科协作诊疗模式(MDT),仍可获得较为满意的生存质量和生存率。

二、典型病例

病例1　前列腺上皮内瘤变(PIN)

1. 现病史　患者男性,65岁。因体检发现PSA升高1个月就诊。排尿不畅,伴尿踌躇、尿滴沥、尿不尽,无血尿、尿频、尿急、尿痛,无腹胀、腹痛,无恶心、呕吐。MRI示,前列腺增生,左侧外周带异常信号。

2. 体格检查　直肠指诊前列腺两侧叶增大,边界尚清,中央沟变浅,未触及明显结节,肛门收缩可,退出指套无血染。

3. 实验室检查　tPSA 5.640ng/mL,fPSA 2.487ng/mL。

4. 影像学检查　MRI提示(图1-3-1)前列腺中部左侧外周带前区异常信号,最大径线约1.5cm,DWI呈稍高信号,ADC呈稍低信号,PI-RADS 3分。

5. 治疗　超声引导下经会阴前列腺穿刺活检。

6. 病理结果(图1-3-2)　穿刺前列腺组织20条,其中第16条个别腺泡可见筛状结构,细胞核略增大,染色质增粗,核仁不明显。

免疫组化结果:(-6)P504S(部分弱+),34βE12(+);(-9)P63(+),P504S(部分弱+),34βE12(+);(-16)P63(+),P504S(部分弱+),34βE12(+),Ki-67(<5%+)。

7. 病理诊断　前列腺上皮内瘤变(LGPIN)。

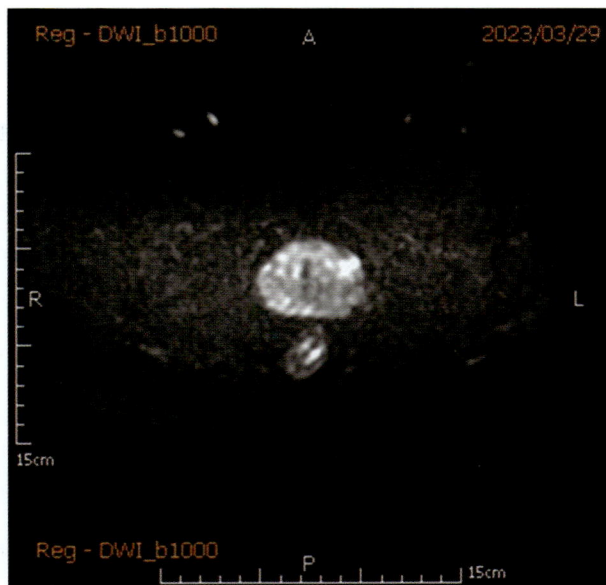

图1-3-1　MRI结果

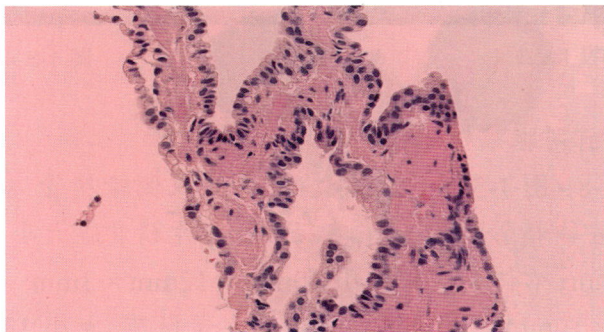

图1-3-2　前列腺低级别上皮内瘤变

病例2 前列腺腺癌

1. 现病史 患者男性,71岁,主因发现PSA升高1年就诊。患者1年前体检发现PSA 14ng/mL,无尿频、尿急、尿痛,无腹胀、腹痛,无恶心、呕吐。就诊于我院门诊,复查tPSA 17.54ng/mL,行盆部MRI示,前列腺左侧外周带累及部分移行带可见类圆形异常信号影,主要累及基底部、中部,尖部部分受累,病灶较大范围约2.4cm×2.2cm,诊断:前列腺癌可能大 (PI-RADS 5)。1周前患者为行进一步治疗,门诊以"PSA升高"收入院行前列腺穿刺活检,病理提示前列腺组织内腺癌浸润,Gleason分级:5+4=9分。目前患者为行进一步手术治疗收入院。患者自发病以来,精神可,饮食可,大小便正常,体重无明显变化。

2. 体格检查 前列腺触诊质地硬,左侧叶可触及结节,约2cm,活动度可,较光滑,与周围组织边界不清。

3. 实验室检查 tPSA 25.53ng/mL,fPSA 1.67ng/mL,睾酮441ng/dL。

4. 影像学检查 MRI显示,前列腺左侧外周带及部分移行带可见类圆形异常信号影,主要累及基底部、中部,尖部部分受累,病灶较大范围约2.4cm×2.2cm,在T_1WI上呈等信号(图1-3-3),T_2WI上呈均匀低信号(图1-3-4),DWI上呈明显高信号(图1-3-5),ADC图上呈明确低信号(图1-3-6),增强扫描早期明显强化,包膜似较完整(图1-3-7)。

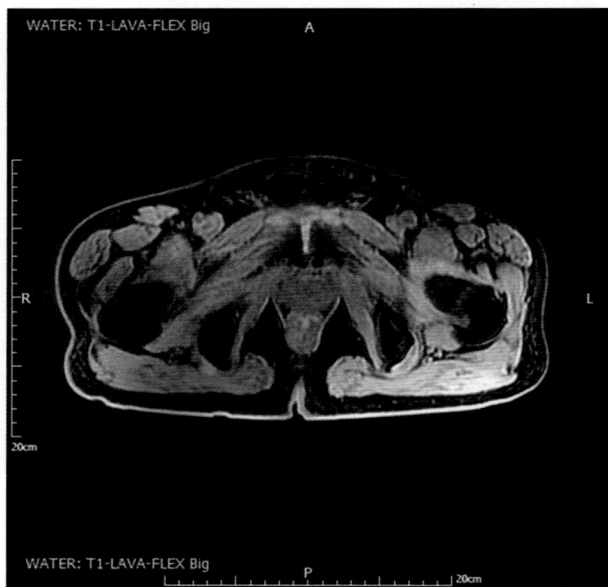

图1-3-3 MRI T_1WI

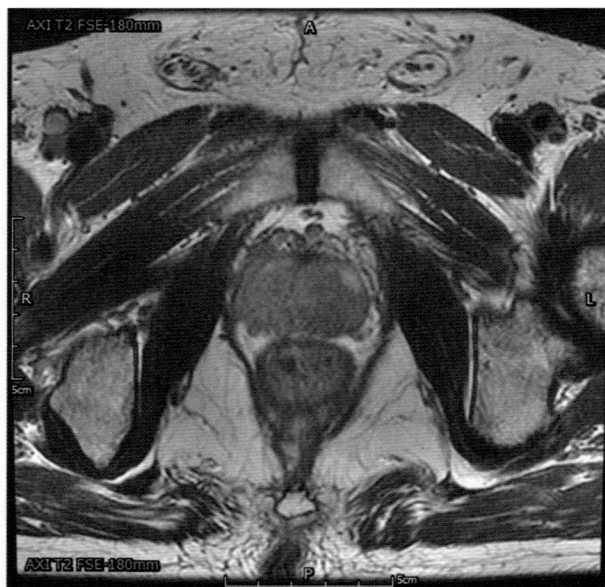

图1-3-4 MRI T_2WI

5. 治疗 腹腔镜下前列腺癌根治性切除术。

6. 病理结果(图1-3-8~图1-3-11) 切除前列腺及双侧输精管、双侧精囊腺:前列腺大小56mm×35mm×30mm;左输精管长15mm,直径5mm;左精囊腺大小30mm×7mm×3mm;右输精管长17mm,直径5mm;右侧精囊腺大小15mm×12mm×3mm。前列腺内见部分组织缺损,大小20mm×13mm×10mm。前列腺左叶内见灰黄结节,大小17mm×15mm×10mm。

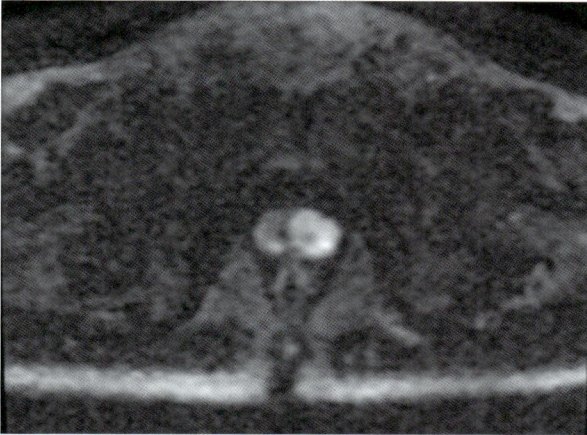

图 1-3-5　MRI DWI

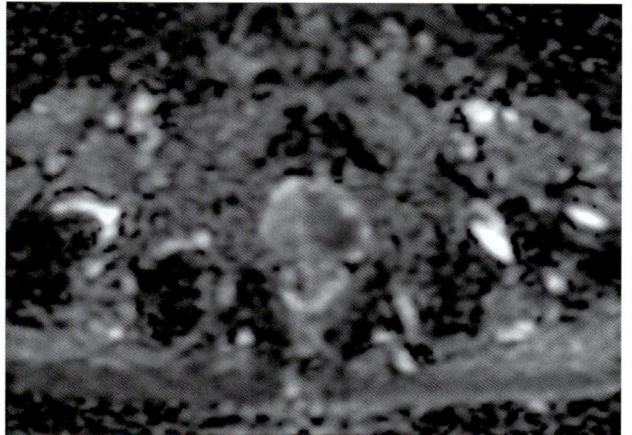

图 1-3-6　MRI ADC

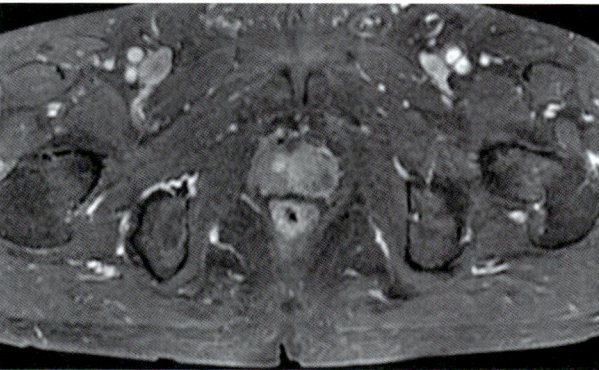

图 1-3-7　MRI 增强扫描早期

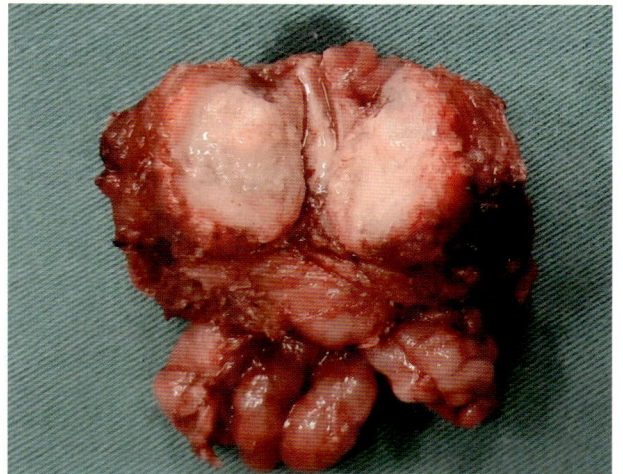

图 1-3-8　大体病理

免疫组化结果:(−9)34βE12(−);(−19)CD31、CD34 及 D2-40(显示脉管),S-100(显示神经侵犯),P63(−),P504S(+),PSA(+),34βE12(−),P40(−),Syn(灶+),CgA(−),NKX3.1(+),PTEN(−),MSH2(+),MSH6(+),PMS2(+),MLH1(+),结果显示错配修复蛋白功能无缺失(pMMR)。

特殊染色结果:(−19)EVG 及 EVG-HE(显示弹力纤维)。

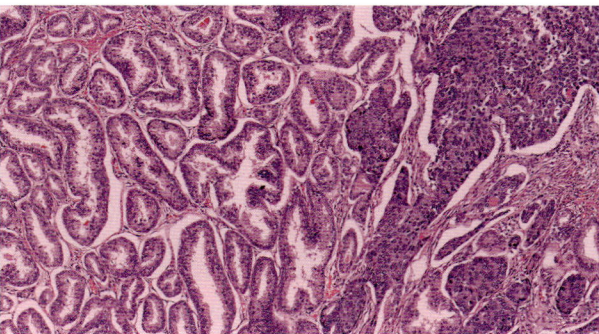

图 1-3-9　前列腺腺癌
低倍镜显示结构破坏,可见排列呈腺样、筛状及实性的
肿瘤细胞(HE×100)

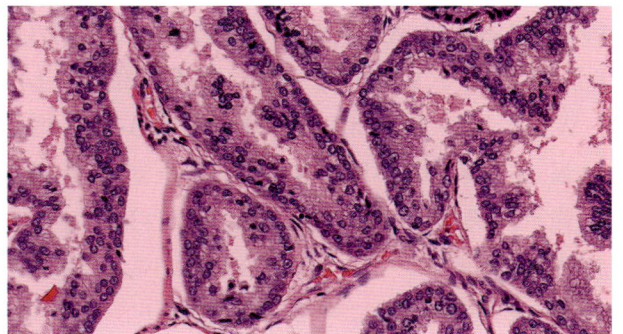

图 1-3-10　前列腺腺癌
高倍镜浸润性生长的小腺体或腺泡,细胞呈单层排列,
缺乏基底细胞(HE×400)

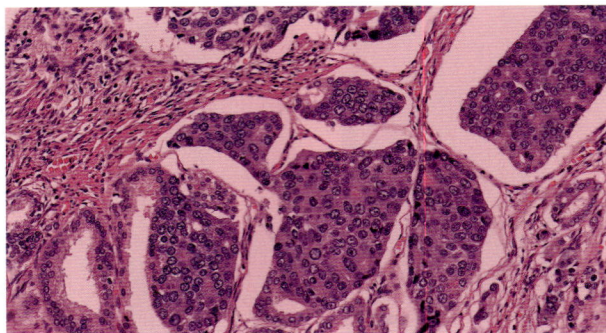

图 1-3-11 前列腺腺癌
可见实性癌巢及筛状结构(HE×400)

7. 病理诊断 （前列腺及精囊）前列腺腺泡型腺癌。Gleason 评分：4+4=8 分，分级分组：第 4 组，伴有 <10% 的 Gleason 5 级成分。可见筛状型 Gleason 4 级成分。未见导管内癌，可见 PIN 结构。切缘未见癌。病理分期（AJCC 第八版 TNM 分期）：pT3a。

病例3　神经内分泌性前列腺癌

1. 现病史　患者男性，78 岁，主因前列腺粒子置入术后 8 年，发现 PSA 再次升高 4 个月就诊。患者 8 年前因前列腺癌接受前列腺放射性粒子置入术 + 内分泌治疗，术后 tPSA 在 1~2ng/mL 之间波动。4 个月前患者出现尿频，10 次 /d，伴下腹疼痛，无排尿困难、发热、腰痛，于当地医院查 tPSA 10.822ng/mL，B 超及 MRI 提示前列腺肿物，侵犯右侧精囊，并凸向右盆腔，侵犯右侧膀胱壁，右侧输尿管及右肾盂扩张积水，受侵可能。继续予以患者比卡鲁胺 + 戈舍瑞林治疗至今，2 个月前复查 tPSA 0.2ng/mL，MRI 示前列腺肿物较前增大，随后患者因尿潴留行导尿治疗。患者为求进一步治疗就诊。

2. 体格检查　直肠指诊可触及前列腺区隆起性占位，质韧，活动度差。

3. 实验室检查　tPSA 0.09ng/mL，fPSA 0.02ng/mL，睾酮 10ng/dL。

4. 影像学检查　MRI 显示，前列腺和双侧精囊腺正常形态、结构及信号消失，局部呈肿块样，大小约 10.6cm×6.4cm×7.3cm（上下径 × 前后径 × 左右径），DWI 明显高信号影（图 1-3-12），ADC 图上呈明确低信号（图 1-3-13），在 T_1WI 呈等稍低信号（图 1-3-14），T_2WI 上呈不均匀稍高信号（图 1-3-15），增强扫描动脉早期见小片絮样强化并渐进性不均匀强化，病变向前侵及膀胱（图 1-3-16），膀胱腔内可见置管。前列腺下部可见多发斑点状 T_1WI 及 T_2WI 低信号影，未见强化。右侧输尿管可疑扩张积水。

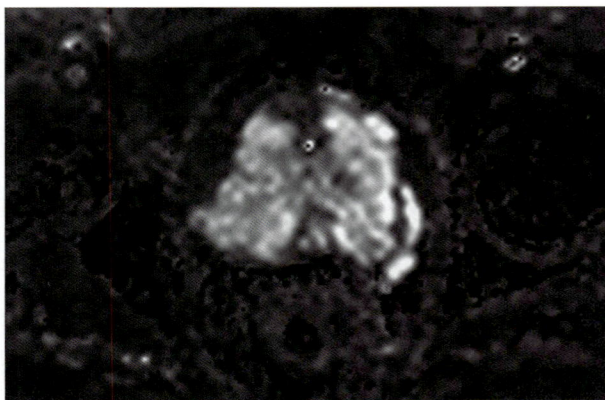

图 1-3-12　MRI DWI

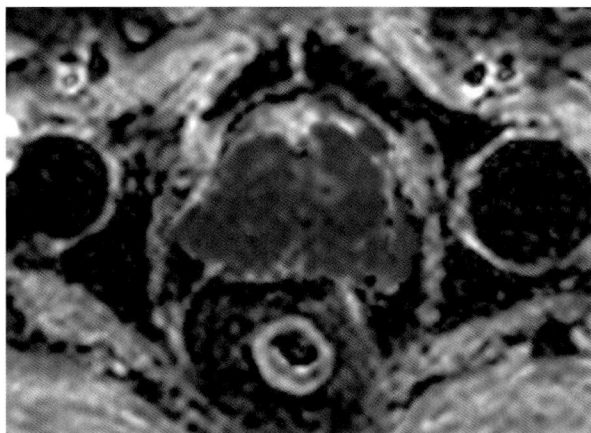

图 1-3-13 MRI ADC

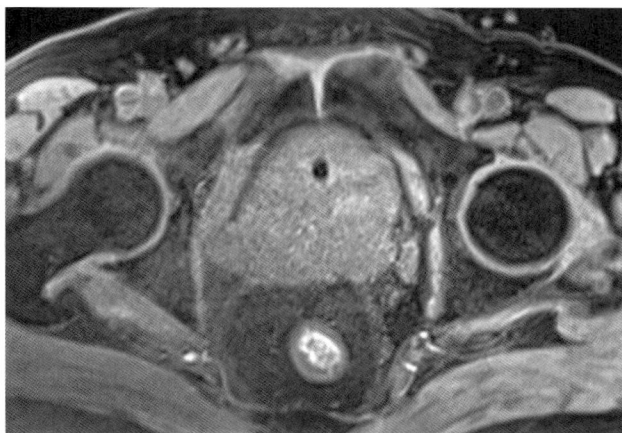

图 1-3-14 MRI T₁WI

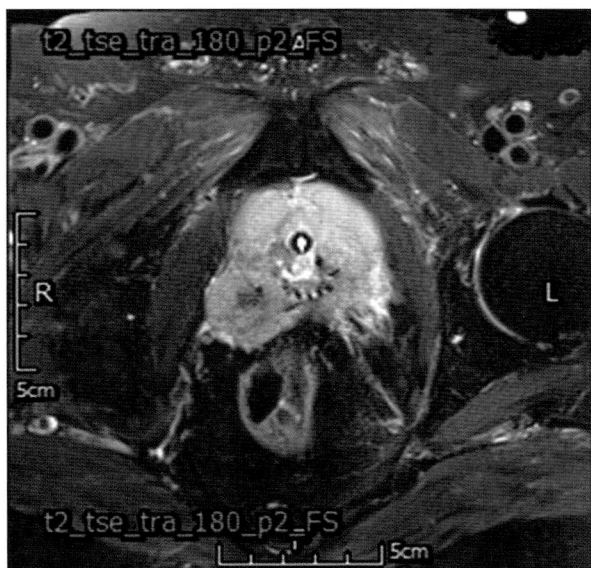

图 1-3-15 MRI T₂WI

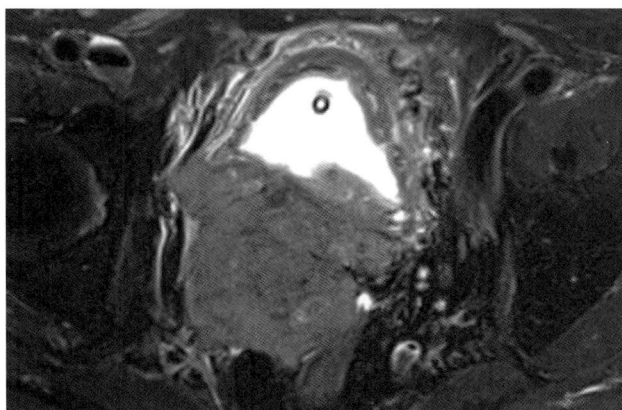

图 1-3-16 MRI 增强扫描动脉早期

5. 治疗 根治性膀胱 + 盆腔肿物 + 前列腺切除术。

6. 病理结果（图 1-3-17、图 1-3-18） 全切膀胱、前列腺及双侧输精管、精囊：膀胱大小 7.0cm×6.0cm×4.0cm；前列腺大小 7.0cm×5.5cm×3cm；一侧输精管及精囊腺结构不清；另一侧输精管长 2cm，直径 0.5cm；精囊腺大小 2.2cm×1.5cm×0.5cm。另见游离膀胱壁组织一块，大小 5.5cm×4.0cm×2.0cm。膀胱周围结节 3 枚，直径 0.1~0.4cm。前列腺切面见钢钉 30 余枚。（左输尿管断端）管样组织一段，长 0.5cm，直径 0.4cm。（右输尿管断端）管样组织一段，长 5cm，直径 0.3~0.4cm。

免疫组化结果：CK（腺泡腺癌 +），S-100（显示神经侵犯），P63（−），P504S（腺泡腺癌 +），PSA（腺泡腺癌 +），34βE12（−），P40（−），CD56（神经内分泌癌 +），Syn（神经内分泌癌 +），CgA（腺泡腺癌部分 +；神经内分泌癌局灶 +），TTF-1（−），Ki-67（神经内分泌癌 >80%+；腺泡腺癌散在 +），NKX3.1（腺泡腺癌 +），MSH2（+），MSH6（+），PMS2（+），MLH1（+），结果提示错配修复蛋白功能无缺失（pMMR）。

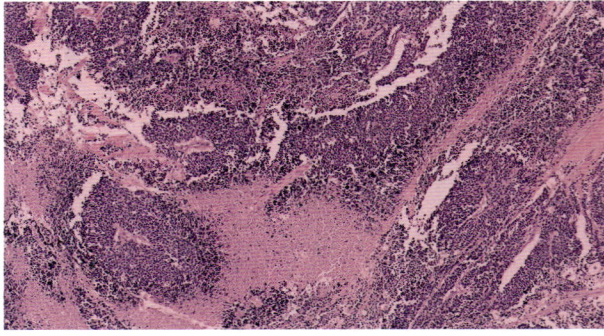

图 1-3-17 前列腺小细胞神经内分泌癌
低倍镜显示肿瘤(蓝染区域)与大片坏死(粉染区域)混合，破坏固有结构(HE×100)

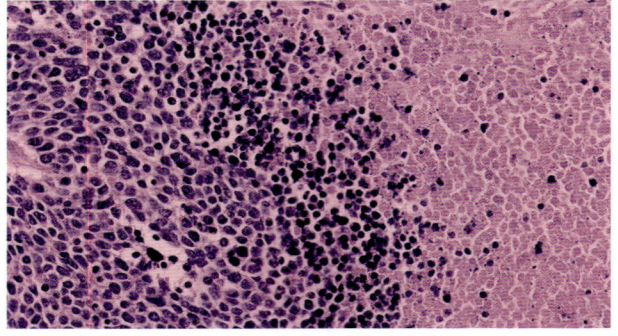

图 1-3-18 前列腺小细胞神经内分泌癌
高倍镜显示肿瘤细胞，蓝染的固缩的细胞核，可见核碎。胞质少，罕见核仁。视野右侧为坏死肿瘤细胞的残留影(HE×400)

特殊染色结果：EVG 及 EVG+HE(显示小细胞癌侵犯中等脉管)。

7. 病理诊断　前列腺恶性肿瘤，大部分为小细胞神经内分泌癌(约占 80%)，少部分为腺泡腺癌(约占 20%)。腺泡腺癌 Gleason 分级：4+5=9 分；分级分组：第 5 组。癌瘤累及前列腺各叶，可见广泛脉管及神经侵犯。癌瘤侵至前列腺被膜外，并浸润周围肌组织。前列腺环周切缘及尿道断端可见肿瘤。癌瘤累及双侧输精管和精囊腺。膀胱右、后侧壁内见小细胞神经内分泌癌浸润，其周围脂肪组织内见癌瘤侵犯中等脉管。膀胱周围脂肪组织内见癌结节 1 枚(小细胞神经内分泌癌)。(左输尿管断端)管壁组织内未见癌。(右输尿管断端)管壁组织内可见癌(小细胞神经内分泌癌)。病理分期：$pT_4N_xM_x$。

第四节　尿道肿瘤

一、概述

尿道由泌尿生殖器窦(urogenital sinus, UGS)发育而来。由于解剖因素的差异，尿道肿瘤在女性中更为常见。女性尿道是一个长 3~4cm 的管状结构，从膀胱颈延伸至阴道上方的尿道外口，其最内层由黏膜覆盖，近端 1/3 是移行上皮，远端 2/3 为非角化鳞状上皮。黏膜下层是中间层，由纤维弹性、平滑肌和骨骼肌成分组成。尿道的最外层由肌纤维组成，肌纤维又分为内部的纵行平滑肌和外部的环形平滑肌和骨骼肌。尿道被尿道骨盆韧带的结缔组织支撑在骨盆侧壁上，这些结构对尿控具有重要作用。在黏膜下层内，位于尿道后侧的尿道周围腺体沿着尿道走向分布，这些腺体在尿道的远端 2/3 处更为突出，大部分引流入尿道的远端 1/3 处。尿道旁腺(paraurethral gland)是尿道周围腺体的最远端集合，与男性的前列腺同源。这些腺体位于黏膜下层，沿远端尿道分布，其口部位于尿道口的两侧。

临床常见的女性尿道肿瘤主要包括良性囊性肿瘤，如尿道憩室(urethral diverticulum, UD)，尿道旁腺囊肿(Skene gland cyst, SGC)，良性实体肿瘤如尿道平滑肌瘤、尿道肉阜

（urethral caruncle，UC）和尿道脱垂（urethral prolapse，UP），以及被称为原发性尿道癌的恶性实体肿瘤。MRI 已经证明是女性尿道的理想成像方式。T$_2$ 加权成像（T$_2$WI）可以提供非常详细的尿道解剖，是划分尿道憩室或其他尿道周围囊肿的理想选择，且充满液体的结构在 T$_2$WI 上会呈高强化或亮白色。SGC 可见于远端尿道，位于尿道口的侧面，通常有很好的周缘性，并且缺乏与尿道的连通。相反，UD 可以位于尿道的任何位置，具有隔膜，与尿道相通。T$_1$ 加权成像（T$_1$WI）对肿瘤的评估至关重要，液体将呈暗色或低密度。弥散加权成像（DWI）也是可选的。这些序列对于肿瘤评估和脓肿评估是有用的。

UD 和 SGC 分别产生于尿道周围和尿道旁腺体，其症状和表现往往相似。UD 是女性尿道最常见的良性病变，常见于 40 岁左右，但也可见于所有年龄段。尿道憩室形成的公认理论是尿道周围腺体被感染，然后被阻塞，导致扩张，破裂进入尿道。UD 的经典表现为"3D"症状，即排尿困难（dysuria）、排尿不畅（dyspareunia）、排尿后滴沥（post-void Dribble），还可合并尿急、尿频、尿失禁、阴道分泌物和复发性尿路感染。体检对于评估是否存在阴道前壁肿块、Valsalva 漏尿，以及触诊时是否有脓性分泌物非常重要。如体检触及稳固的阴道前壁肿块，应考虑憩室内结石或恶性肿瘤的可能。术前评估可包括尿动力学、影像学和膀胱镜检查等，以助术者决定是仅行 UD 切除术还是一期同时进行自体筋膜吊带手术。UD 最常见的病理为鳞状上皮和纤维肌组织，并有溃疡、炎症和鳞状化生存在。UD 可发生恶变，最常见的是腺癌，其次是尿路上皮癌，再其次是鳞状细胞癌。尿道旁腺分泌黏液能起到润滑作用，其表面被覆鳞状上皮细胞，在梗阻时会出现囊性肿块或脓肿，即 SGC。SGC 的临床表现为尿痛、可触及的肿块、血尿、排尿困难及尿路感染等，查体可见尿道外侧出现红斑和疼痛的肿块，压迫肿块可能会出现透明或脓性分泌物。SGC 极少发生癌变，且与男性 Gleason 4 分级前列腺癌病理类型相似，这与两者的胚胎学同源性一致，其治疗以手术切除为主。

UC 为尿道口处的息肉样肿物，大小在 2mm~3cm 不等，最常见于尿道口 6 点钟位置，组织学上表现为增生的尿道上皮和鳞状上皮，有纤维化、水肿、炎症和扩张的血管。术前 MRI 检查可见 UC 在 T$_2$WI 上呈高强化，T$_1$WI 上呈低强化，DWI 呈低强化的软组织肿块，有助于区分良恶性。UC 治疗以手术切除为主。

尿道原发性恶性肿瘤较为少见，临床表现为血尿、刺激性或梗阻性排尿症状、尿痛、复发性 UTI 等。慢性刺激、黏膜白斑、尿道肉瘤和息肉、人类乳头状瘤病毒已被确定为原发性恶性肿瘤发展的危险因素。MRI 是评估有关尿道病变的首选方式，病变通常会在 T$_1$WI 上呈低信号，在 T$_2$WI 上呈相对高信号，尿道镜检查以及镜下组织活检可以提供进一步的诊断依据。全尿道切除术是尿道恶性肿瘤的主要治疗方式，术后病理类型多为鳞癌、腺癌和尿路上皮癌。

二、典型病例

病例 1　**尿道旁腺囊肿**

1. 现病史　患者女性，29 岁，主因发现尿道旁肿物 4 年就诊。患者 4 年前发现尿道旁肿物，约小米粒大小，后缓慢增大，腹压增高时偶有尿失禁，伴尿不尽，无尿频、尿急、尿痛，无腰痛、血尿等。就诊于我院,诊断为尿道旁腺良性肿瘤,为行手术治疗入院。既往乙型肝炎病史。

2. **体格检查** 尿道口旁见 2.0cm×2.5cm 膨出肿物(图 1-4-1)。

3. **实验室检查** 尿常规示,白细胞 13/μL,细菌 98/μL。

4. **影像学检查** 无。

5. **治疗** 尿道旁腺肿物切除术。

6. **病理结果** (尿道旁腺囊肿壁)灰红色软组织一块,大小 1.2cm×0.6cm×0.5cm,镜下所见符合尿道旁腺囊肿(图 1-4-2)。

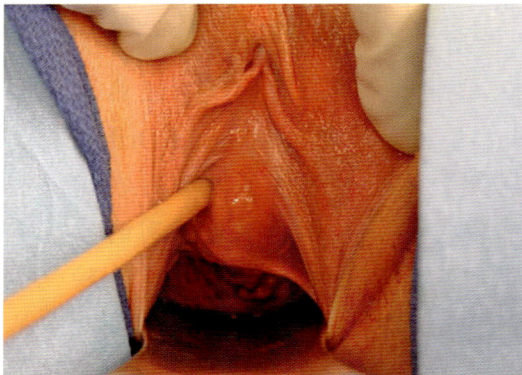

图 1-4-1 尿道口肿物

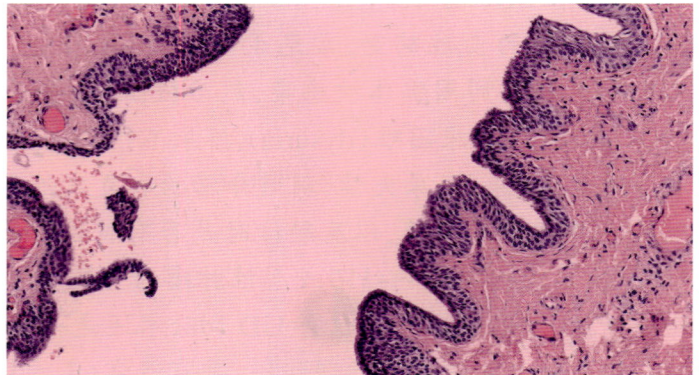

图 1-4-2 尿道旁腺囊肿
由尿路上皮构成的良性囊肿壁,上皮未见异型性,
囊壁内小血管淤血(HE×200)

病例 2 尿道肉阜

1. **现病史** 患者女性,58 岁,主因"发现尿道周肉阜 2 年"就诊。患者 2 年前发现尿道周肉阜,无红肿、疼痛、流血、流脓等不适,体积较小,未予特殊诊治,定期复查。后肉阜体积逐渐增大,并出现轻度触痛,无尿频、尿急等症状。为行进一步诊治,门诊以"尿道肉阜"收入院。既往史:高血压病史,口服氯沙坦钾 50mg q.d.、培哚普利 4mg q.d.。手术史:内镜下胃息肉、肠息肉切除术后 2 年余。

2. **体格检查** 尿道外口左上方见一约 0.5cm×0.4cm 大小肿物,无破溃,无红肿、出血等,无异常分泌物(图 1-4-3)。

3. **实验室检查** 尿常规(−)。

4. **影像学检查** 无。

5. **治疗** 尿道肉阜切除术。

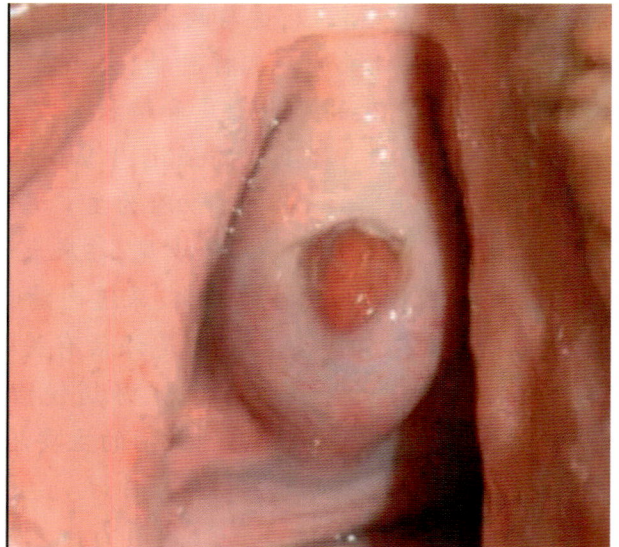

图 1-4-3 尿道口肿物

6. **病理结果** (尿道肉阜)送检灰白色组织一块,大小 0.8cm×0.6cm×0.1cm,被覆尿路上皮的黏膜组织呈腺性炎,固有层见淋巴组织增生、淋巴滤泡形成(图 1-4-4)。

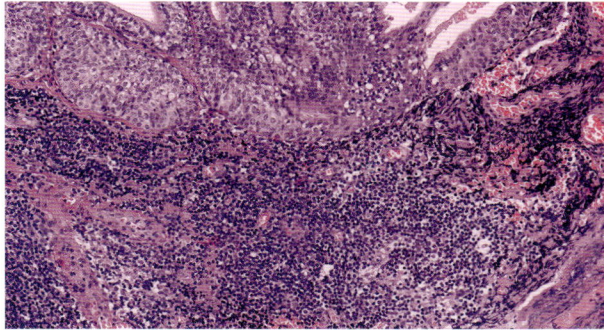

图 1-4-4 尿道肉阜

尿路上皮增生,上皮未见异型性,周围纤维组织增生伴
多量淋巴细胞浸润(HE×200)

病例 3 尿道原发性尿路上皮癌

1. **现病史** 患者男性,58 岁,主因"全膀胱全切术后 3 年,阴茎根部疼痛 1 年"就诊。患者于 3 年前行全膀胱切除 + 双侧输尿管皮肤造口术,术后行 GP 方案化疗 4 周期,具体为:盐酸吉西他滨 1.8g D1、1.8g D8,顺铂 130mg D1,过程顺利,无明显不适主诉。患者于 1 年前出现阴茎根部疼痛,呈持续性疼痛,无放射,无腹胀、腹痛,无恶心、呕吐,遂于我院门诊就诊,行阴茎根部穿刺检查示,尿路上皮癌累及。既往史:腹部外伤手术,2 型糖尿病。

2. **体格检查** 阴茎根部可触及约 4cm 肿物,质硬,边界清楚。

3. **实验室检查** 尿常规:红细胞 3 645/μL,白细胞 580/μL,潜血 +++。血常规:白细胞 $9.13×10^9/L$、GR% 62%,血红蛋白 123g/L。

4. **影像学检查** MRI(图 1-4-5)示阴茎根部混杂信号肿物。输尿管镜下(图 1-4-6)见尿道菜花样肿物。

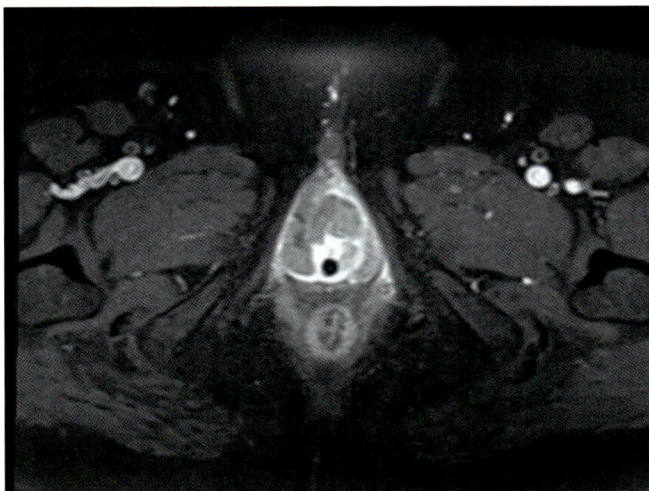

图 1-4-5 MRI 检查

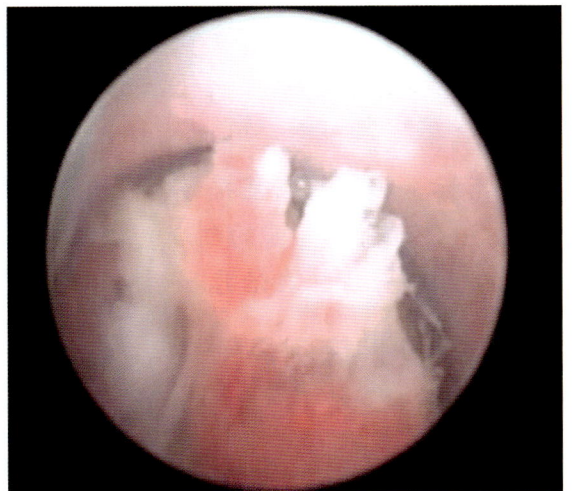

图 1-4-6 输尿管镜检查

5. 治疗 阴茎尿道全切除术。

6. 病理结果 ①（尿道残端）纤维组织一块，大小 0.6cm×0.4cm×0.3cm。②部分阴茎组织长 11cm，直径 2.5cm。

7. 病理诊断 ①（尿道残端）内见小灶非典型细胞，考虑为癌巢浸润；②（部分阴茎组织）镜下阴茎海绵体及尿道海绵体内弥漫尿路上皮癌癌巢浸润，结合临床病史，符合高级别浸润性尿路上皮癌。脉管内广泛癌栓（图 1-4-7）。

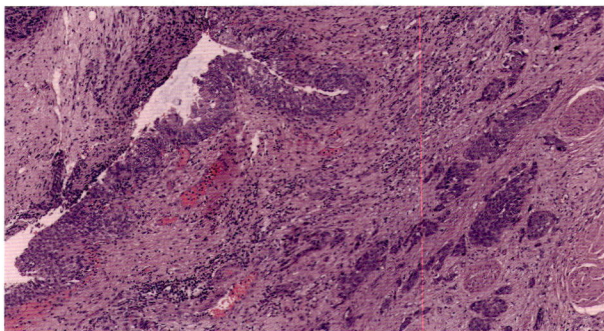

图 1-4-7 病理结果（HE×100）

第五节 阴茎肿瘤

一、概述

阴茎癌发病率极低，不足 1/10 万。人乳头状瘤病毒（HPV）感染与阴茎癌之间存在明显关联。研究发现，接受包皮环切手术有助于降低 HPV 感染，从而降低阴茎癌的发生概率。鳞状细胞癌是阴茎癌最常见的组织病理学特征，占所有病例的 95%，包括疣状癌、基底细胞癌等亚型。局部的早期阴茎癌可以通过保留阴茎技术联合淋巴结清扫得到有效的控制，约 1/3 的病例会出现盆腔淋巴结转移，而腹股沟淋巴结首当其冲，这也是评估阴茎癌预后最重要的指标。晚期的阴茎癌预后很差，通常考虑采用多模式治疗方法，包括（新）辅助化疗和/或放疗（RT）等。目前的创新疗法正在探索靶向治疗、HPV 导向治疗、免疫检查点抑制剂和采用 T 细胞疗法等在治疗和预防阴茎癌复发中的作用。

二、典型病例

1. 现病史 患者男性，43 岁，主因"发现阴茎肿物半年余"就诊。患者半年前无明显诱因发现阴茎肿物，未予重视，近 1 个月，出现出血和瘙痒，于当地医院就诊，行包皮环切术 + 阴茎肿物活检术，术后病理提示高 - 中分化鳞状细胞癌，为求手术治疗入院。患者自患病以来，一般情况可，大小便正常，近期无明显体重下降，既往曾行包皮环切术。

2. 体格检查 阴茎头有 1.0cm×0.8cm 肿块,破溃,有少量渗出(图 1-5-1)。

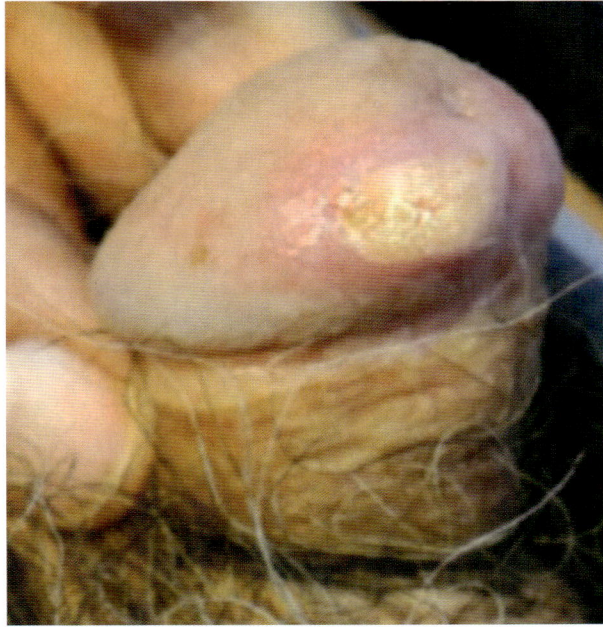

图 1-5-1 阴茎肿物

3. 影像学检查 MRI(图 1-5-2、图 1-5-3)示阴茎头部偏左侧局部隆起,范围约 0.9cm× 0.5cm,与阴茎相比,病变各序列呈等信号,增强扫描强化程度与阴茎头部一致。

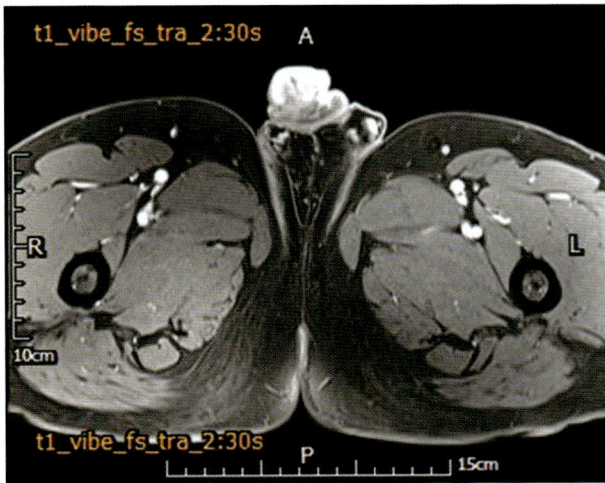

图 1-5-2 MRI T_1WI 增强

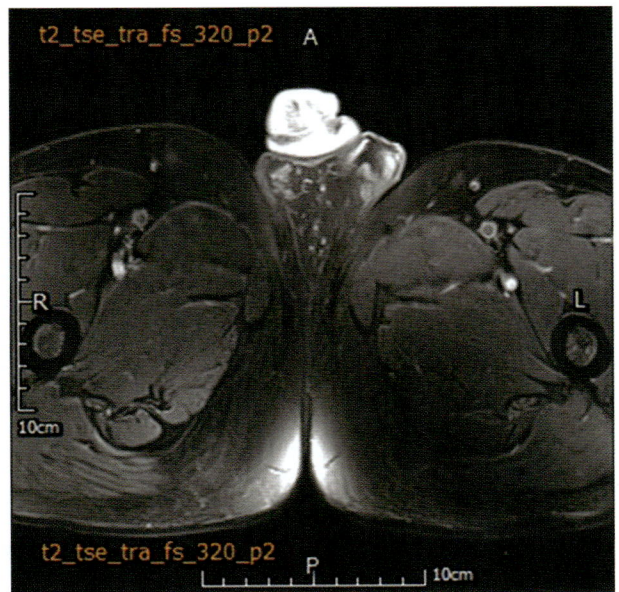

图 1-5-3 MRI T_2WI

4. 治疗 阴茎部分切除术。

5. 病理结果(图 1-5-4) 阴茎一段,长 39mm,直径 38mm,于冠状沟处见一肿物,大小 37mm×23mm×8mm。切面灰白,距断端 6mm。

免疫组化结果：CK5/6（+），P63（+），D2-40（-），CD31（显示脉管），CD34（显示脉管），P16（-），Ki-67（约 40%），P40（+）。

6. 病理诊断 （阴茎）高分化浸润性鳞状细胞癌，免疫组化符合 HPV 不相关。小灶侵犯阴茎海绵体，未侵犯尿道海绵体、脉管。断端未见肿瘤。

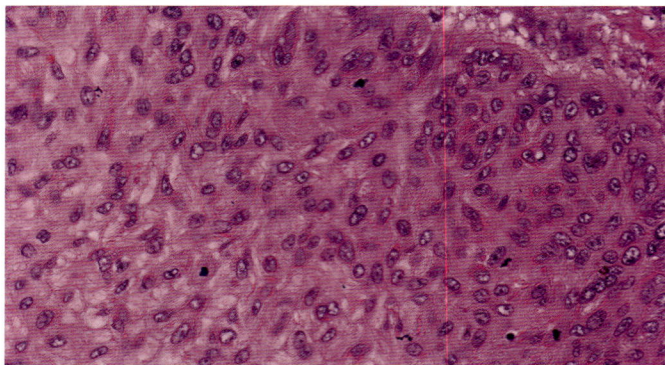

图 1-5-4 阴茎鳞状细胞癌

癌细胞椭圆形及多角形或不规则形，粉染的、部分略透明的胞质，
可见角化，易见核分裂（HE×400）

第六节 阴囊肿瘤

一、概述

原发性阴囊癌非常罕见，最早于 1775 由 Percivall Pott 描述的第一种被公认的职业性癌症。他将这种恶性肿瘤命名为"扫烟囱者的癌症"，因为这种疾病在扫烟囱受雇者中发病率很高。阴囊癌的其他高危职业包括长期接触石油及其制品的人员，如棉纺、天然气和焦油工人等，现在人们认识到其致癌物为 3,4- 苯丙芘。

原发性阴囊癌的组织学类型包括鳞状细胞癌（35.1%）、乳腺外佩吉特病（21.9%）、肉瘤（20.4%）、基底细胞癌（16.7%）、黑色素瘤（3.3%），以及附件皮肤肿瘤（2.6%）。术前可通过组织活检进行定性诊断，CT、MRI 和 PET/CT 可进行分期判断。手术切除恶性肿瘤是阴囊癌的主要治疗方式，部分患者术后需要辅助放疗或化疗。局部低危阴囊癌（基底细胞癌、乳腺外佩吉特病、肉瘤）和局部高危阴囊癌（黑色素瘤、鳞状细胞癌、附件皮肤肿瘤）的中位数（95%CI）总生存期分别为 166（145~188）和 118（101~135）个月，而发生区域性或远处转移患者的总生存期更差。本节将主要介绍阴囊佩吉特病、阴囊肉瘤和阴囊基底细胞癌。

乳房外佩吉特病（EMPD）是由 Crocker 博士于 1889 年首次描述的一种罕见的皮肤恶性疾病，发病年龄大多在 50~80 岁，诊断的高峰年龄为 66 岁。它主要影响含有分泌腺的皮肤区域,如外阴、阴囊和阴茎,一般表现为浸润性红斑,有结痂和鳞屑,类似于湿疹等皮肤病。显微镜下观察,EMPD 最常见的组织病理学特征是表皮存在 Paget 细胞,其特点是大的、不典型的细胞,在苏木精和伊红染色中具有丰富的、透明的、有时是嗜酸性的细胞质,可以以原位癌、结节性和腺体形成的方式生长。EMPD 主要的治疗方案是对病损区域进行广泛性局部手术切除,手术的主要障碍是肿瘤边界不规则导致边缘不清楚,以及存在卫星病变的病例。此外,EMPD 可能伴有真皮侵犯和临床上区域淋巴结转移。淋巴结清扫是此类病例的标准治疗方法,但目前仍缺乏淋巴结清扫能改善生存率的 I 级证据。

在成年人中,超过75%的原发性睾丸旁肿瘤形成于精索,占所有阴囊内肿瘤的7%~10%,其中 20% 是阴囊脂肪肉瘤。根据世界卫生组织的《软组织肿瘤分类》(第 5 版),脂肪肉瘤被分为分化良好型、去分化型、肌样型、多形性和肌样多形型。其中,去分化亚型最具有侵袭性,容易早期复发。大多数阴囊脂肪肉瘤表现为无痛、缓慢增长的腹股沟肿块,这些肿瘤常常被误诊为鞘膜积液、脂肪瘤、睾丸肿瘤或腹股沟斜疝。显微镜下可通过苏木精-伊红染色显示脂肪细胞和成纤维细胞,与出血和肿瘤坏死区域相关。免疫组织和荧光原位杂交技术(FISH)可证实去分化脂肪肉瘤的诊断。脂肪肉瘤的标准治疗是广泛的手术切除,建议对边缘阳性、复发或与预后不良因素有关的病例进行放射治疗(RT)。

基底细胞癌(BCC)是最常见的恶性皮肤癌,占所有皮肤恶性肿瘤的70%~75%。但阴囊 BCC 极为罕见,发病率仅为 1/100 万。暴露于紫外线(UV)是导致 BCC 发展最常见的因素,这解释了为什么 85% 的 BCC 位于头和颈部。然而,由于 BCC 也可出现在未暴露于紫外线的区域,因此有人认为其发病机制中还有其他病因,如不卫生和慢性刺激等。阴囊 BCC 平均患病年龄为 66 岁,最常见的临床表现为结节或溃疡。相比皮肤 BCC,阴囊 BCC 表现出更强的侵袭性和转移风险(约为 10.7%),其首选的治疗方法是广泛的手术切除,通常可以达到治愈效果。而对于有转移性 BCC 的患者,可考虑联合放化疗的综合治疗措施。

二、典型病例

病例1　阴囊 Paget 病

1. 现病史　患者男性,69 岁,主因"发现右阴囊皮损 10 年,瘙痒 3 年,加重 2 个月余"就诊。患者 10 年前无诱因发现右阴囊出现皮损,局部红肿,直径 0.5cm,无瘙痒,无破溃,无色素沉着,无瘀点瘀斑,未予重视。近 3 年来右阴囊皮损逐渐增大,直径约为 4cm,伴瘙痒、肥厚,表面结痂,于当地医院就诊,诊断为"湿疹",予对症外用药膏治疗(具体不详),上述症状暂时缓解。2 个月前患者阴囊瘙痒进一步加重,于北京大学第一医院就诊,予病理活检,结果为表皮增生,表皮内和真皮浅中层毛囊及汗腺导管上皮见成巢及散在 Paget 样细胞,伴核异型,乳房外 Paget 病。患者于病程期间无肉眼血尿,无尿频、尿急、尿痛,无四肢酸痛。既往前列腺癌病史,2 型糖尿病史。

2. **体格检查** 右侧阴囊皮肤表面可见直径 4cm 的皮损（图 1-6-1），皮肤色红伴增厚，偶有结痂，未见渗出，周围皮肤组织呈白色，无压痛。

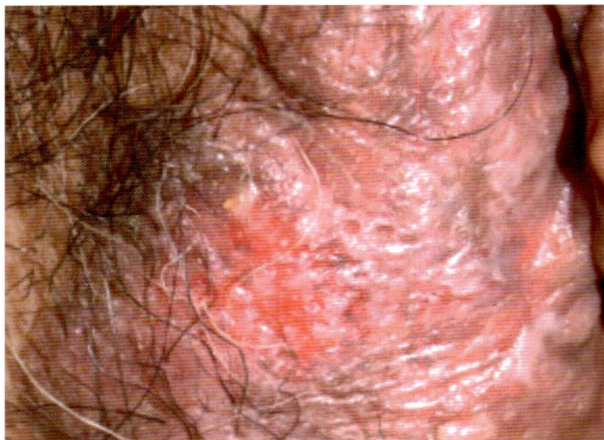

图 1-6-1 阴囊 Paget 病肉眼观

3. **影像学检查** 阴囊 B 超（图 1-6-2、图 1-6-3）示，右侧阴囊皮肤增厚，范围约 4.5cm×0.8cm，内见点状血流信号。

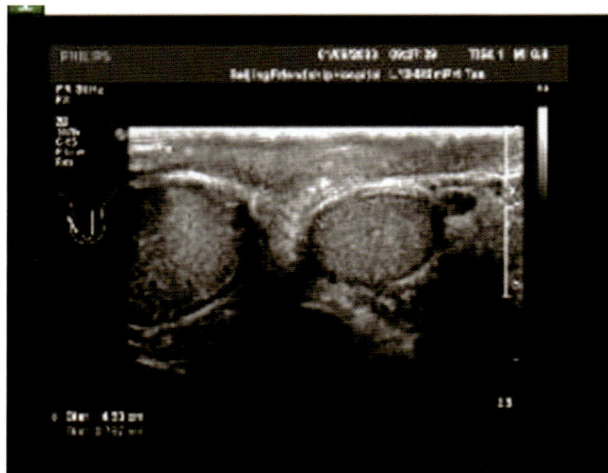

图 1-6-2 阴囊 B 超

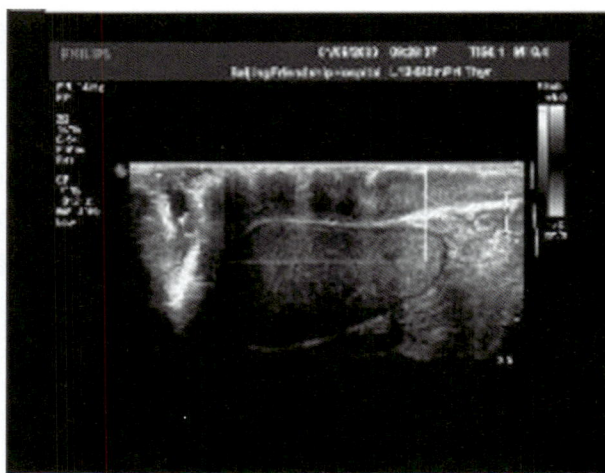

图 1-6-3 阴囊 B 超

4. **治疗** 阴囊肿瘤切除术。

5. **病理结果**（图 1-6-4、图 1-6-5）①（阴囊肿物）梭皮组织一块，大小 45mm×30mm×10mm，皮肤面积 45mm×30mm，中央见一发白区，面积 20mm×20mm，发白区中央见一暗色区，面积 5mm×4mm。另见脂肪组织一块，大小 20mm×10mm×10mm。②（皮肤切缘）附皮组织两块，大小 12mm×7mm×3mm、7mm×4mm×3mm，皮肤面积 7mm×4mm。

免疫组化结果：CD31（显示脉管），CD34（显示血管），D2-40（显示淋巴管），Bcl-2（-），P63（-），CK5/6（-），Ki-67（阳性约 40%），P40（-）。原位杂交结果：EBER（-）。

6. **病理诊断** 阴囊 Paget 病。

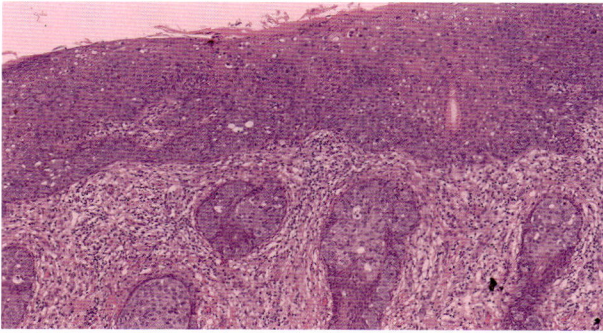

图 1-6-4　阴囊 Paget 病
低倍镜可见肿瘤细胞以团状、巢状或单个散在
分布在表皮(HE×100)

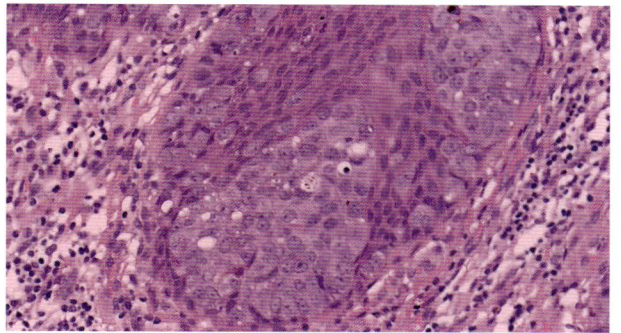

图 1-6-5　阴囊 Paget 病
高倍镜显示瘤细胞胞质淡染及弱蓝染,核膜清晰,
核仁明显(HE×400)

病例 2　阴囊脂肪肉瘤

1. 现病史　患者男性,88 岁,7 年前无明显诱出现右侧阴囊肿物,无不适感,后肿物逐渐增大,伴排尿困难、尿不尽、夜尿增多,无血尿、尿急、尿痛等不适。后患者就诊于我院门诊,行腹盆 CT 检查:阴囊内巨大肿物。遂入院拟行手术治疗。既往史:冠心病史,左眼 PHACO+IOL 植入手术史,腹股沟疝修补术史。

2. 体格检查　阴囊可见巨大肿物,直径约 25cm,质硬,活动度差,右侧睾丸无触及。

3. 实验室检查　癌胚抗原(CEA)9.70ng/mL,糖原蛋白 125(CA125)46.70U/mL,糖类抗原 199(CA199)58.60U/mL。

4. 影像学检查　阴囊内可见一巨大不规则混杂密度影,大小约 19cm×23cm×17cm(上下径 × 前后径 × 左右径),其内可见脂肪密度及散在斑点状钙化灶。阴茎海绵体受推压左移;病灶向前局部突出于皮层;双侧睾丸显示不清(图 1-6-6)。增强扫描部分呈轻度强化,部分未见明确强化,动脉期病灶内见多发迂曲小血管影,供血动脉似来自右侧股动脉及生殖动脉。双侧腹股沟区多发淋巴结影,最大者位于右侧,短径为 1.0cm(图 1-6-7)。

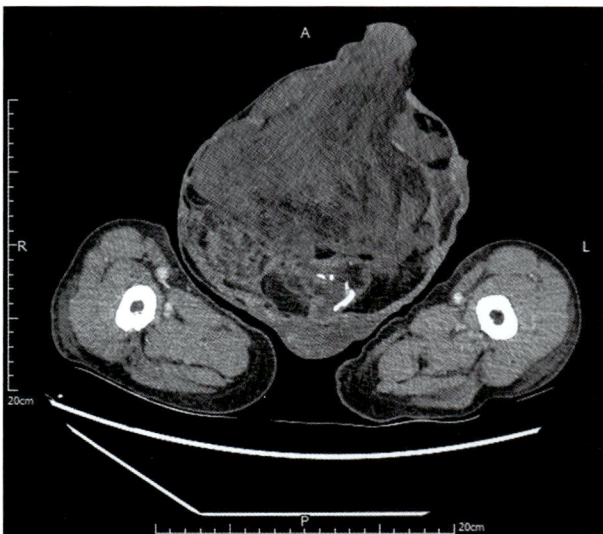

图 1-6-6　阴囊 MRI 平扫

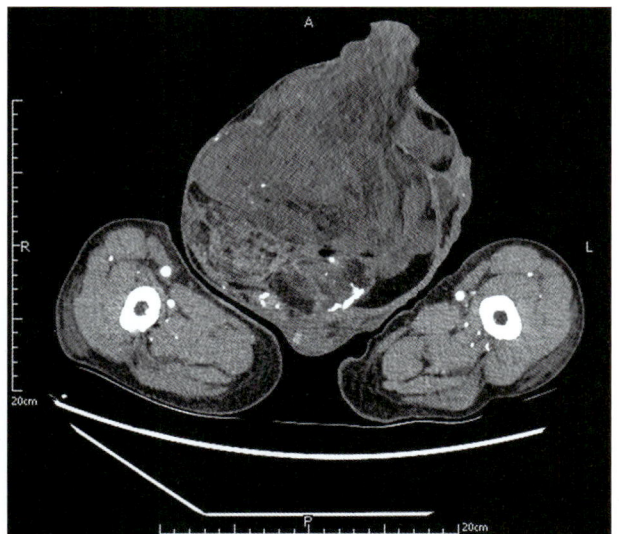

图 1-6-7　阴囊 MRI 增强

5. 治疗 阴囊肿物＋右侧睾丸切除术。

6. 病理结果（图 1-6-8）（阴囊肿物）切除皮肤及肿物，梭形皮瓣面积 240mm×155mm，局部皮肤表面见灰黄色破溃区，直径 8mm。皮下可见一巨大肿物，大小 200mm×200mm×160mm，切面灰白灰黄色，质软黏液样，局部质略硬，外附完整包膜。肿物部分突破皮肤表面，大小 90mm×75mm×55mm，切面灰黄灰红色，质中。

分子病理结果：MDM2（FISH）分子检测结果提示 MDM2 基因扩增。

免疫组化结果：(-18)：MDM2（部分 +），CDK4（+），P16（+），S-100（+），CK（-），Vimentin

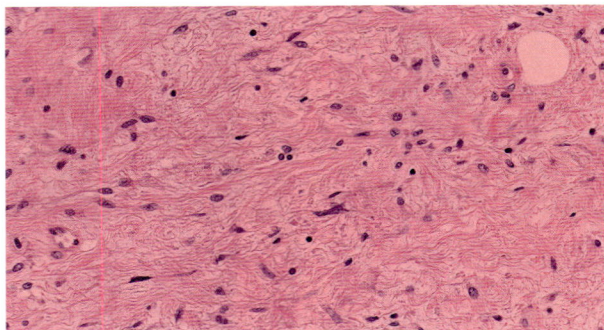

图 1-6-8　阴囊去分化性脂肪肉瘤
高倍镜显示梭形细胞拥挤、重叠，细胞具有异型性（HE×400）

（+），Ki-67（阳性约 10%）。(-48)：MDM2（部分 +），CDK4（+），P16（+），S-100（-），CK（-），Vimentin（+），Ki-67（阳性约 50%），Myogenin（-），MyoD1（-），Desmin（部分 +），Actin（-），STAT6（-），CD99（-）。

7. 病理诊断 （阴囊肿物）间叶源性恶性肿瘤，伴出血及坏死。结合形态学、免疫组化及分子检测，符合去分化脂肪肉瘤。去分化区域部分表达 Desmin，不除外伴肌源性分化。周围见附睾组织，可见肿瘤侵犯。皮肤切缘干净。

病例 3　阴囊基底细胞癌

1. 现病史 患者男性，66 岁，主因发现阴囊肿物 10 余年就诊。患者 10 余年前无明显诱因发现左侧阴囊皮肤肿物，不伴疼痛及瘙痒，未予特殊处理。近 1 个月步行活动后肿物因摩擦偶有出血，为明确诊断来我院皮肤科，行病理活检，提示大结节型基底细胞癌，侵犯真皮中层。门诊以"阴囊肿物"收入院。既往高血压、冠心病、高脂血症病史；左侧桡骨远端骨折内固定手术史。

2. 体格检查 左侧阴囊见大小约 0.3cm×1.2cm 不规则形状灰褐色皮肤肿物（图 1-6-9），轻微隆起，无渗出溢液，质地不硬，活动度差，压痛（-）。

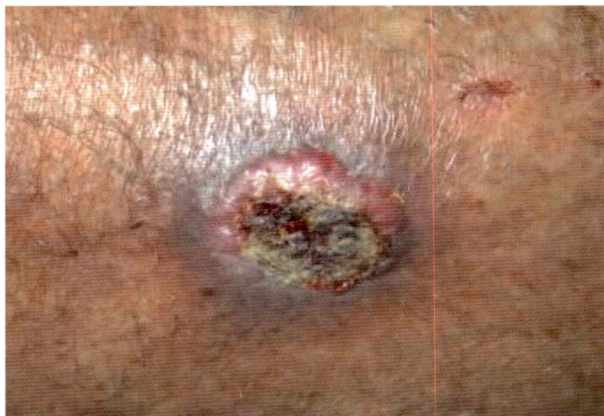

图 1-6-9　肉眼观

3. 治疗　阴囊肿瘤切除术。

4. 病理结果（图 1-6-10、图 1-6-11）　阴囊皮肤基底细胞癌，大结节型，镜下最大径 0.7cm。癌侵及真皮网状层，未见明确神经侵犯及脉管侵犯。阴囊肿物基底：纤维组织及神经组织未见癌。阴囊肿物切缘内未见癌。病理诊断：阴囊皮肤基底细胞癌（大结节型）。

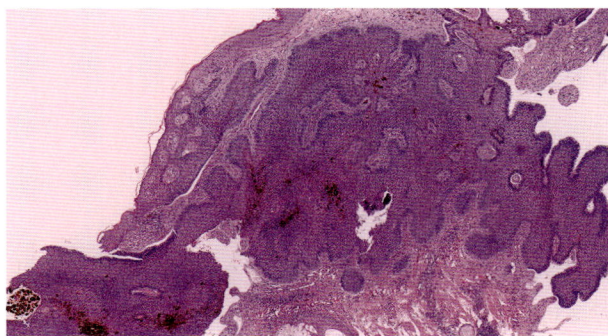

图 1-6-10　阴囊结节性基底细胞癌
低倍镜显示肿瘤不规则的生长方式，未见肿瘤包膜，
可见表皮破坏（HE×50）

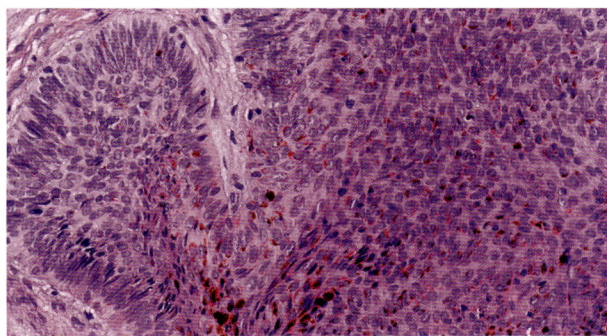

图 1-6-11　阴囊结节性基底细胞癌
高倍镜显示肿瘤细胞呈梭形及椭圆形，周围呈栅栏状排列。
细胞核分裂少见，偶见小核仁。同时可见肿瘤组织内色素
（HE×400）

第七节　睾丸肿瘤

一、概述

睾丸恶性肿瘤是年轻男性中最常见的实体肿瘤，占新诊断的恶性肿瘤的 2%，其最重要的风险因素是隐睾症，癌变率大约 10%。睾丸原位肿瘤（TIN）是一种癌前病变，约 50% TIN 将在 5 年内发展为睾丸癌，以前在对侧睾丸发生过癌变的患者，其发生风险也会明显增加。睾丸恶性肿瘤的主要临床表现为单侧睾丸的无痛性肿胀，极少数情况下会合并炎症或疼痛表现。超声检查可以明确诊断，主要鉴别附睾炎和鞘膜积液。95% 的睾丸癌都是生殖细胞肿瘤，包括精原细胞瘤和非精原细胞瘤（绒毛膜癌、卵黄囊瘤、胚胎癌、成熟或未成熟畸胎瘤），其他类型包括淋巴瘤和肉瘤等。睾丸癌有可靠的血清肿瘤标志物：甲胎蛋白（AFP）、人绒毛膜促性腺激素（β-HCG）和 LDH，部分病例可经穿刺细胞学确诊，术前胸部/腹部 CT、PET/CT 有助于确定临床分期。大约 50% 的患者仅通过睾丸切除术就能治愈，而另外一半的患者在联合化疗或放疗的基础上仍有 80% 以上的患者能达到治愈效果。但由于已治愈的睾丸癌患者死于心血管疾病的风险增加，所以建议患者必须保持长期的随访护理，并对心血管危险因素进行特别监测。

二、典型病例

病例1　**睾丸精原细胞瘤**

1. 现病史　患者男性,35岁,主因睾丸感觉敏感伴质地变硬1年余就诊。患者1年前无明显诱因出现睾丸感觉敏感,自述触皮肤如触神经,睾丸逐渐变硬,无坠胀感,无发热、寒战,无尿频、尿急、尿痛,未予特殊治疗。2周前体检行B超示,左侧附睾形态异常,呈混合回声团,左侧精索静脉曲张。门诊行穿刺病理证实精原细胞瘤,以"左睾丸肿物"收入院。既往左侧隐睾行手术史。

2. 体格检查　右侧睾丸大小约3.5cm×2.0cm;左侧睾丸大小约3.5cm×2.0cm,睾丸下部可触及1.0cm×1.5cm结节,压痛(+),双侧腹股沟淋巴结未触及。

3. 实验室检查　睾酮614.39ng/dL,人绒毛膜促性腺激素(β-HCG)0.53mIU/mL;乳酸脱氢酶(LDH)143U/L;总前列腺特异抗原(TPSA)1.79ng/mL;游离前列腺特异抗原(FPSA)0.51ng/mL;甲胎蛋白(AFP)1.93ng/mL。

4. 影像学检查

B超(图1-7-1、图1-7-2):左侧睾丸大小4.3cm×2.2cm,血流信号丰富,内见4.2cm×4.8cm×1.9cm低回声为主混合回声团,边界欠清,欠规则,其内可见丰富血流信号,左侧附睾形态异常。

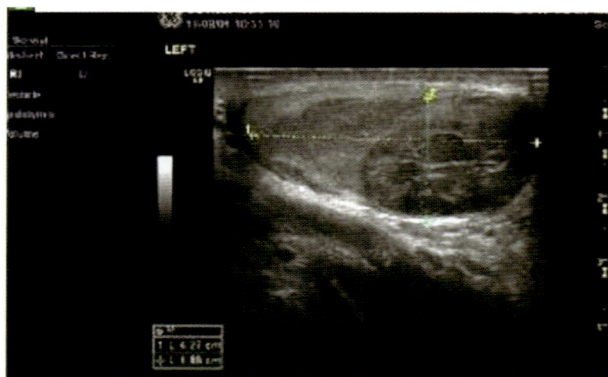

图1-7-1　阴囊B超

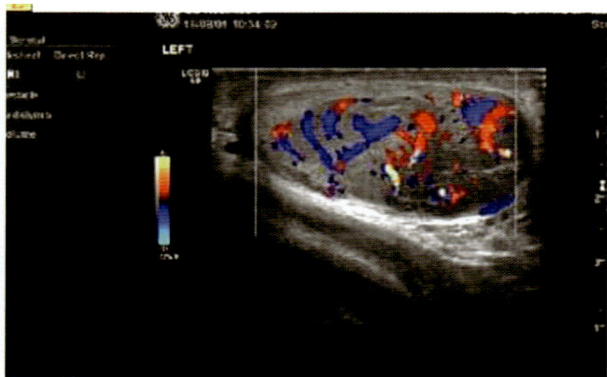

图1-7-2　阴囊B超

腹盆部CT平扫+增强:左侧睾丸区密度增高,可见一大小约3.6cm×2.3cm较高密度结节,平扫CT值为44HU(图1-7-3),增强CT值65HU(图1-7-4),延迟期CT值78HU(图1-7-5)。

5. 治疗　左侧睾丸切除术。

6. 病理结果(图1-7-6、图1-7-7)　切除一侧睾丸(3.5cm×3.0cm×3cm),切面见一灰白肿物(2.5cm×2.5cm×2cm),附睾(1.7cm×1.0cm×0.4cm)及输精管(长7cm,直径0.3cm)。

免疫组化结果:CK(−),Vimentin(−),PLAP(+),CD117(+),AFP(−),CD30(−),Ki-67指数约为30%,CD3淋巴细胞(+),CD20少量淋巴细胞(+),SALL4(+),OCT3/4(+)(图1-7-6)。特殊染色(−1):EVG及EVG+HE。

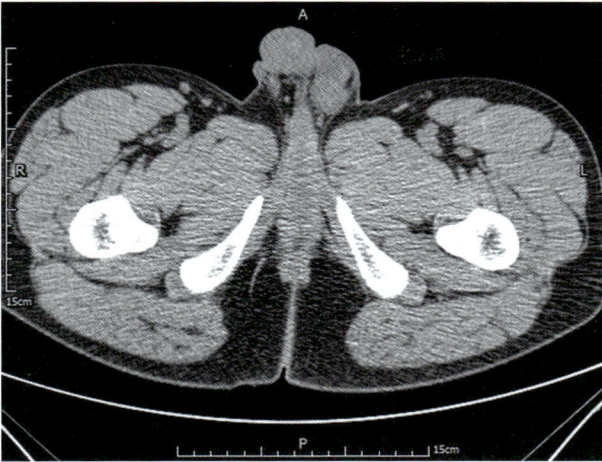

图 1-7-3　CT 平扫

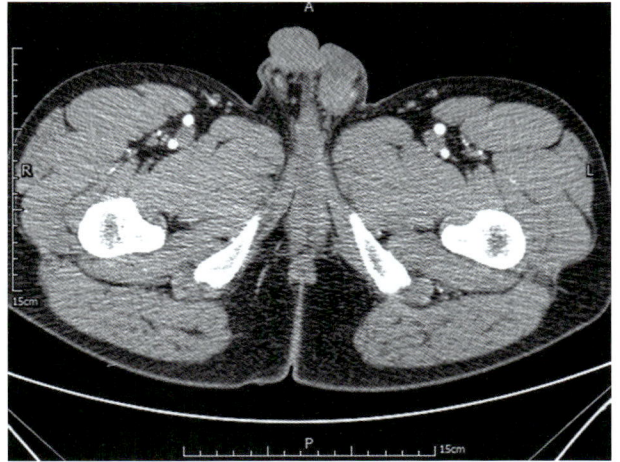

图 1-7-4　CT 增强

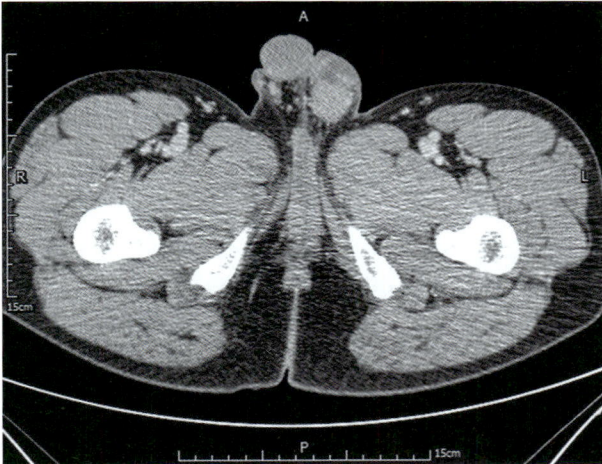

图 1-7-5　CT 延迟期

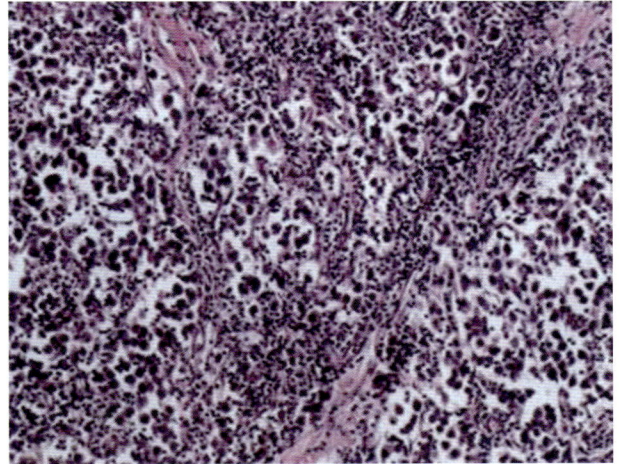

图 1-7-6　睾丸精原细胞瘤（HE×100）

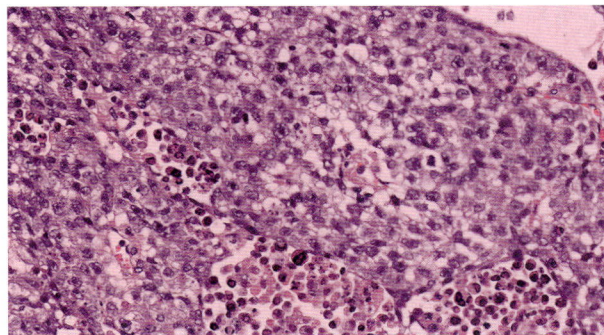

图 1-7-7　睾丸精原细胞瘤
肿瘤细胞胞质透明，呈圆形，有明显的核膜。部分可见核仁（HE×400）

　　7. 病理诊断　（左侧睾丸及精索）睾丸精原细胞瘤。肿瘤侵犯白膜但未侵透，未侵犯附睾及精索。输精管断端未见癌。

病例2 睾丸畸胎瘤

1. **现病史** 患者男性,23岁,主因发现右侧睾丸肿大3个月余入院。患者3个月前无明显诱因出现右侧阴囊肿大,直径约6cm,肿物不发红,无瘙痒,皮温正常,不伴疼痛,游离度较好。近1个月肿物逐渐增大,遂行B超检查,考虑"右侧睾丸肿瘤"。患者为行进一步治疗,以"睾丸肿瘤"收入院。

2. **体格检查** 右侧腹股沟区近阴囊处见一直径6cm球形肿物。透光试验阴性,抬举征阴性。

3. **实验室检查** 人绒毛膜促性腺激素(β-HCG)116.53mIU/mL,乳酸脱氢酶(LDH)154U/L,甲胎蛋白(AFP)603.22ng/mL。

4. **影像学检查**

睾丸B超(图1-7-8、图1-7-9):右侧睾丸大小5.8cm×4.2cm,回声正常,血流正常,内见一巨大囊实性占位,以实性为主,大小约5.5cm×4.9cm×4.7cm,边界清,尚规则,周边及实性成分内见较多血流。

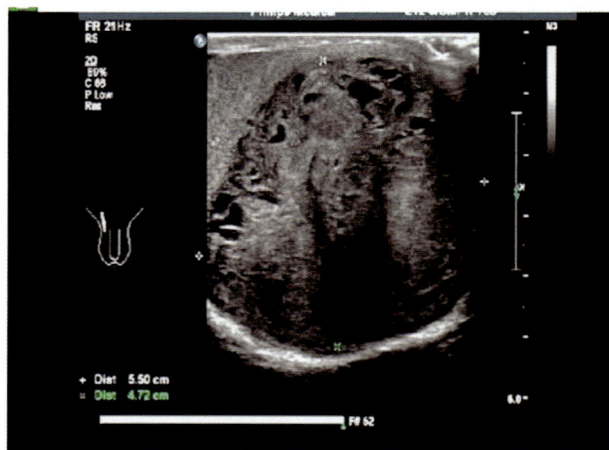

图1-7-8 睾丸B超

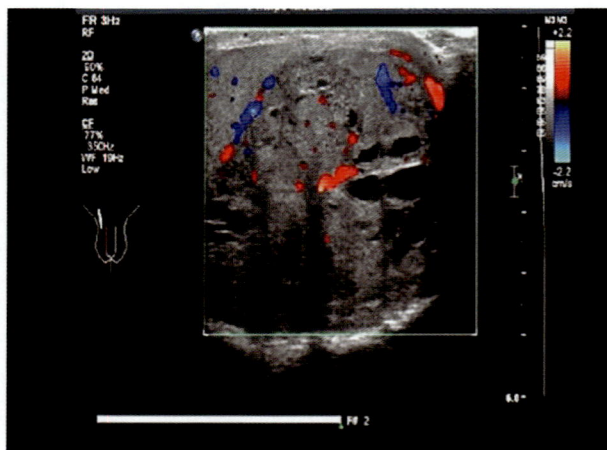

图1-7-9 睾丸B超

腹盆CT(图1-7-10、图1-7-11):右侧睾丸可见软组织混杂密度肿块影,大小约6.9cm×5.7cm×6.0cm(前后径 × 左右径 × 上下径),边界尚清晰,平扫CT值约为27HU,增强后实性成分不均匀明显强化,其内可见小血管样强化影穿行,增强扫描动脉期,静脉期CT值分别约为30HU及43HU。

5. **治疗** 右侧睾丸切除术

6. **病理结果**(图1-7-12、图1-7-13) 切除右侧睾丸,大小65mm×60mm×50mm,切面见一肿物,最大径60mm,紧邻被膜与周围界限清楚,切面灰白质韧,略呈分叶状,局灶呈囊性改变,直径10mm,周围附少量附睾组织,大小25mm×15mm×15mm,精索大小55mm×55mm×25mm。

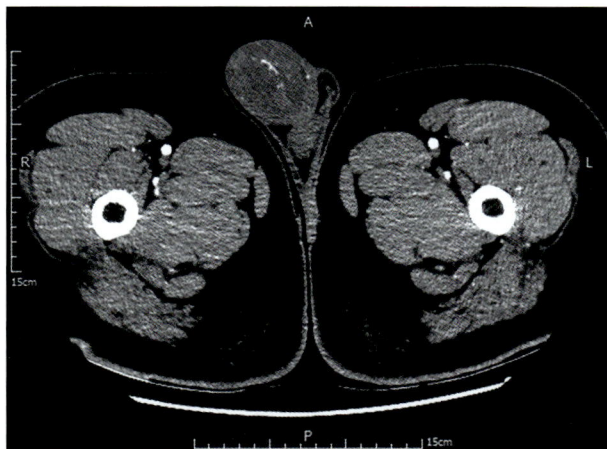

图 1-7-10　CT 动脉期

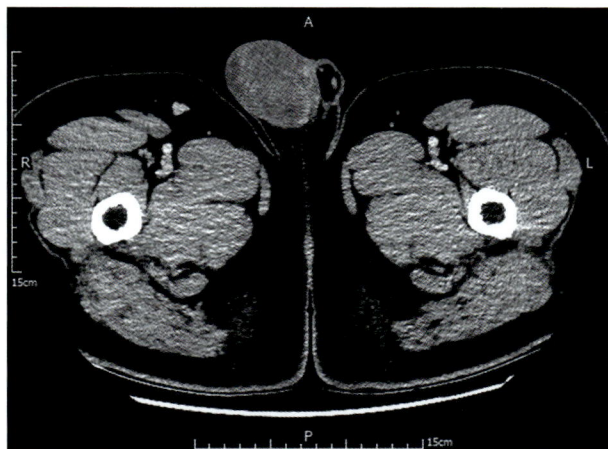

图 1-7-11　CT 静脉期

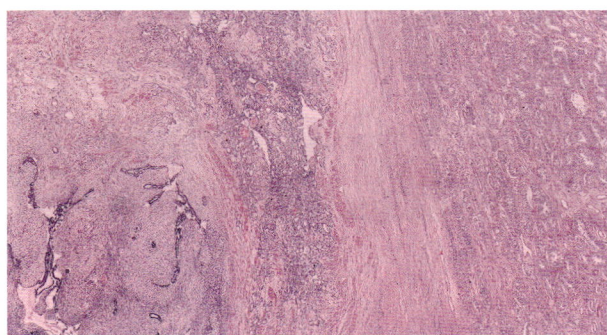

图 1-7-12　睾丸畸胎瘤
低倍镜显示左侧的畸胎瘤与右侧正常的睾丸界限清晰(HE×25)

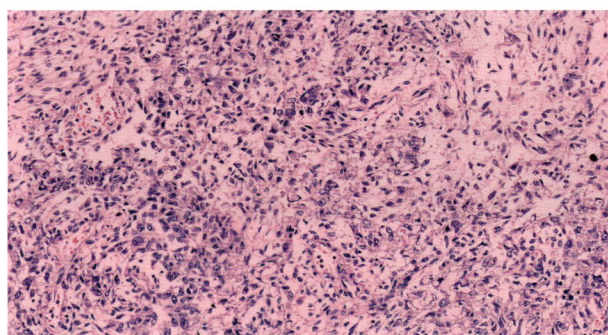

图 1-7-13　睾丸畸胎瘤
高倍镜显示不成熟的畸胎瘤成分(HE×200)

免疫组化结果：EVG+HE(可见脉管侵犯)，CK(部分 +)，AFP(灶性 +)，CD30(灶性 +)，CK7(少量 +)，EMA(畸胎瘤区域 +)，GPC3(较多 +)，CD117(少量 +)，OCT3/4(灶性 +)，PLAP(小灶 +)，D2-40(部分 +)，SALL4(较多 +)，HCG(极小灶 +)，Ki-67(10%~40%)，LMO-2(−)。

7. 病理诊断　(右侧睾丸)睾丸混合性生殖细胞肿瘤：畸胎瘤(占 60%)，其中未成熟型占畸胎瘤的 45%，卵黄囊瘤占 28%，胚胎癌占 10%，绒毛膜癌占 2%。睾丸生精管内可见原位生殖细胞肿瘤。睾丸周围脉管内可见生殖细胞肿瘤(以胚胎性癌为主)。

病例3　睾丸淋巴瘤

1. 现病史　患者男性，52 岁，主因发现右侧睾丸肿大 1 年入院。患者 1 年前洗澡时发现右侧睾丸轻微肿大，因无明显不适，故未引起重视。6 个月前来我院就诊，行 B 超检查示，右侧睾丸体积增大 4.7cm×2.5cm，考虑炎性改变，经药物治疗后未好转。3 个月前再行 B 超显示，右侧睾丸内多发低回声占位，怀疑淋巴组织来源。CT 检查示，右侧睾丸 6.8cm×4.2cm，考虑右侧阴囊内肿块，不除外恶性病变可能。患者为求手术治疗收入院。既往高血压病史。

2. 体格检查　右侧睾丸增大，体积鸭蛋大小，质地稍硬，无触痛，表面无红肿。

3. 实验室检查　人绒毛膜促性腺激素（β-HCG）1.05mIU/mL；睾酮（Testo）427.90ng/dL；乳酸脱氢酶（LDH）213U/L；总前列腺特异抗原（TPSA）1.72ng/mL；游离前列腺特异抗原（FPSA）0.44ng/mL；甲胎蛋白（AFP）4.98ng/mL。

4. 影像学检查

睾丸 B 超（图 1-7-14、图 1-7-15）：右侧睾丸大小 5.2cm×2.5cm，其内可见多发低回声占位，部分彼此融合，大者约 2.9cm×18cm，其内血流丰富。

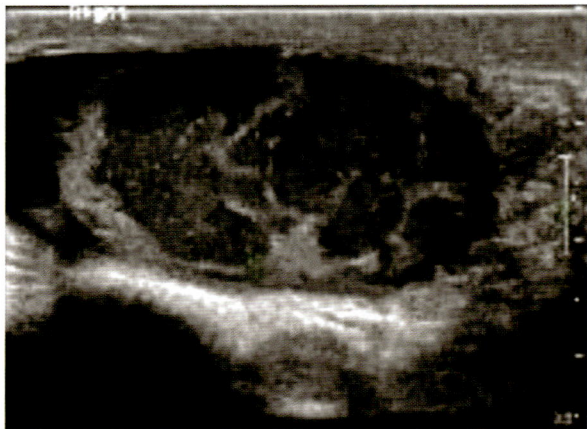

图 1-7-14　睾丸 B 超

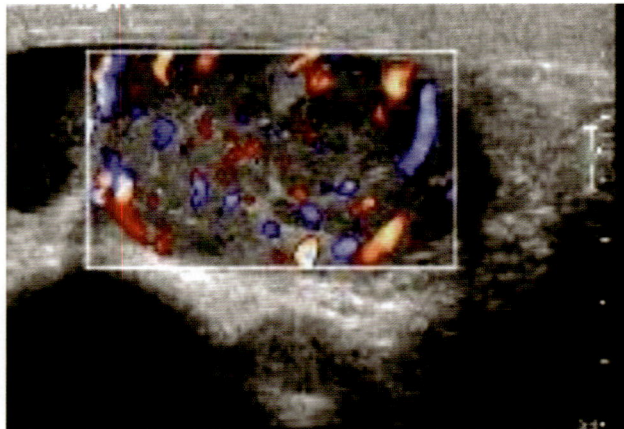

图 1-7-15　睾丸 B 超

阴囊 CT（图 1-7-16～ 图 1-7-18）：右侧阴囊内可见椭圆形软组织密度影，大小约 6.8cm×4.2cm，其内密度尚均匀，平扫 CT 值约为 45HU，增强扫描动脉期、静脉期和延迟期 CT 值分别约为 50HU、70HU、52HU。

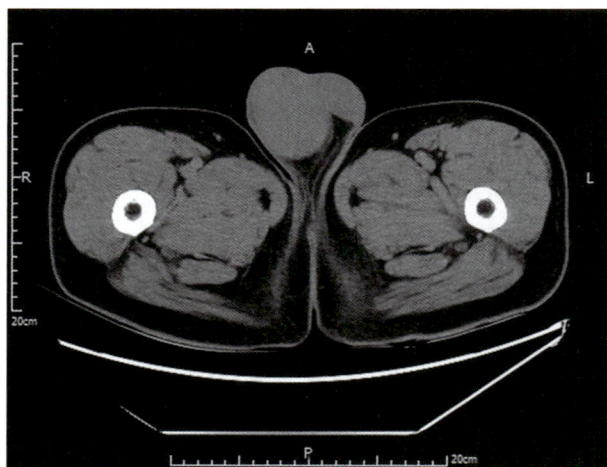

图 1-7-16　CT 平扫

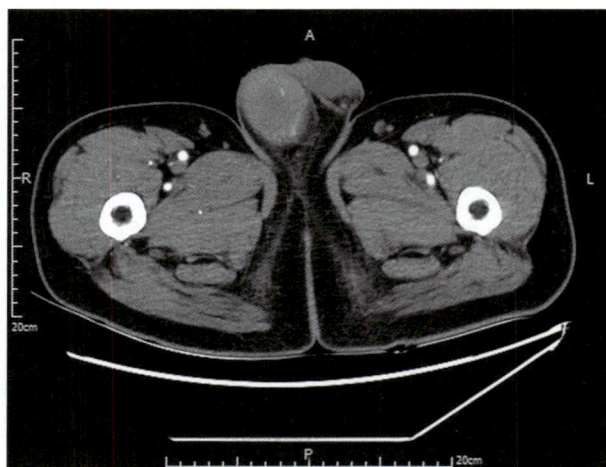

图 1-7-17　CT 动脉期

5. 治疗　右侧睾丸及附睾切除术。

6. 病理结果（图 1-7-19、图 1-7-20）　睾丸大小 9.0cm×6.0cm×6.0cm，附睾大小 5.0cm×1.0cm×0.8cm，精索长 6.5cm，直径 2cm。睾丸完全被肿物取代，切面灰白灶性可见出血。

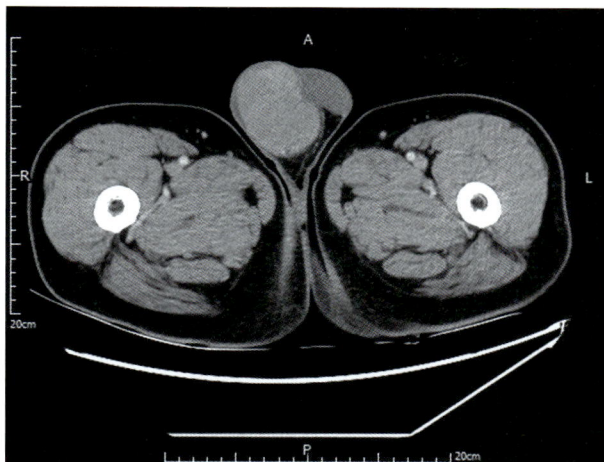

图 1-7-18　CT 静脉期

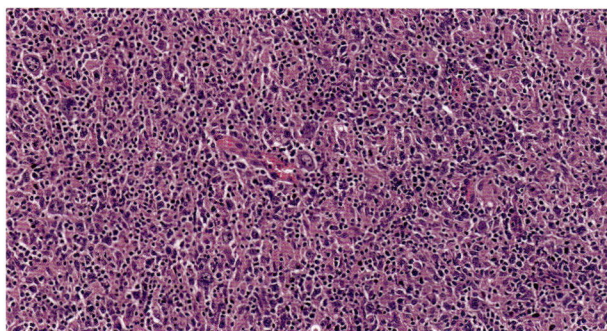

图 1-7-19　睾丸非霍奇金弥漫大 B 细胞淋巴瘤
由形态较一致的淋巴样细胞构成肿瘤，呈弥漫性生长
（HE×200）

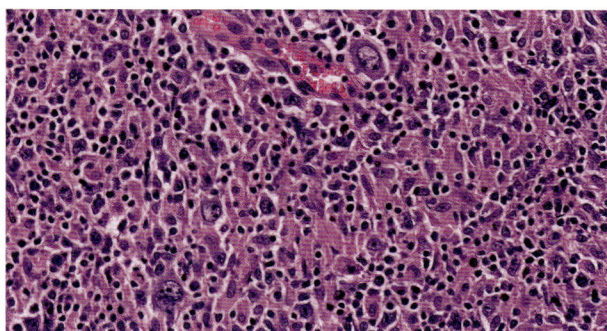

图 1-7-20　睾丸非霍奇金弥漫大 B 细胞淋巴瘤
高倍镜显示肿瘤细胞具有异型性及多形性，细胞体积较大，胞质较少，呈粉染。细胞核增大，可见 1~3 个小核仁
（HE×400）

　　免疫组化结果：CK（−），VIM（−），Ki-67（70%+），D2-40（−），CD117（−），PLAP（−），SALL4（−），OCT3/4（−），CK7（−），CD30（−），CD20（+），CD3（−），CD10（−），Bcl-6（−），Bcl-2（+），MUM-1（+），C-myc（−），Pax-5（+）。

　　7. 病理诊断　睾丸非霍奇金弥漫大 B 细胞淋巴瘤，生发中心外起源。

第八节　肾　囊　肿

一、概述

　　单纯性肾囊肿是肾脏最常见的病变，发病率在囊性肾病变中居首位。随着年龄的增长，发病率逐渐上升。囊肿多起源于肾小管，可能是由于某些原因引起肾单位阻塞所致。单纯性肾囊肿的直径大多小于 2cm，患者一般无症状。当囊肿增大时，由于较大的囊肿突起向外牵拉肾包膜或向内压迫肾实质,患者常有患侧腹或背部疼痛,以胀痛为主。若囊内大量出血使囊壁实质膨胀,包膜受压,可发生腰部剧痛;继发感染时,除疼痛加重外,还会有发热等症状。单纯性肾囊肿几乎不影响肾功能,恶变机会很小,故对无症状和无并发症的患者不需要治疗。出现疼痛、不适、尿路梗阻、感染、出血、肿瘤、有破裂可能或已破裂的囊肿要尽早治疗。主要的治疗方法为手术治疗。

Bosniak 分级系统于 1986 年首次提出,目的是对肾囊性病变的恶性风险进行分级,促进标准化的临床管理。Bosniak 分级系统可预测肾囊性病变恶性肿瘤的风险。

Bosniak Ⅰ级肾囊肿:肾囊肿壁细如发丝,囊肿内无分隔、钙化及实性成分。囊液为水样密度,且无增强。Bosniak Ⅱ级肾囊肿:囊肿内含少许发丝样分隔,在囊肿壁或分隔上可有少量钙化。直径小于 3cm 的高密度病变,边界清楚且无增强,也属于此级别。Bosniak ⅡF 级肾囊肿:多发发丝样分隔,壁或分隔局限性略厚,可有结节状钙化。高密度囊肿大于 3cm,也属于此级别。Bosniak Ⅲ级肾囊肿:囊肿壁或分隔有规则或不规则增厚,有强化。Bosniak Ⅳ级肾囊肿:囊肿壁或分隔有规则或不规则增厚,囊肿壁有结节,有强化。

二、典型病例

病例1

1. **现病史** 患者男性,68 岁。患者 20 年前检查发现左肾囊肿,直径约 2cm。10 年前囊肿增大至 8.2cm。1 年前复查,左肾囊肿直径约 11cm。患者自发病以来无腰疼,无发热,无尿频、尿急、尿痛。既往患高血压 20 年,脑梗死 6 年,高脂血症 6 年。

2. **体格检查** 腹部软,无压痛及反跳痛。双肾区无明显叩击痛。输尿管及膀胱区无压痛。

3. **实验室检查** 无特殊。

4. **影像学检查** Bosniak Ⅰ级囊肿。

CT 平扫可见左肾囊性占位,囊肿壁薄,囊肿内无分隔及实性成分,囊内为水样密度液体(图 1-8-1)。

CT 动脉期可见左肾囊性占位,囊肿壁无增强,囊肿内无分隔,肾实质受挤压变形(图 1-8-2)。

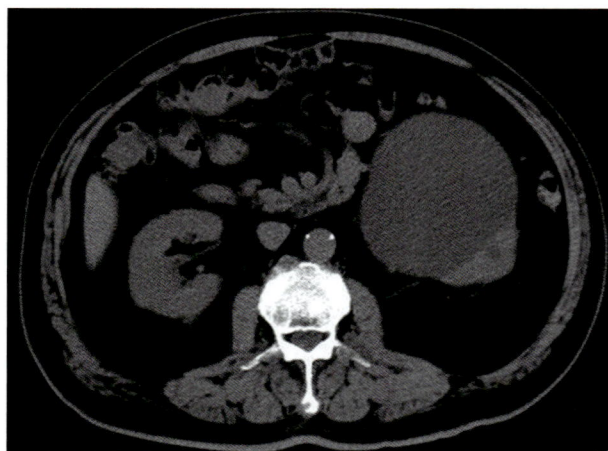

图 1-8-1 腹盆 CT(平扫)

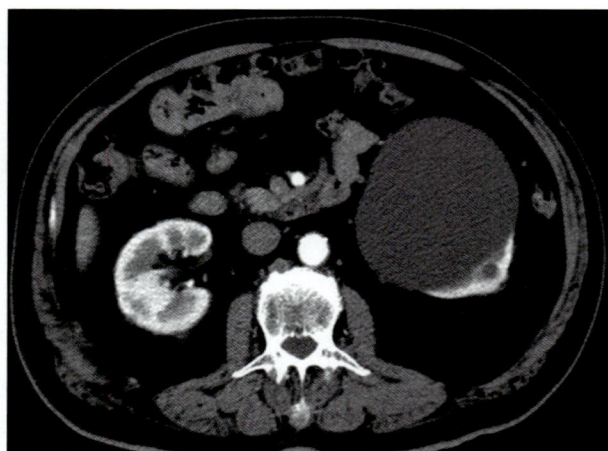

图 1-8-2 腹盆 CT(动脉期)

CT 静脉期可见左肾囊性占位,囊肿壁无增强,囊肿内无分隔,肾实质受挤压变形(图 1-8-3)。CT 排泄期可见囊液内密度均匀,未见对比剂充盈(图 1-8-4)。

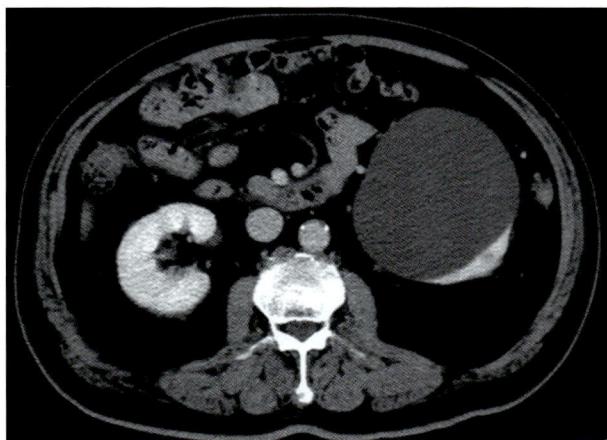

图 1-8-3 腹盆 CT(静脉期)

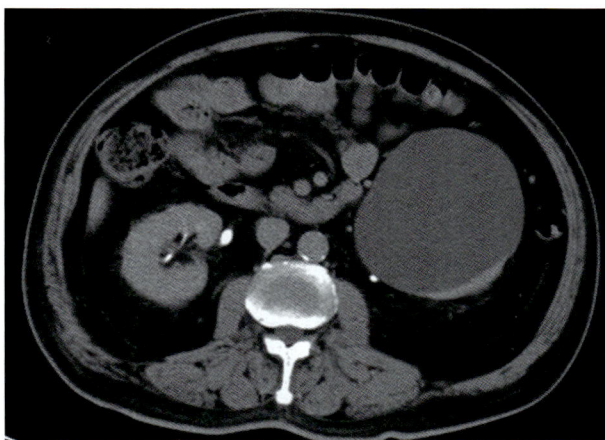

图 1-8-4 腹盆 CT(排泄期)

5. 治疗 患者行腹腔镜左肾囊肿开窗术。

6. 病理结果 纤维组织构成囊壁,未见内衬上皮,囊壁内可见肾小管结构,符合肾囊肿囊壁(图 1-8-5)。

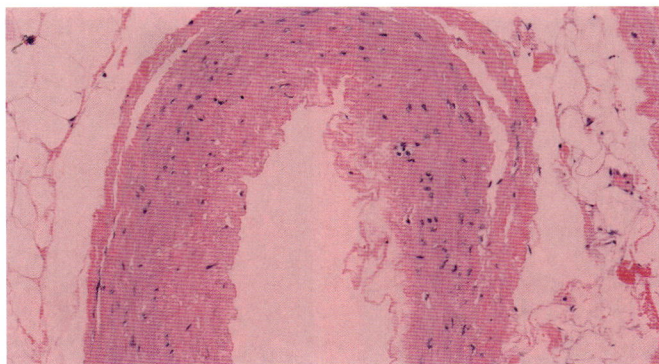

图 1-8-5 Bosniak Ⅰ级肾囊肿(HE×200)

病例 2

1. 现病史 患者男性,65 岁。患者半年前体检发现双肾多发囊肿。后就诊于我院行 CT 检查提示,双肾多发囊肿,Bosniak Ⅰ~Ⅱ级。患者自发病以来无腰疼,无发热,无尿频、尿急、尿痛。既往患高血压 15 年。

2. 体格检查 腹部软,无压痛及反跳痛。双肾区无明显叩击痛。输尿管及膀胱区无压痛。

3. 实验室检查 无特殊。

4. 影像学检查 Bosniak Ⅰ~Ⅱ级囊肿。

CT平扫可见双肾多发囊性占位,囊肿壁薄,囊肿内无分隔及实性成分,囊内为水样密度液体(图1-8-6)。

CT动脉期可见双肾多发囊性占位,囊肿壁无增强,左肾囊肿内可见细小分隔(图1-8-7)。

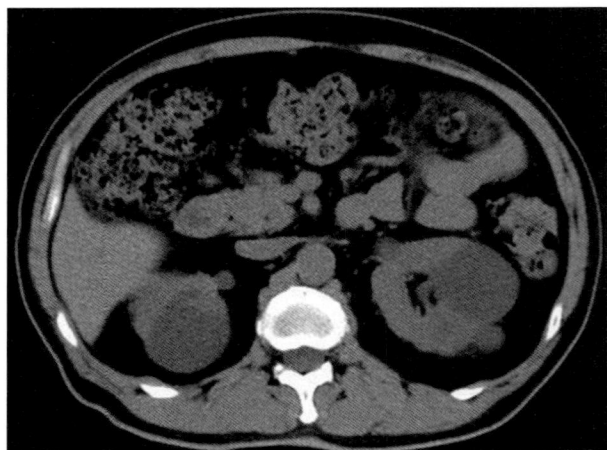

图 1-8-6 腹盆 CT(平扫)

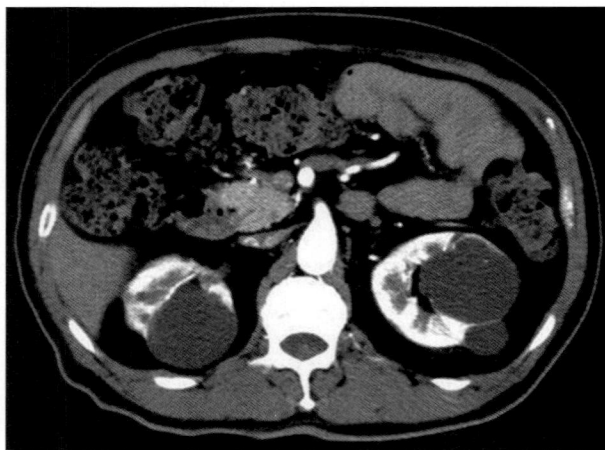

图 1-8-7 腹盆 CT(动脉期)

CT静脉期可见双肾多发囊性占位,囊肿壁无增强,左肾囊肿内可见细小分隔(图1-8-8)。

CT排泄期可见囊液内密度均匀,未见对比剂充盈,左肾囊肿压迫集合系统(图1-8-9)。

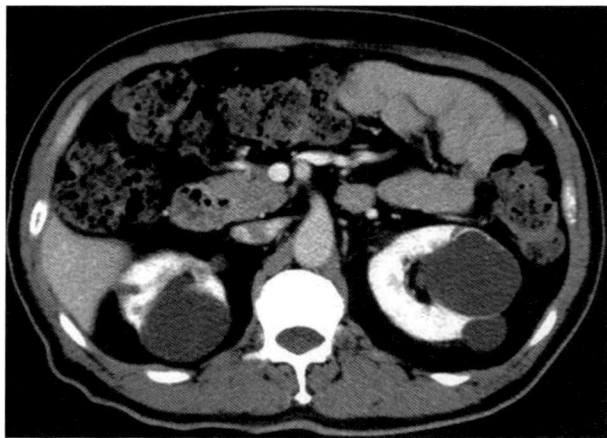

图 1-8-8 腹盆 CT(静脉期)

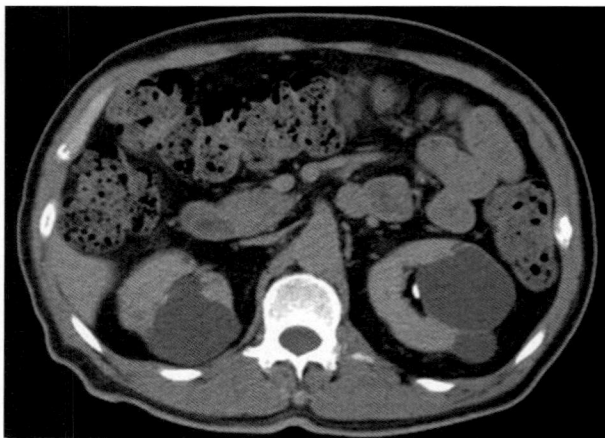

图 1-8-9 腹盆 CT(排泄期)

MRI T$_2$WI可见双肾多发高信号区,左肾囊肿内可见细小分隔(图1-8-10)。

5. 治疗　患者行腹腔镜左肾囊肿开窗术。

6. 病理结果　纤维组织构成囊壁,未见内衬上皮,囊壁内可见肾小管结构。符合肾囊肿囊壁(图1-8-11)。

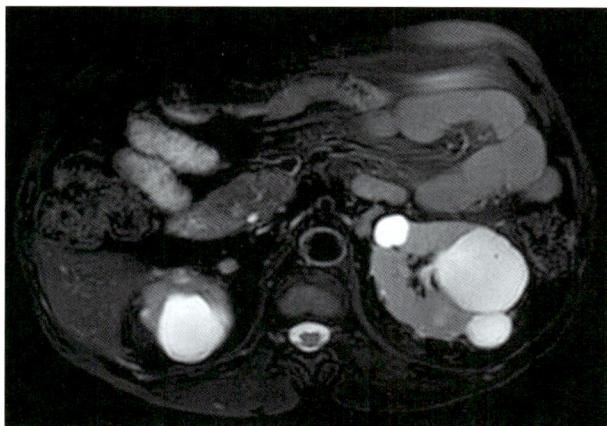

图 1-8-10　上腹部 MRI

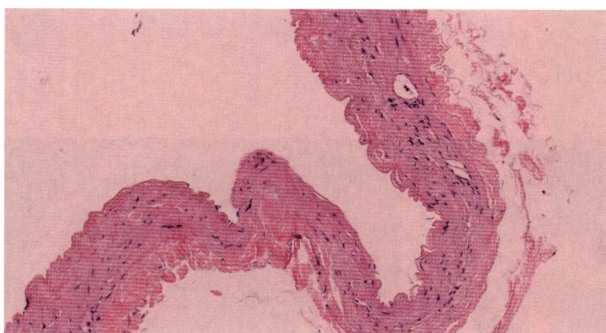

图 1-8-11　Bosniak Ⅰ～Ⅱ级肾囊肿（HE×200）

病例 3

1. **现病史**　患者男性，48 岁。患者 10 年前体检发现双肾多发囊肿。2 年前出现右侧腰痛，无血尿，无发热、尿频、尿痛。

2. **体格检查**　腹部软，无压痛及反跳痛。双肾区无明显叩击痛。输尿管及膀胱区无压痛。

3. **实验室检查**　无特殊。

4. **影像学检查**　Bosniak Ⅱ级囊肿。

CT 平扫可见双肾多发囊性占位，囊肿壁薄，囊肿内无分隔及实性成分。左肾上极高密度病灶，平扫 CT 值 55HU（图 1-8-12）。

CT 动脉期可见双肾多发囊性占位，囊肿壁无增强，左肾上极高密度病灶，平均 CT 值 58HU，未见明显强化（图 1-8-13）。

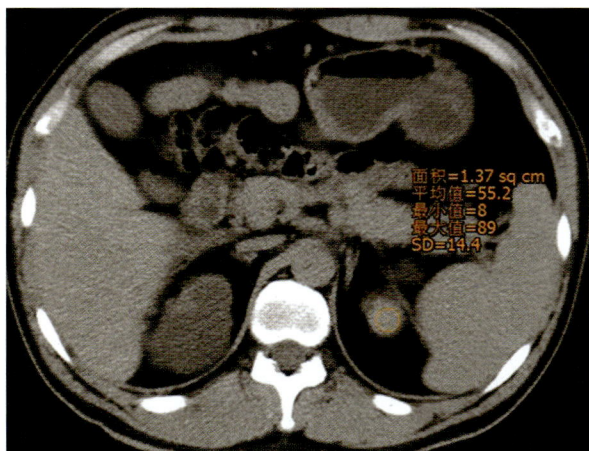

图 1-8-12　腹盆 CT（平扫）

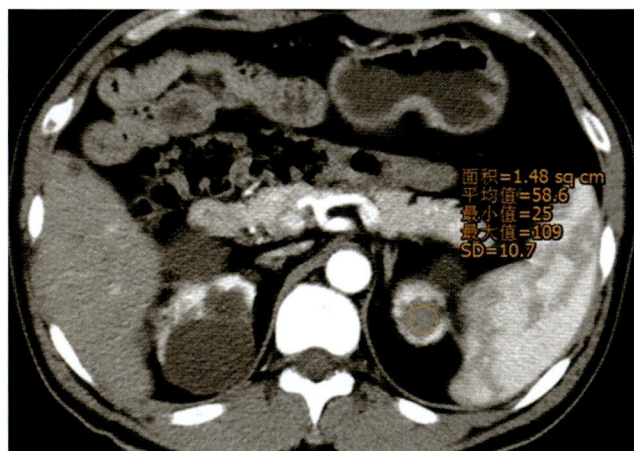

图 1-8-13　腹盆 CT（动脉期）

CT 静脉期可见双肾多发囊性占位,囊肿壁无增强,左肾上极高密度病灶,平均 CT 值 60HU,未见明显强化(图 1-8-14)。

CT 排泄期可见囊液内密度均匀,未见对比剂充盈,左肾上极高密度病灶,平均 CT 值 56HU(图 1-8-15)。

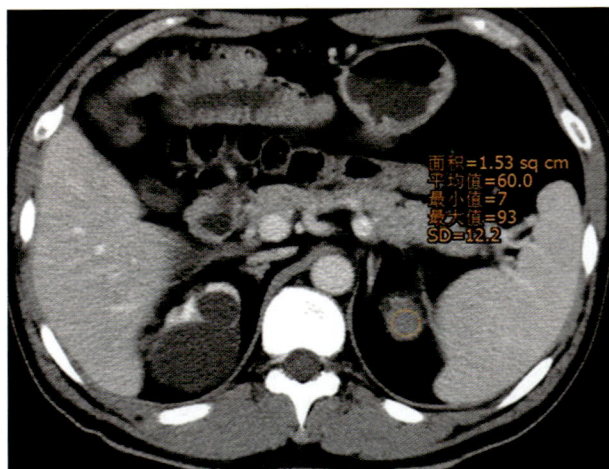

图 1-8-14 腹盆 CT(静脉期)

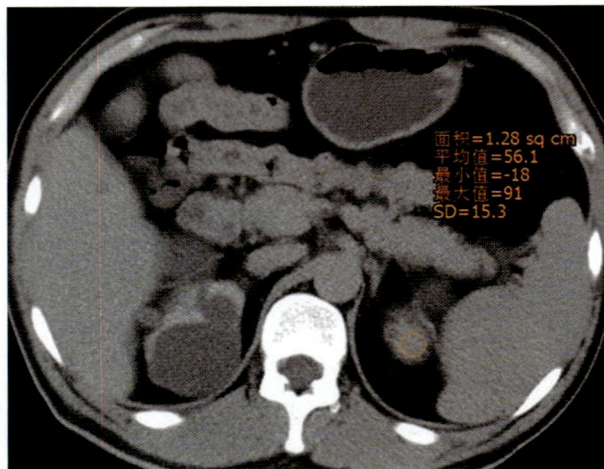

图 1-8-15 腹盆 CT(排泄期)

5. 治疗 患者行腹腔镜双肾囊肿开窗术。

6. 病理结果 纤维组织构成囊壁,未见内衬上皮,囊壁内可见肾小球及肾小管结构。符合肾囊肿囊壁(图 1-8-16)。

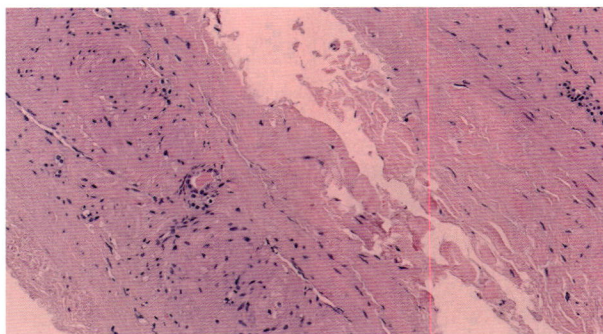

图 1-8-16 Bosniak Ⅱ级肾囊肿(HE×200)

病例 4

1. 现病史 患者男性,65 岁。患者 4 年前体检发现右肾囊肿,直径约 2cm。1 个月前右肾囊肿 3.6cm,伴有分隔。患者无血尿及腰痛,无发热、尿频、尿痛。

2. 体格检查 无特殊。

3. 实验室检查 无特殊。

4. 影像学检查 Bosniak ⅡF 级囊肿。

CT 平扫可见右肾上极囊性占位,囊肿壁薄,囊肿内似可见分隔(图 1-8-17)。

CT 动脉期可见右肾上极囊性占位,囊肿壁薄,囊肿内可见分隔,动脉期分隔强化(图 1-8-18)。

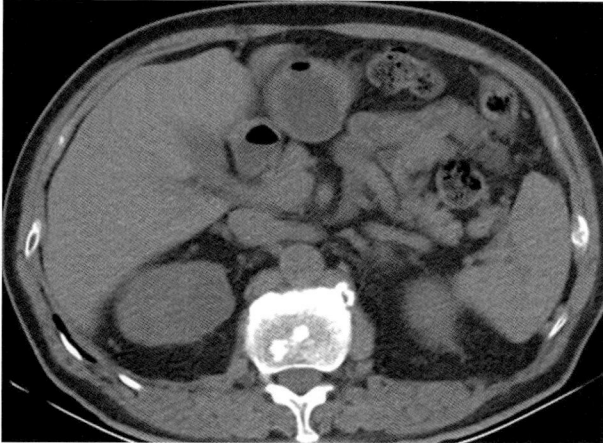

图 1-8-17　腹盆 CT(平扫)

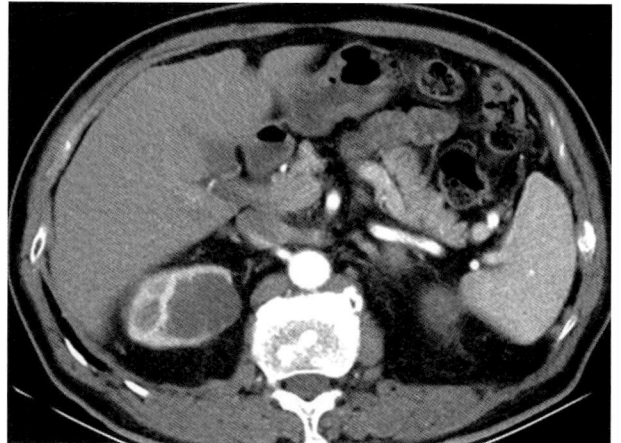

图 1-8-18　腹盆 CT(动脉期)

CT 静脉期可见右肾上极囊性占位,囊肿壁薄,囊肿内可见分隔,静脉期分隔强化(图 1-8-19)。

CT 排泄期可见囊液内密度均匀,未见对比剂充盈,囊肿内分隔显示明确(图 1-8-20)。

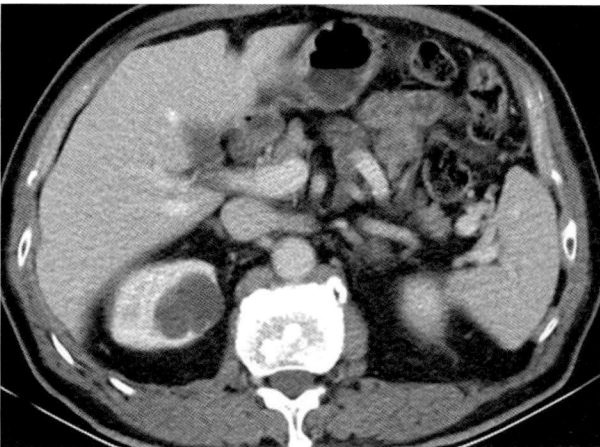

图 1-8-19　腹盆 CT(静脉期)

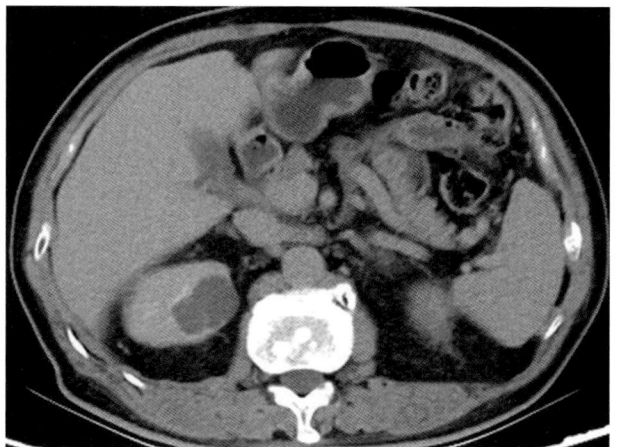

图 1-8-20　腹盆 CT(排泄期)

5. 治疗　患者行腹腔镜右肾部分切除术。

6. 病理结果　肾组织内可见多房性囊肿,衬覆单层扁平上皮及立方上皮,细胞无异型性,提示为良性肾囊肿(图 1-8-21)。

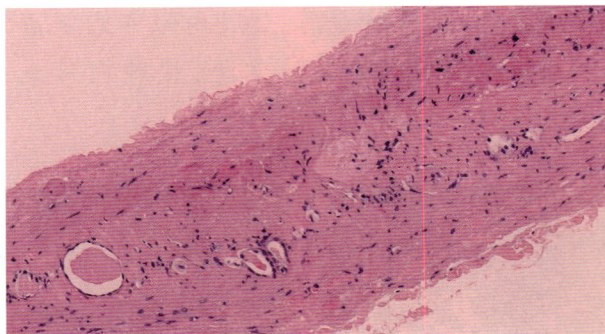

图 1-8-21　Bosniak Ⅱ级肾囊肿（HE×200）

病例 5

1. **现病史**　患者男性，73 岁。患者 2 年前因慢性阻塞性肺疾病住院，B 超检查发现右肾囊性占位，直径 3.4cm，其内可见分隔。1 年前复查 CTU 提示，右肾下极可见 3.7cm 低密度影，密度均匀，增强扫描可见其中较厚分隔，最厚处 0.6cm。考虑为 Bosniak Ⅳ级肾囊肿。患者自发病以来无腰疼，无发热，无尿频、尿急、尿痛。既往患高血压 20 年，脑梗死 15 年，慢性阻塞性肺疾病 6 年。

2. **体格检查**　腹部软，无压痛及反跳痛。双肾区无明显叩击痛。输尿管及膀胱区无压痛。

3. **实验室检查**　无特殊。

4. **影像学检查**　Bosniak Ⅳ级囊肿。

CT 平扫可见双肾多发囊性占位，较大者位于右肾下极，囊内似可见实性成分。左肾囊肿表现为高密度（图 1-8-22）。

CT 动脉期可见双肾多发囊性占位，右肾下极囊肿内可见明显分隔，分隔最厚处约 0.7cm，分隔明显强化。左肾囊肿未见明显强化（图 1-8-23）。

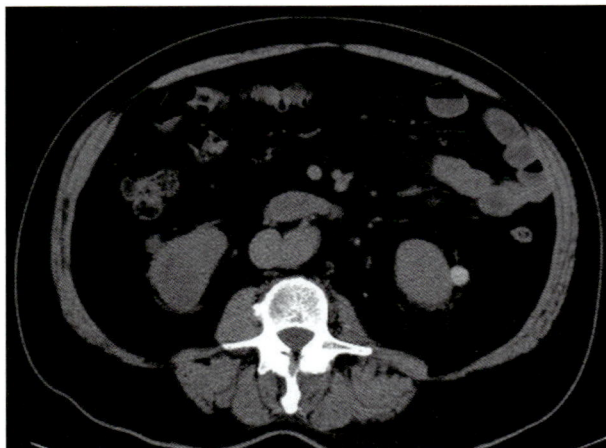

图 1-8-22　腹盆 CT（平扫）

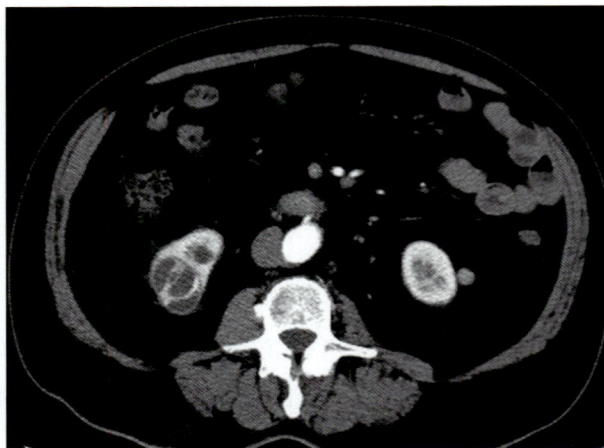

图 1-8-23　腹盆 CT（动脉期）

CT 静脉期可见双肾多发囊性占位，右肾下极囊肿内可见明显分隔，分隔最厚处约 0.7cm，分隔明显强化，强化程度与肾实质相似（图 1-8-24）。

CT排泄期可见右肾囊肿分隔强化减弱,囊液内未见对比剂充盈(图1-8-25)。

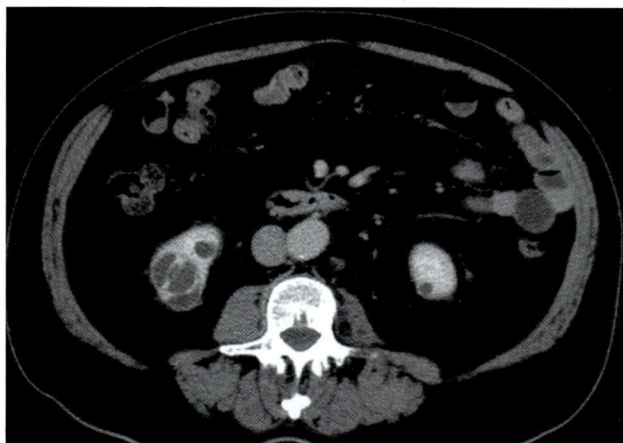

图1-8-24 腹盆CT(静脉期)

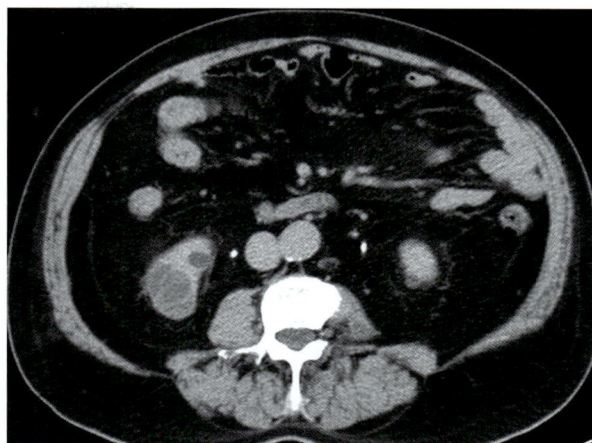

图1-8-25 腹盆CT(排泄期)

5. 治疗 患者行腹腔镜右肾部分切除术。

6. 病理结果 右肾透明细胞肾细胞癌(WHO/ISUP分级:1级)。癌瘤局限于肾实质,未侵犯肾被膜(图1-8-26)。

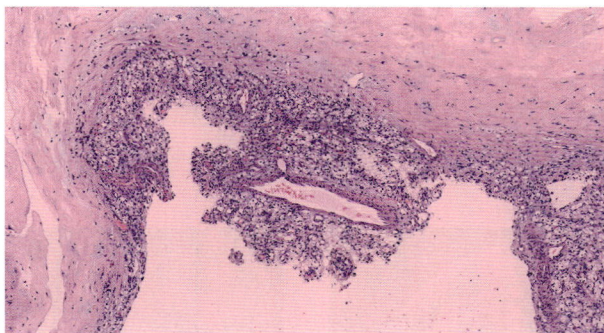

图1-8-26 Bosniak Ⅳ级囊肿、囊性肾细胞癌(HE×200)

免疫组化结果:CD10(−),CD117(−),CA Ⅸ(+),EMA(膜+),Vimentin(+),CK7(+),E-cadherin(弱+),Pax-8(+),P504S(+),TFE-3(−),Ki-67阳性指数约2%。

第九节 肾血管平滑肌脂肪瘤

一、概述

肾血管平滑肌脂肪瘤(肾错构瘤)是肾良性肿瘤中最常见者,约占肾肿瘤的3%,肿瘤组织由血管、平滑肌和脂肪组成,少数患者可同时有结节性硬化症。我国血管平滑肌脂肪瘤绝大多数并不伴有结节性硬化,80%为女性,40岁以后出现症状者占多数。

临床表现：绝大多数错构瘤患者没有明显的症状，常在体格检查如 B 超或 CT 检查时被意外发现。一些比较大的错构瘤，因为压迫十二指肠、胃等器官而出现消化道的不适症状。当较大体积的错构瘤突然破裂时，患者会出现腰腹疼痛和血尿等症状，严重的大出血患者可以在腹部触及包块，甚至有休克症状。

治疗方法：肿瘤无症状且<4cm 可以不治疗，但要密切随访。当肿瘤出血时可以进行超选择性肾动脉分支栓塞，以保护部分肾功能。肿瘤增长较快或存在破裂风险时，可行保留肾单位手术。巨大的肾错构瘤可行肾切除术，若肿瘤呈恶性行为表现，应行根治性肾切除。

二、典型病例

病例1

1. 现病史　患者女性，55 岁。6 年前体检发现左肾占位性病变，患者定期复查，肿物逐渐增大。患者无血尿、腰疼，不伴腹胀、恶心等症状。既往体健，无明显消瘦，饮食二便正常。

2. 体格检查　腹部软，无压痛及反跳痛。双肾区无叩击痛。输尿管及膀胱区无压痛。

3. 实验室检查　无特殊。

4. 影像学检查

MRI T_1WI 左肾上极可见肿物，略突出于肾皮质，直径约 2.5cm，肿物呈现高信号（图 1-9-1）。

MRI T_1WI 脂肪抑制序列，左肾上极肿物呈现低信号（图 1-9-2）。

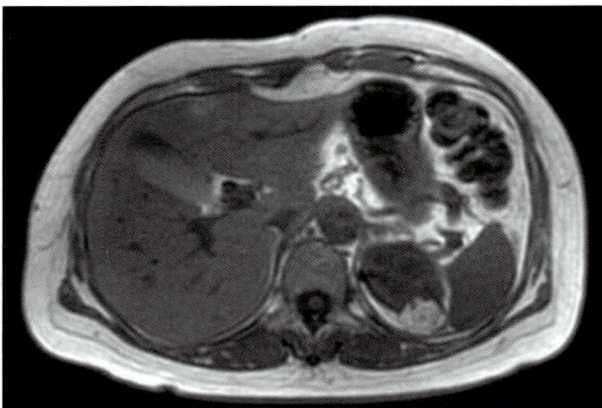

图 1-9-1　双肾 MRI（平扫）

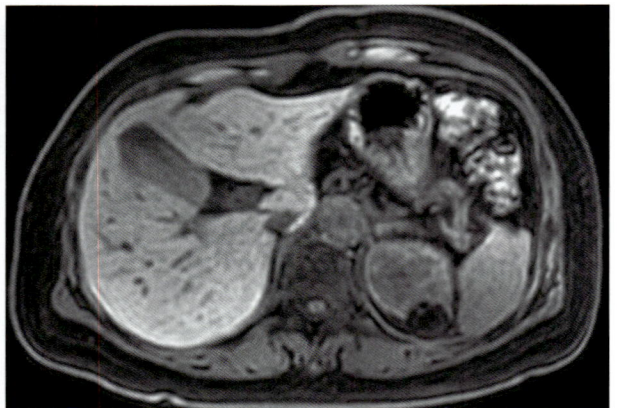

图 1-9-2　双肾 MRI（脂肪抑制序列）

MRI T_1WI 增强扫描，左肾上极肿物内部轻度不均匀强化（图 1-9-3）。

MRI T_1WI 增强扫描，左肾上极肿物内部轻度不均匀强化，强化明显弱于肾皮质（图 1-9-4）。

MRI T_1WI 增强后延迟扫描，左肾上极肿物呈现相对低信号（图 1-9-5）。

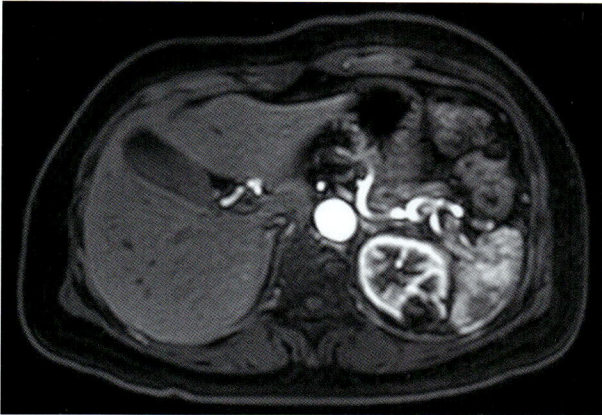

图 1-9-3　双肾 MRI（增强）

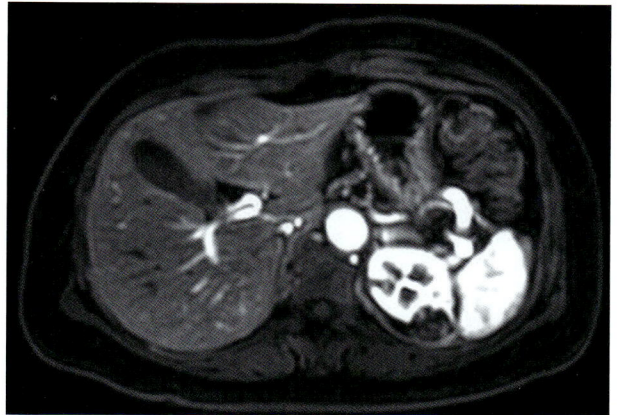

图 1-9-4　双肾 MRI（增强）

5. 治疗　患者行腹腔镜左肾部分切除术。

6. 病理结果　由平滑肌、厚壁血管和脂肪组织构成肿瘤实体（图 1-9-6）。

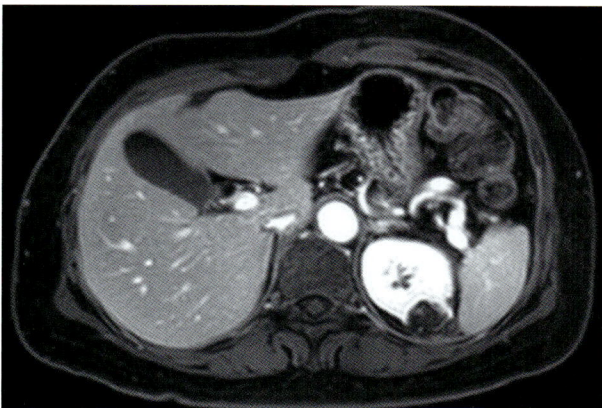

图 1-9-5　双肾 MRI（增强）

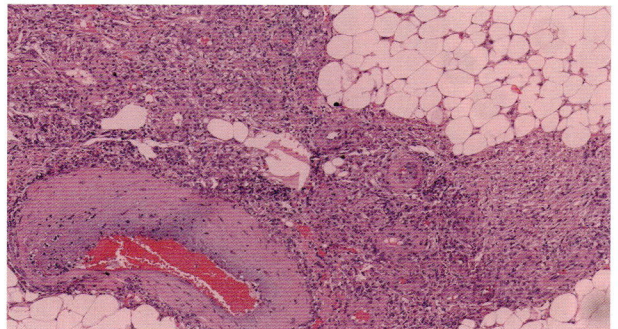

图 1-9-6　肾血管平滑肌脂肪瘤（HE×100）

免疫组化结果：Desmin（−），P16（个别 +），TFE3（+/−），Actin（+），HMB45（散在 +），Ki-67 阳性指数＜5%。

病例 2

1. 现病史　患者男性，35 岁。2 个月前体检发现左肾占位性病变。B 超表现为高回声，直径 3.2cm。患者无血尿、腰疼，不伴腹胀、恶心等症状。既往体健。

2. 体格检查　腹部软，无压痛及反跳痛。双肾区无叩击痛。输尿管及膀胱区无压痛。

3. 实验室检查　无特殊。

4. 影像学检查

MRI T_1WI 左肾中部背侧可见肿物，突出于肾皮质，直径约 2.1cm×2.9cm，肿物呈现高信号（图 1-9-7）。

MRI T_1WI 脂肪抑制序列，左肾肿物呈现低信号（图 1-9-8）。

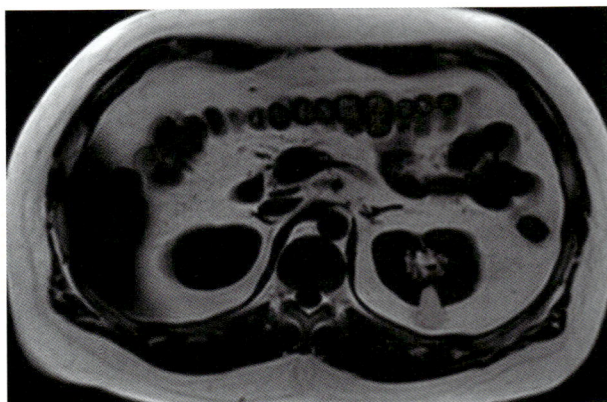

图 1-9-7　双肾 MRI(平扫)

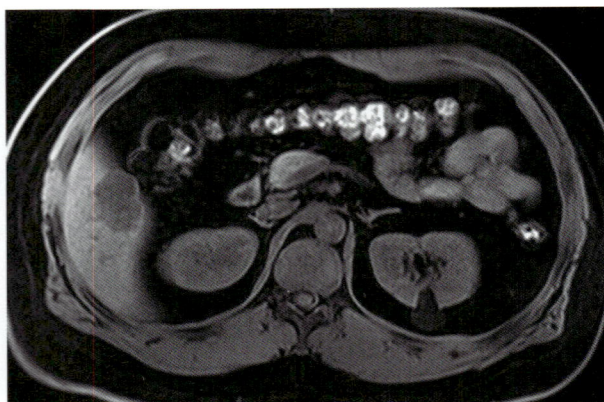

图 1-9-8　双肾 MRI(脂肪抑制序列)

MRI T_2WI 左肾中部背侧可见肿物,突出于肾皮质,肿物呈现高信号(图 1-9-9)。
MRI T_2WI 脂肪抑制序列,左肾肿物呈现低信号(图 1-9-10)。

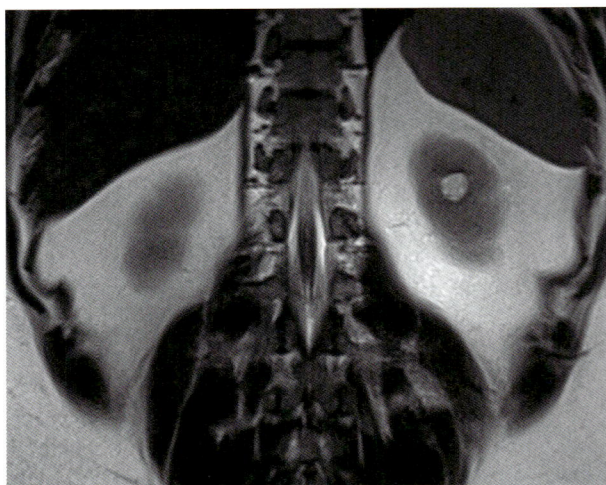

图 1-9-9　双肾 MRI(T_2WI)

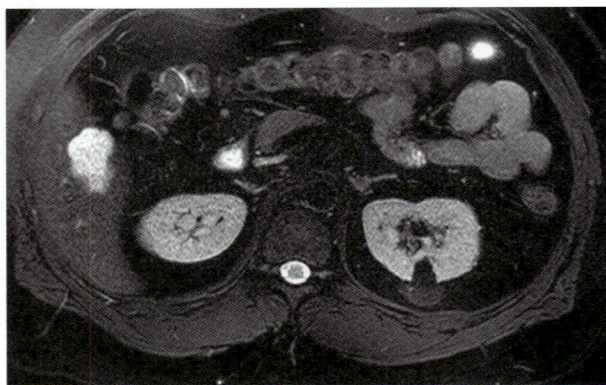

图 1-9-10　双肾 MRI(T_2WI 脂肪抑制)

5. 治疗　患者行腹腔镜左肾部分切除术。

6. 病理结果　由厚壁血管和脂肪组织构成肿瘤实体,少见平滑肌组织(图 1-9-11)。

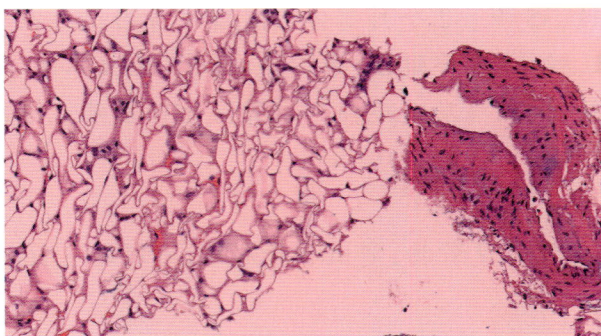

图 1-9-11　肾血管平滑肌脂肪瘤(HE×200)

第十节　前列腺增生

一、概述

良性前列腺增生症（BPH）是一种与年龄有关的男性慢性疾病，世界有超过 9 400 万例 BPH 患者。从 50 岁左右开始，前列腺上皮和基质随年龄增长而发生病理性增生改变，导致前列腺体积逐渐增大，引起前列腺增生症的症状，主要包括排尿症状（犹豫不决、间歇性、尿流不畅、用力和终末滴沥）和储尿症状（夜尿、尿急和尿频增加），随年龄增长呈线性加剧。很多因素参与了这一过程，如激素、炎症、生长因子、细胞受体信号的变化、饮食、身体活动和前列腺微生物组等。国际前列腺症状评分（IPSS）和生活质量评分（QoI）有助于对症状的严重程度作出量化评估，术前前列腺 B 超有助于判断前列腺大小以及有无膀胱憩室、膀胱结石、肾脏积水等失代偿表现。直肠指诊、PSA 和 MRI 有助于 BPH 与前列腺癌进行鉴别。

有症状的前列腺增生症的治疗通常是多模式的。生活方式的改变和药物治疗（α 肾上腺素能受体阻滞剂、β 肾上腺素能受体激动剂、5α- 还原酶抑制剂、抗胆碱能药物、磷酸二酯酶 -5 抑制剂和植物治疗剂）是标准的一线治疗。手术治疗包括经尿道前列腺切除术（TURP）或开放式前列腺切除术（OP），前者是 BPH 手术治疗的"金标准"。

二、典型病例

1. 现病史　患者男性，76 岁，主因尿急、尿频伴排尿困难 5 年余就诊。患者自诉 5 年前无明显诱因出现尿频、尿急、尿不尽感，伴排尿困难，无肉眼血尿，无发热、腰痛、耻骨后疼痛，无尿失禁等。近 2 个月自感排尿困难症状较前加重，门诊行最大尿流率为 8mL/s，国际前列腺症状评分（IPSS）30，生活质量评分（QoL）4。泌尿系统 B 超示前列腺增生大小约 4.8cm×4.4cm×5.5cm。以"前列腺增生症"收入院。既往合并高血压，心律失常（房早伴短阵房速），药物控制稳定。

2. 体格检查　直肠指诊：前列腺两侧叶增大，边界尚清，中央沟变浅，未及明显结节，肛门收缩可，退出指套无血染。

3. 实验室检查　血清睾酮 546.33ng/dL，前列特异性抗原（tPSA）1.1ng/mL。

4. 影像学检查

经直肠前列腺 B 超（图 1-10-1）：前列腺左右径 5.6cm，前后径 4.7cm，上下径 3.7cm，前列腺体积 50mL。前列腺形态失常，体积增大，包膜完整，内腺区可见多发结节样回声，较大者约 4.7cm×3.8cm，CDFI 未见异常血流信号。实质内可见多发斑状强回声。

前列腺 MRI（图 1-10-2~ 图 1-10-5）：前列腺体积增大，大小约 20mm×41mm×54mm

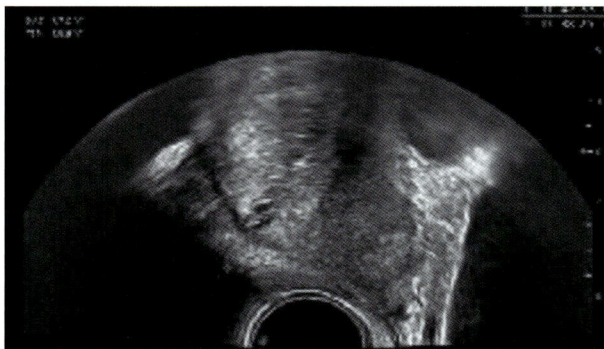

图 1-10-1　前列腺 B 超

（上下径 × 前后径 × 左右径）。移行带明显增大，其内可见多发结节，在 T₂WI 上呈高低混杂信号，周边可见低信号环绕。前列腺外周带可见斑片状信号减低区，前列腺包膜完整。DWI 上前列腺内未见异常高信号。

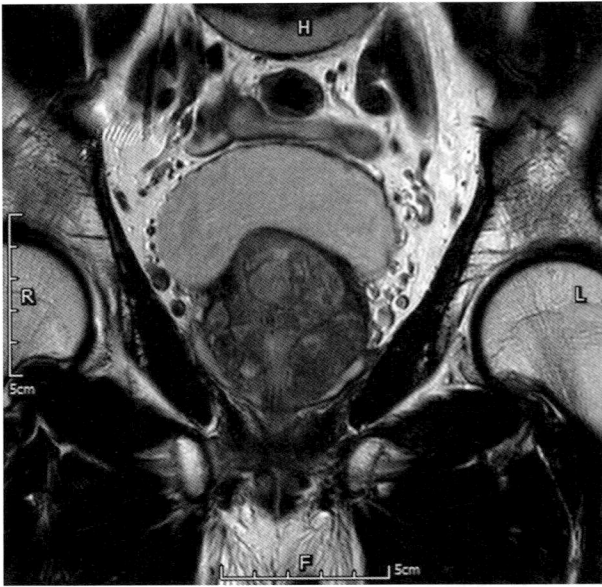

图 1-10-2　MRI T₂WI

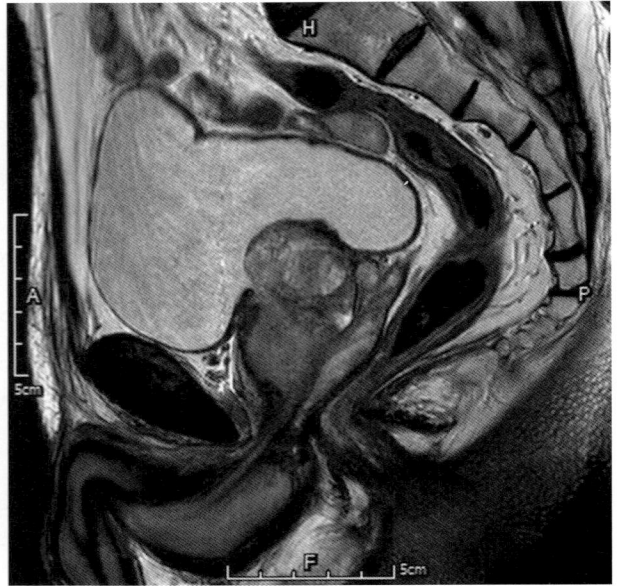

图 1-10-3　MRI T₂WI

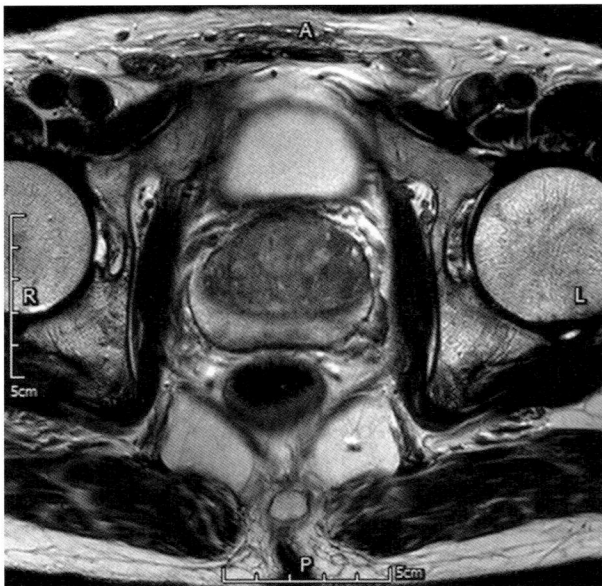

图 1-10-4　MRI 前列腺外周带

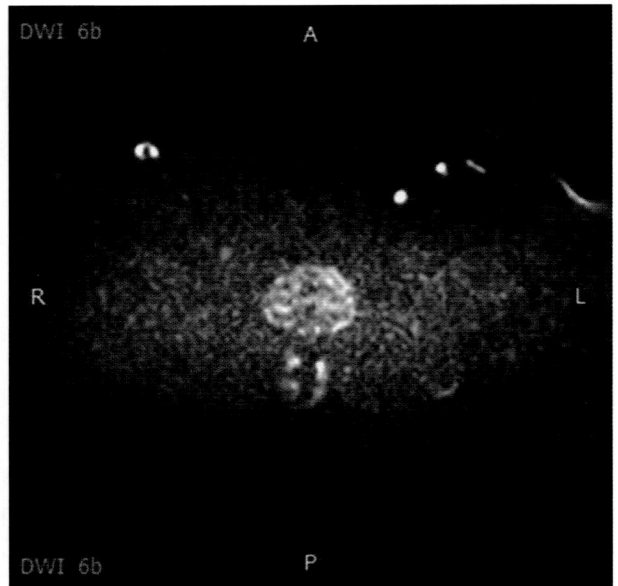

图 1-10-5　MRI DWI

5. 治疗　经尿道前列腺剜除术。

6. 病理结果（图 1-10-6、图 1-10-7）　前列腺组织呈灰白条索样组织一堆。

免疫组化结果：P63（散在 +），P504S（−），PSA（+），34βE12（+），P40（散在 +），Syn（−），CgA（−），Ki-67（个别 +），NKX3.1（+）。病理诊断：良性前列腺增生。

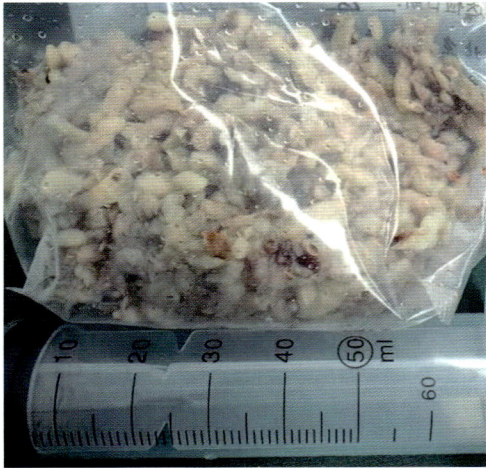

图 1-10-6 前列腺大体标本

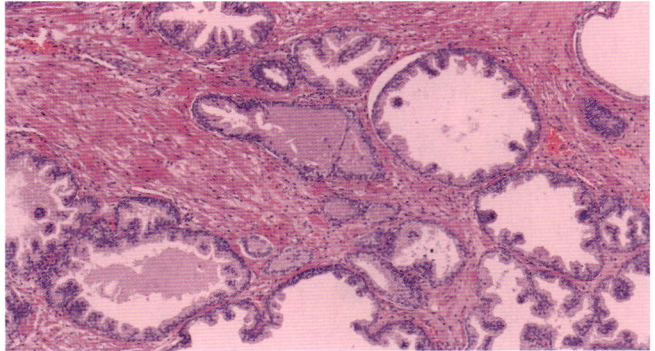

图 1-10-7 前列腺增生
低倍镜显示增生的分化良好的腺体,部分扩张,
腺体由基底细胞及表面上皮构成(HE×100)

第十一节 尿路肿瘤细胞学检测

一、概述

在泌尿系统中,集合管、肾盂、肾盏、输尿管、膀胱及尿道在胚胎发育前属同一来源,不同位置的尿路上皮癌病因、病理相似,可同时或先后发生肿瘤,主要包括肾盂癌、输尿管癌和膀胱癌等。其中,肾盂癌和输尿管癌属于上尿路尿路上皮癌(upper tract urothelial carcinoma,UTUC),占全部尿路上皮癌的 5%~10%。而膀胱癌是泌尿系统最常见的恶性肿瘤之一,在世界范围内,膀胱癌的发病率位居恶性肿瘤的第九位,男性恶性肿瘤的第七位。膀胱癌最常见的病理类型是尿路上皮癌,其发病占所有膀胱癌的 90% 以上。据《五大洲癌症发病率》第八卷统计,男性和女性的尿路上皮癌分别占膀胱癌的 84% 和 79%,而其他类型的膀胱癌如鳞状细胞癌和腺癌则发病率相对较低。在男性患者中,鳞状细胞癌及腺癌的发病率分别占膀胱癌的 1.1% 和 1.5%,在女性患者中,鳞状细胞癌及腺癌的发病率分别占膀胱癌的 2.8% 和 1.9%。膀胱癌的筛查主要包括尿的细胞学筛查及肿瘤标志物检查、影像学检查及膀胱镜等。其中,膀胱镜病理活检是诊断膀胱癌的"金标准",而尿细胞学检查及尿液肿瘤标志物检测是膀胱癌诊断和术后随访的重要方法。尿细胞学检查是最常见的泌尿系统肿瘤检测方法之一,对于泌尿系统肿瘤,无论是术前预测,还是术后复发检测,均有临床意义。尿细胞学检查的最大优势在于检测成本较低,对于怀疑泌尿系统肿瘤的患者,可以反复多次留取尿液标本,提高检验结果的阳性率。尿液标本的检测通常需要新鲜尿液,一般是通过患者自然排尿留取尿液标本,如果条件允许,也可以通过膀胱冲洗的方式获得尿液标

本,这样就可以得到更多的癌细胞,有利于提高检查结果的阳性率。尿液的生成及排出经历整个泌尿道,若尿细胞学检查阳性,则意味着从肾小盏到尿道口的任何部位均有可能发生病变。

1. 尿细胞学(巴氏染色) 传统的尿细胞学检查采用巴氏染色后直接涂片,采集过程中细胞损失较多,红细胞及尿液黏液对染色影响较大,目前已经逐渐被新技术所替代。1996年,食品药品监督管理局批准的液基细胞学技术较传统的细胞学制片技术明显提高了标本的满意度及异常细胞检出率。液基细胞学技术早期广泛用于妇科宫颈癌的筛查,并得到迅速发展,被称为一场细胞学制片技术的革命。之后,液基细胞学技术逐渐应用于尿液、甲状腺、脑脊液等细胞学检查。

尿细胞学检查敏感度为 13%~75%,特异度为 85%~100%。其敏感度与肿瘤分级成正相关,高级别肿瘤(包括原位癌)阳性率达 84%;G1 和低级别肿瘤的敏感度为 16%。但其结果评估受脱落细胞少、尿路感染、结石或膀胱灌注等因素影响,经尿道膀胱肿瘤切除术(TURBT)或术后膀胱治疗等也会影响尿细胞学检查的结果,而且尿细胞学受检查者的主观因素影响也比较明显,检查者的技术差异或设备差异等因素也会影响尿细胞学的检查结果。尿中有可疑癌细胞,需多次检查核实,避免假阳性结果。并且细胞学检查必须与膀胱镜及影像学检查同时进行,以降低漏诊率。目前广泛应用的尿细胞学诊断标准为 2022 年《尿液细胞学巴黎报告系统》(第 2 版)(The Paris System for reporting urinary cytology,TPS 2.0),该报告系统包括:①不能诊断或不满意标本;②NHGUC(高级别尿路上皮癌阴性);③AUC(非典型尿路上皮细胞);④SHGUC(可疑高级别尿路上皮癌);⑤HGUC(高级别尿路上皮癌);⑥LGUN(低级别尿路上皮肿瘤);⑦其他恶性肿瘤(包括原发或转移)。《尿液细胞学巴黎报告系统》可以使尿细胞学报告标准化,但由于各研究机构之间读片者差异较大,被判定为 AUC(非典型尿路上皮细胞)的病例往往缺乏特异性及回溯性,对临床缺乏明确的指导意见,因此《尿液细胞学巴黎报告系统》也存在一定的局限性。

2. FISH 检测 尿路上皮癌中存在许多遗传学改变,以往的研究发现,膀胱癌几乎所有的染色体都会发生数目和结构畸变,而 9p21 的 p16 基因座纯合子缺失是膀胱癌早期最常见的遗传变异之一。多项研究表明,通过对 3 号、7 号和 17 号染色体非整倍体以及 p16 基因座缺失的复合检测,可从排尿或尿冲洗液的脱落细胞样本中实现膀胱癌的高敏感度和特异度检测。FISH 检测的基本原理是,用已知的荧光物质标记的核酸作为探针,根据遗传学中的碱基互补配对原则,将探针与待测标本中的核酸进行结合,从而得知被检物质的遗传学改变。它具有探针相对比较稳定、特异度好、对实验人员不具有放射性损害、定位准确、操作过程简单等优点。另外,多色荧光原位杂交(multicolor fluorescence in situ hybridization,M-FISH)可以对探针进行多个不同颜色的荧光物质进行标记,这样就可以在一个细胞核中显示不同的颜色,从而同时检测多种序列。现在 FISH 检测技术已经广泛地应用于血液系统肿瘤、产前诊断、实体肿瘤(肺癌、淋巴瘤、乳腺癌、宫颈癌等)的辅助诊断。2019 版《中国泌尿外科和男科疾病诊断治疗指南》及 2021 版《CSCO 尿路上皮癌诊疗指南》均推荐膀胱尿路上皮癌和上尿路尿路上皮癌患者进行 FISH 检测。众多的研究显示,FISH 技术诊断尿路上皮癌的特异度和敏感度均比较高,弥补了尿细胞学敏感度低的缺点。一些尿细胞学漏诊的患者多被 FISH 方法检测到,所以 FISH 技术在尿路上皮癌的早期诊断中要优于尿细胞学。FISH 技术对我国人群尿路上皮癌具有较高的阳性预测值。

目前,除了 FISH 检测,还有多种相对成熟的尿液膀胱肿瘤标志物检查技术,包括核基质蛋白 22(NMP22)、膀胱肿瘤抗原相关(BTAstat 及 BTArak)、免疫 - 细胞检查、纤维蛋白原降解产物、端粒酶、微卫星分析等。这些技术虽具有较高的敏感度,但特异度均低于尿细胞学检查。

3. Cell Detect® 染色技术　近些年来,Cell Detect® 染色技术的出现,极大地提高了尿路细胞癌细胞学诊断的特异度和敏感度。该技术是基于液基染色薄层技术原理开发的适用于膀胱脱落细胞的新兴技术。其技术原理是基于不同的细胞在代谢过程中酸碱度存在一定的差异,在染液中加入特殊物质后,使不同的细胞出现差异化的染色结果。Cell Detect® 染色使肿瘤细胞呈红色,非癌细胞呈绿色,且不影响细胞及细胞核的形态特征,因此该染色提供了颜色和形态双重分析功能,已逐步成为尿路上皮癌筛查和早期诊断的有效工具之一。传统的巴氏染色对肿瘤细胞的判读仅依靠形态学,而 Cell Detect® 对肿瘤细胞的判读则基于颜色及形态学的结合。阳性细胞会显示出细胞核红色 / 蓝紫色浓染,以及高核质比和不规则核,从而提高阳性细胞的检出率。多项研究表明,Cell Detect® 诊断尿路上皮的敏感度显著高于传统脱落细胞学和 FISH 检测,并且在上尿路 / 下尿路尿路上皮癌的敏感度无差异,对高级别尿路上皮癌的检测敏感度高于低级别尿路上皮癌。

二、典型病例

病例 1

1. 现病史　患者男性,57 岁。10 个月前无痛肉眼血尿 2 周,外院初步诊断不除外膀胱占位,求诊中国医科大学附属盛京医院。建议进一步完善泌尿系统超声、CT 等检查,膀胱镜检查取活检,送尿液标本行细胞学检查。

2. 体格检查　无明显阳性体征。

3. 实验室检查

尿路细胞学检查(图 1-11-1):非典型尿路上皮细胞。

Cell Detect® 细胞学染色(图 1-11-2~ 图 1-11-4):非浸润性乳头状尿路上皮癌,高级别。

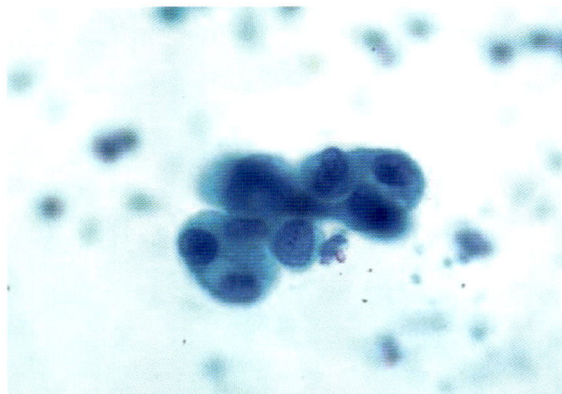

图 1-11-1　尿路细胞学检查

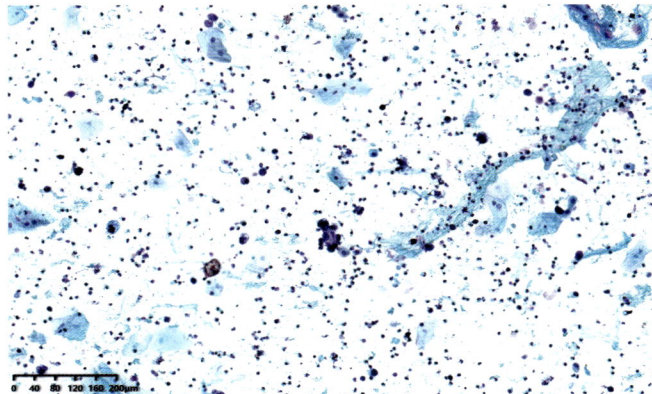

图 1-11-2　Cell Detect® 细胞学染色(×10)

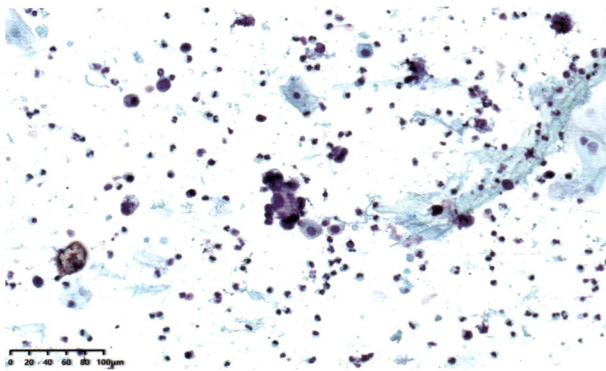

图 1-11-3 Cell Detect® 细胞学染色(×20)

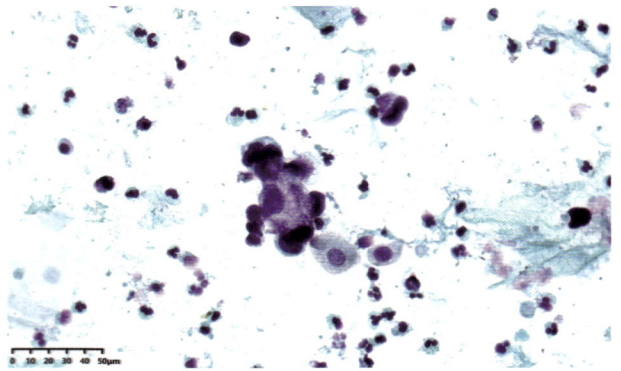

图 1-11-4 Cell Detect® 细胞学染色(×40)

尿细胞学 FISH 检测(图 1-11-5):3,7,17 染色体异常,提示恶性肿瘤。

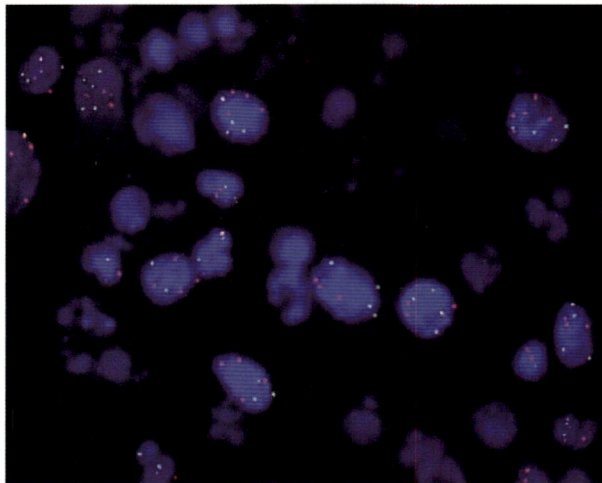

图 1-11-5 尿 FISH

4. 影像学检查

泌尿系统 B 超(图 1-11-6):膀胱充盈欠佳,膀胱后壁三角区可见 3.8cm×2.6cm×0.8cm 中等回声灶,边界模糊,表面伴范围约 1.8cm×1.7cm×0.5cm 强回声团,CDFI 未检出明显血流信号。

腹盆增强 CT+ 重建(图 1-11-7、图 1-11-8):膀胱充盈饱满,形态规则,左侧壁可见多发不规则稍高密度影,较大者约 1.6cm×0.9cm×2cm,增强可见明显均匀强化。诊断:膀胱前壁多发肿物,恶性可能大,需临床及膀胱镜检。

5. 治疗 膀胱镜检查(图 1-11-9)示膀胱内景浑浊,膀胱壁内多发肿物,范围广,基底广。膀胱左侧壁更为严重,双侧输尿管管口可及,喷尿蠕动正常,未见喷血,管口周围可见黏膜样改变。膀胱内未见明确瘘口及结石。取左侧壁部分肿物送检。

6. 病理结果

膀胱镜活检 HE(图 1-11-10):符合尿路上皮原位癌改变。

TURBT 送检标本病理(图 1-11-11):非浸润性乳头状尿路上皮癌,高级别。

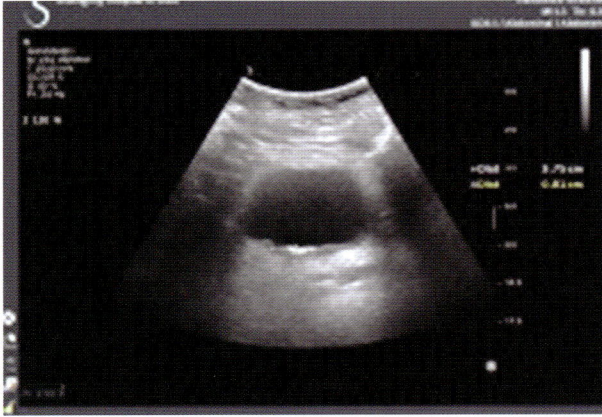

图 1-11-6 泌尿系统 B 超

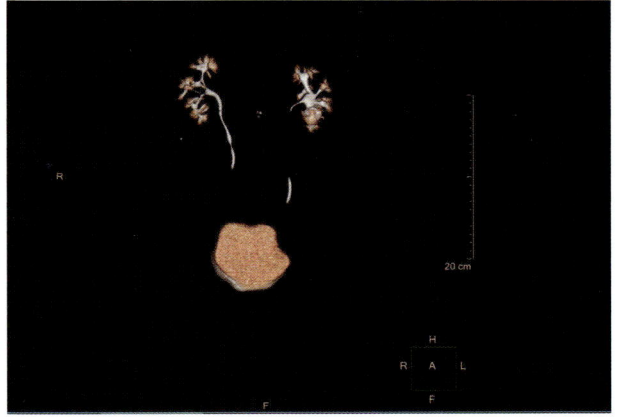

图 1-11-7 腹盆增强 CT+ 重建

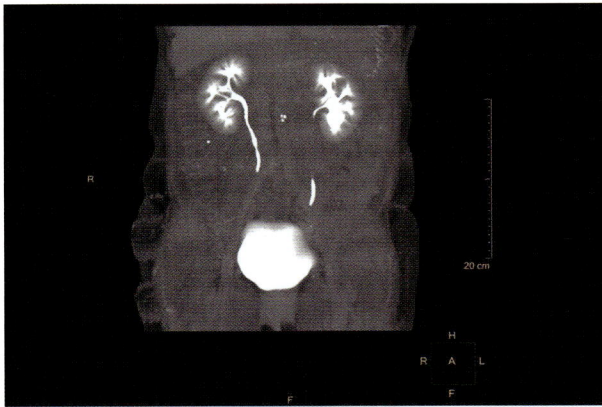

图 1-11-8 腹盆增强 CT+ 重建

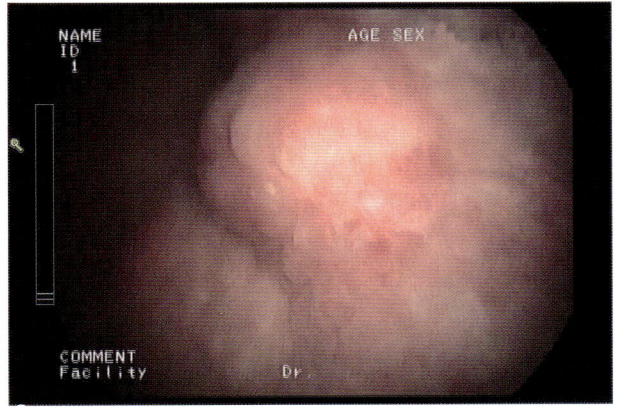

图 1-11-9 膀胱镜下所见

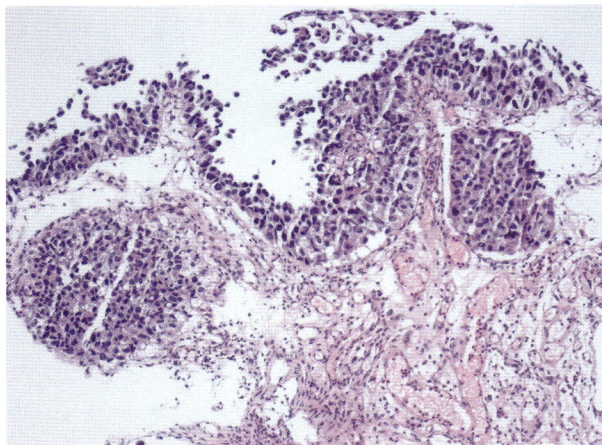

图 1-11-10 病理结果(镜检 HE)

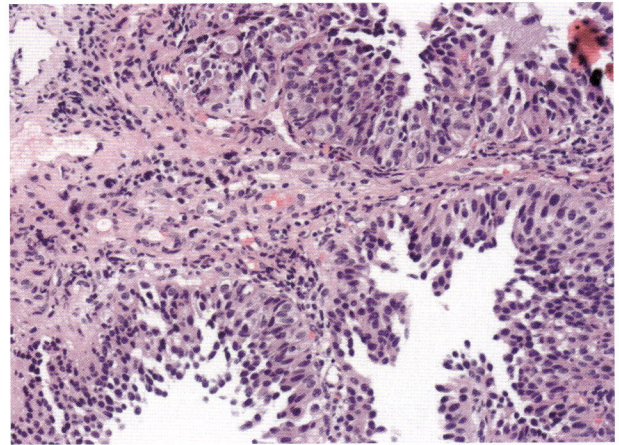

图 1-11-11 病理结果(TURBT-HE)

病例 2

1. 现病史 患者男性,59 岁。10 天前无明显诱因出现左下腹坠胀感,伴有尿频尿急,3 个月前曾有肉眼血尿,无凝血块,无发热寒战,2 个月前在外院行泌尿系统增强 CT,提示左肾盂输尿管移行区占位,膀胱左后壁增厚。现为进一步治疗入院。

2. **体格检查** 无明显阳性体征。

3. **实验室检查**

尿路细胞学检查(图 1-11-12):高级别尿路上皮癌。

Cell Detect® 细胞学染色(图 1-11-13~ 图 1-11-15):高级别尿路上皮癌。

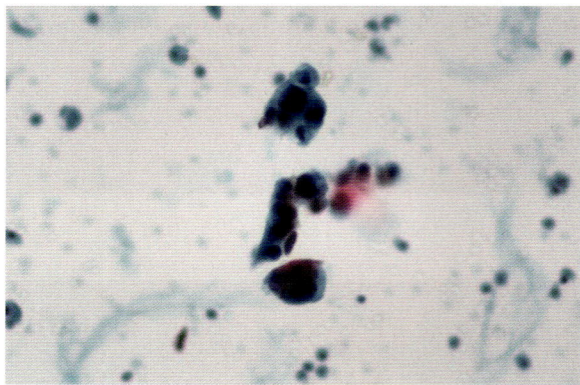

图 1-11-12 尿路细胞学检查

图 1-11-13 Cell Detect® 细胞学染色(×10)

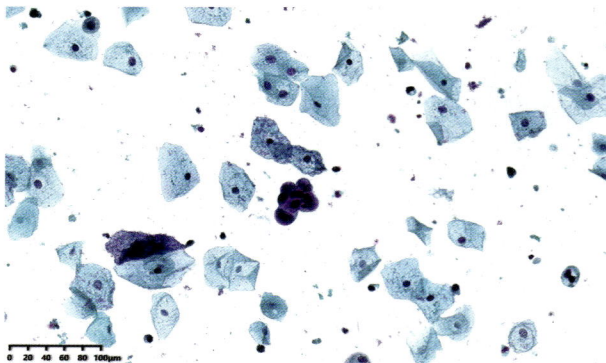

图 1-11-14 Cell Detect 染色® 细胞学(×20)

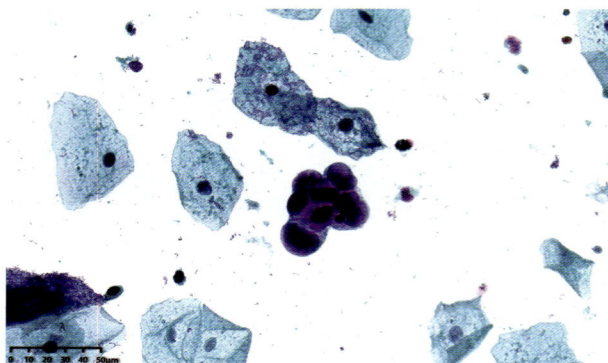

图 1-11-15 Cell Detect 染色® 细胞学(×40)

4. **影像学检查**

逆行尿路造影(图 1-11-16):经膀胱镜送导管至左侧输尿管内,导管末端位于左侧输尿管盆段,经导管注入对比剂后行头低位透视下观察,并分别点片,左侧输尿管盆段部分显影,局灶见充盈缺损,对比剂无法逆行向上通过。膀胱内见对比剂影。

腹盆 CT 检查(图 1-11-17~ 图 1-11-19):左肾盂扩张积水,肾门区混杂密度包块,大小约 4.9cm×4.0cm×3.9cm,不均匀强化。左肾门区多枚轻度肿大淋巴结,较大者大小约 1.4cm×1.1cm,明显强化。左肾周围间隙模糊,左侧输尿管大范围管壁增厚。膀胱充盈良好,左后壁增厚,增强可见强化。膀胱内未见异常密度影。

5. **治疗** 膀胱镜活检明确病理后进一步手术。膀胱镜检示(图 1-11-20)进镜顺利,膀胱内景清,双侧输尿管管口可及,喷尿蠕动正常,未见喷血,膀胱后壁邻近三角区见菜花样肿物,大小约 0.8cm,周围黏膜粗糙,取病理组织一块送检。最终行经尿道膀胱电切术 + 腹腔镜下肾输尿管全长切除术。

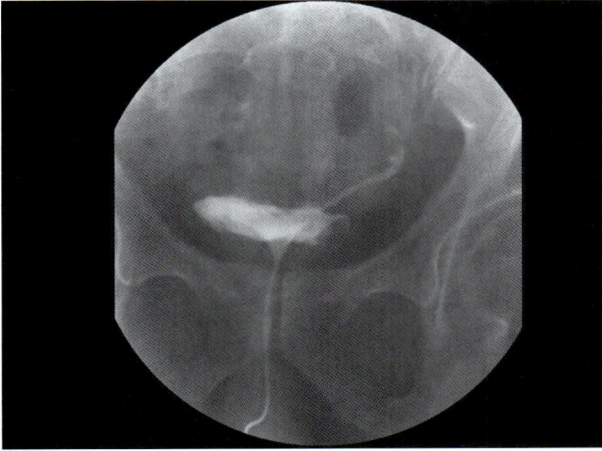

图 1-11-16 逆行尿路造影

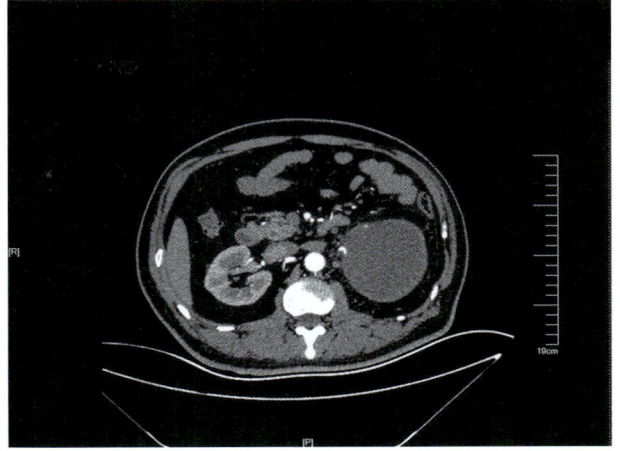

图 1-11-17 腹盆 CT（动脉期 1）

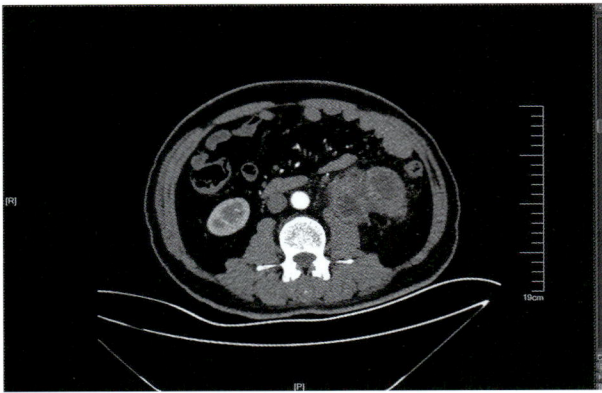

图 1-11-18 腹盆 CT（动脉期 2）

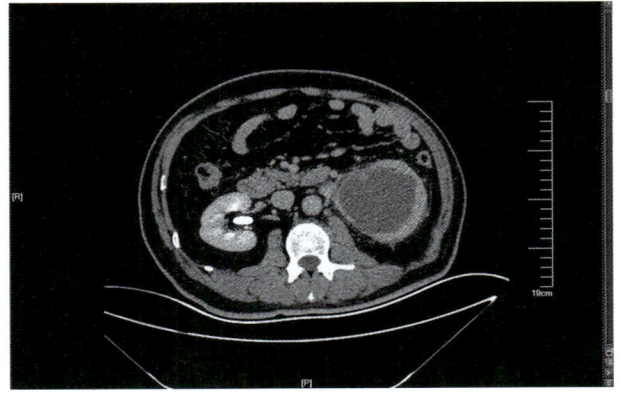

图 1-11-19 腹盆 CT（排泄期）

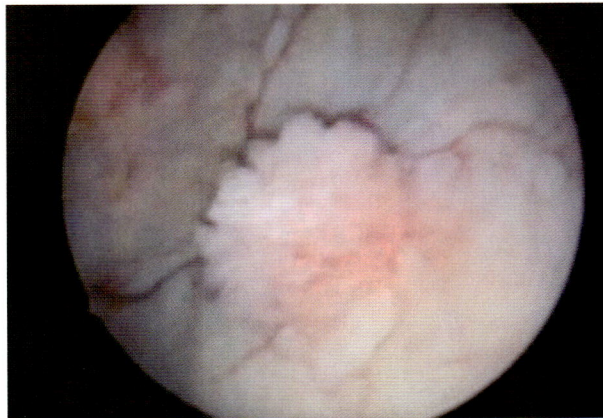

图 1-11-20 膀胱镜下所见

6. 病理结果

膀胱镜电切病理 HE（图 1-11-21）:(膀胱黏膜)高级别尿路上皮癌,不除外间质浸润。

手术标本大病理 HE（图 1-11-22、图 1-11-23）:(左)肾高级别尿路上皮癌,浸润肾实质;膀胱断端未见特殊;肾门淋巴结反应性增生(0/1)。

免疫组化结果:CK(+)、Pax-8(-)、GATA-3(+)、P63(+)、RCC(-)(图 1-11-24~图 1-11-28)。

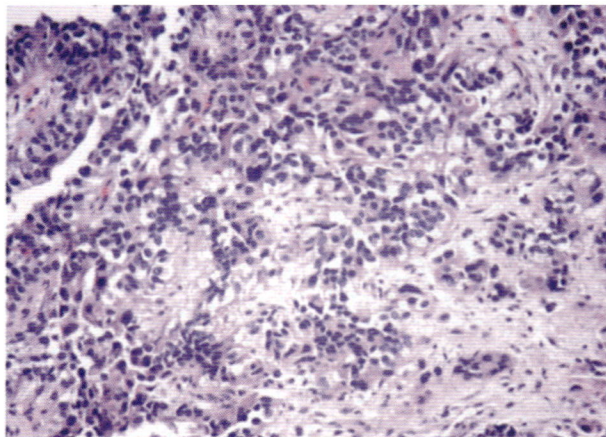

图 1-11-21　膀胱肿瘤病理

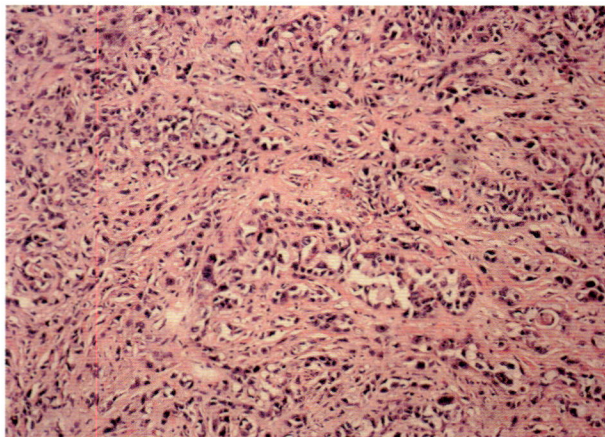

图 1-11-22　手术大体病理（镜检 HE×100）

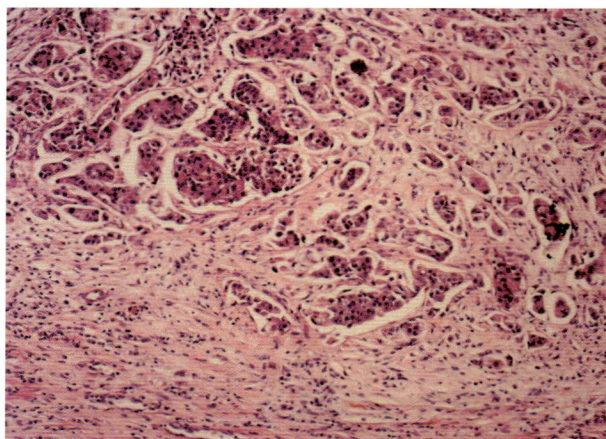

图 1-11-23　手术大体病理（镜检 HE×100）

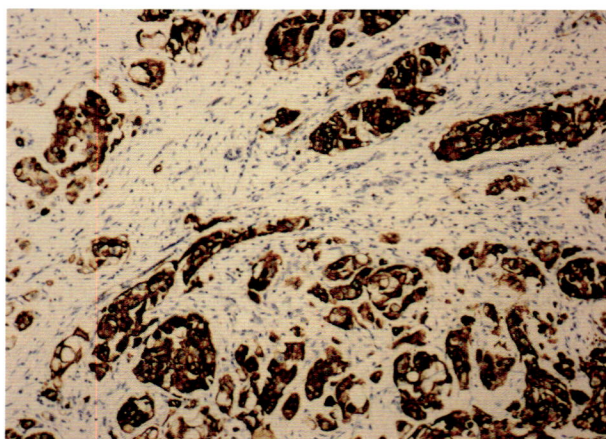

图 1-11-24　免疫组化［CK(+)］

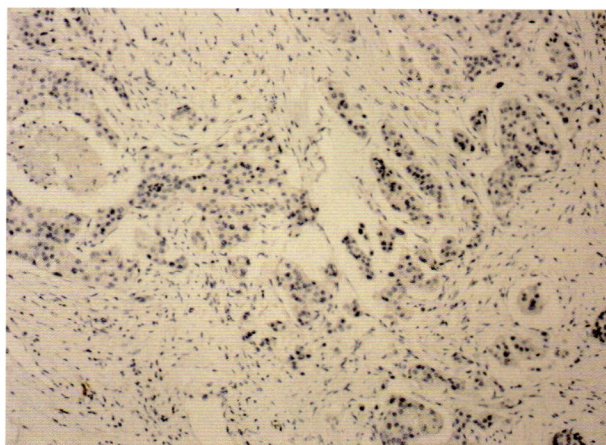

图 1-11-25　免疫组化［Pax-8(−)］

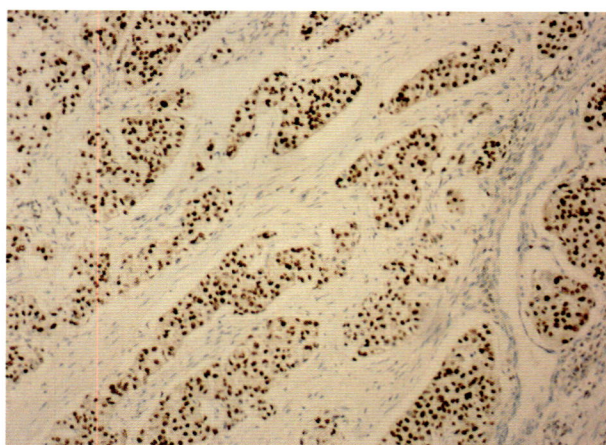

图 1-11-26　免疫组化［GATA-3(+)］

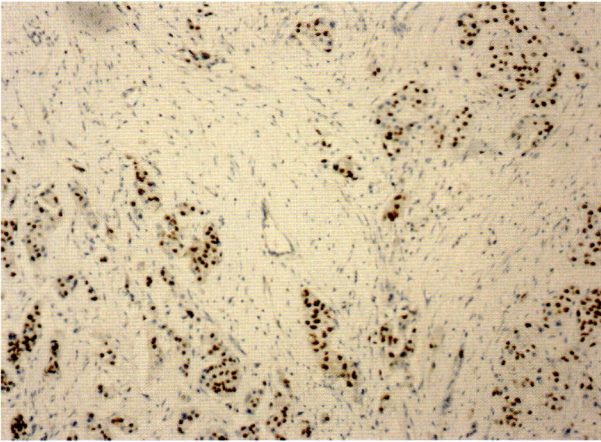

图 1-11-27　免疫组化［P63（+）］

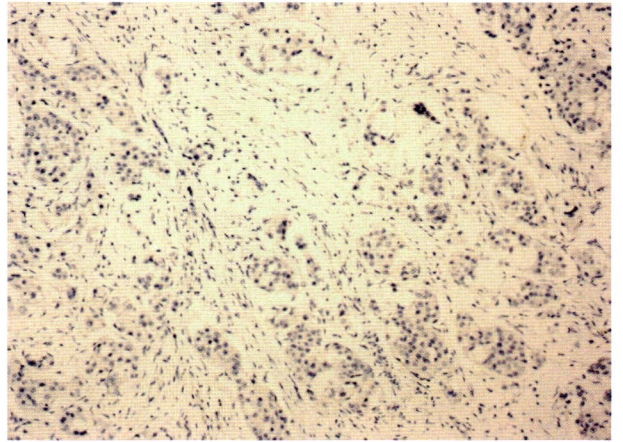

图 1-11-28　免疫组化［RCC（-）］

（王　磊　李炫昊　尚东浩）

第二章

肾上腺肿瘤

第一节 嗜铬细胞瘤

一、概述

嗜铬细胞瘤和副神经节瘤(pheochromocytoma and paraganglioma,PPGL)是一种起源于肾上腺髓质嗜铬细胞或肾上腺外副神经节细胞(又称副神经节肿瘤,异位嗜铬细胞瘤)的罕见神经内分泌肿瘤,年发病率为2~8/100万。这类肿瘤以持续或间断释放儿茶酚胺,导致持续性或阵发性高血压为主要临床特征。多见于20~50岁的患者,无明显性别及种族差异。

目前嗜铬细胞瘤的病因并不完全清楚,多数为散发性肿瘤,还有约35%的嗜铬细胞瘤是家族源性的,与20个致病基因相关。约80%的嗜铬细胞瘤位于肾上腺髓质。其余20%的肿瘤位于肾上腺外,也被称为副神经节瘤,多见于腹主动脉旁(占10%~15%)。带有基因突变的PPGL在儿童中更常见(40%),更容易多灶性。在儿童中,8%~43%的PPGL为肾上腺外,19%~38%为双侧肾上腺。绝大多数嗜铬细胞瘤为良性肿瘤,只有2%~26%为恶性,可表现出侵袭性,易发生复发和转移。高血压是其最常见的临床表现,可为持续性或阵发性,以及高血压发作时伴随的头痛、心悸和多汗等,还可能出现低血压甚至休克,或高低血压交替发作,实验室检测可见过量儿茶酚胺或甲氧基肾上腺素。大量研究表明,血浆或尿液中甲氧基肾上腺素的测定优于血清和尿液儿茶酚胺或尿液香草扁桃酸和高香草酸。

影像学对于诊断嗜铬细胞瘤十分关键,B超、CT和MRI可行定位及初步定性诊断。B超多表现为肾上极内侧或腹主动脉旁的中等或低回声肿块,良性者边缘清楚、锐利,恶性者边缘不规则、不锐利,其内回声均匀,有单或多个囊性无回声透声区,良性者透声区边缘规则,恶性者透声区边缘不规则。CT示,肿瘤多位于肾上极的上方、腔静脉的后方、腹主动脉旁,肿瘤呈低密度,质地欠均匀,边缘清楚,增强扫描绝大多数肿瘤有明显强化,动脉期显著,少数因肿瘤内大量出血或坏死呈低强化或无强化,常见囊变区,囊变区边缘清楚,钙化亦较常见,恶性肿瘤形态不规则,边缘不光整,坏死区形态亦不规则。在MRI上,嗜铬细胞瘤在T_1WI上呈等或低信号,内部出血区呈高信号;T_2WI上信号不均匀,可呈显著高信号。由于CT的辐射暴露,MRI是儿童的首选方式。如果腹部和骨盆的影像不能定位肿瘤,则需要颈部和胸部的MRI检查。对于肾上腺外PPGL,CT的敏感度较低,且低于MRI。功能显像用于检测生化指标可疑、高度怀疑PPGL的偶发瘤,评估局部进展或多灶性,并除外转移。

手术切除是治疗嗜铬细胞瘤的首选。肿瘤的手术操作会导致大量儿茶酚胺的释放(儿茶酚胺风暴),并有可能导致高血压危象、心律失常、心肌缺血、肺水肿和脑卒中。为了避免围手术期并发症,系统的医疗管理必不可少,既往围手术期死亡率接近45%。然而,通过适当的血压控制,死亡风险可降低到<2%。术前一般采用α肾上腺素能受体阻滞剂来控制患者血压,减轻心脏负担,降低手术风险。术前建议连续使用2~4周α肾上腺素能受体阻滞剂和容积扩张剂,然后是β肾上腺素能受体阻滞剂,以防止血压波动。甲酪氨酸是酪氨酸羟化酶的竞争性抑制剂,通过阻断儿茶酚胺的合成发挥作用。甲酪氨酸与肾上腺素能受体阻滞剂联合使用,可在术前和术中更好地控制血压。

二、典型病例

病例1

1. **现病史** 患者女性,68 岁,主因"发现右肾上腺肿瘤病史 9 年余"入院。患者 9 年前查体发现右肾上腺肿瘤,考虑右肾上腺腺瘤,无阵发性头痛、头晕、心悸,无乏力、面色潮红,无腰痛、发热等不适,未行特殊治疗。患者既往高血压病史 30 余年,最高 180/90mmHg,口服硝苯地平控释片 30mg,每天 1 次,氯沙坦钾片 50mg,每天 1 次,血压维持于 130/80mmHg左右。发现阵发性房颤 1 个月。

2. **体格检查** 无明显阳性体征。

3. **实验室检查** 甲氧基去甲肾上腺素 365.5pg/mL(参考值<145pg/mL,LC-MS/MS 法)。

4. **影像学检查**

肾上腺超声检查(图 2-1-1):右侧肾上腺区低回声结节,大小约 4.2cm×3.3cm,边界清,规则,其内回声不均,可见无回声区,未见明显血流信号。

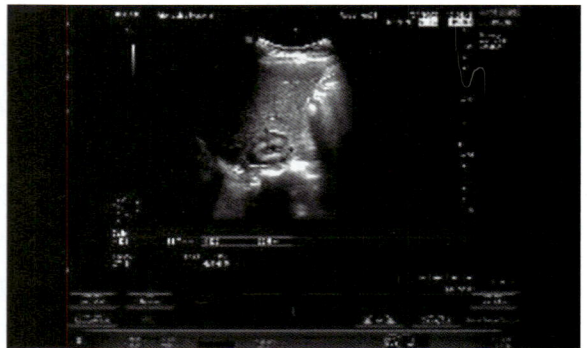

图 2-1-1 肾上腺超声检查

增强 CT 检查(图 2-1-2):右侧肾上腺内侧支见椭圆形软组织密度影,大小约 4.5cm×3.2cm,边界清晰,密度欠均匀,其内见结节状高密度灶,平扫 CT 值约 25HU,动脉期及静脉期 CT 值分别约 31HU 和 51HU,其内见无强化区;左肾上腺形态及密度未见异常。

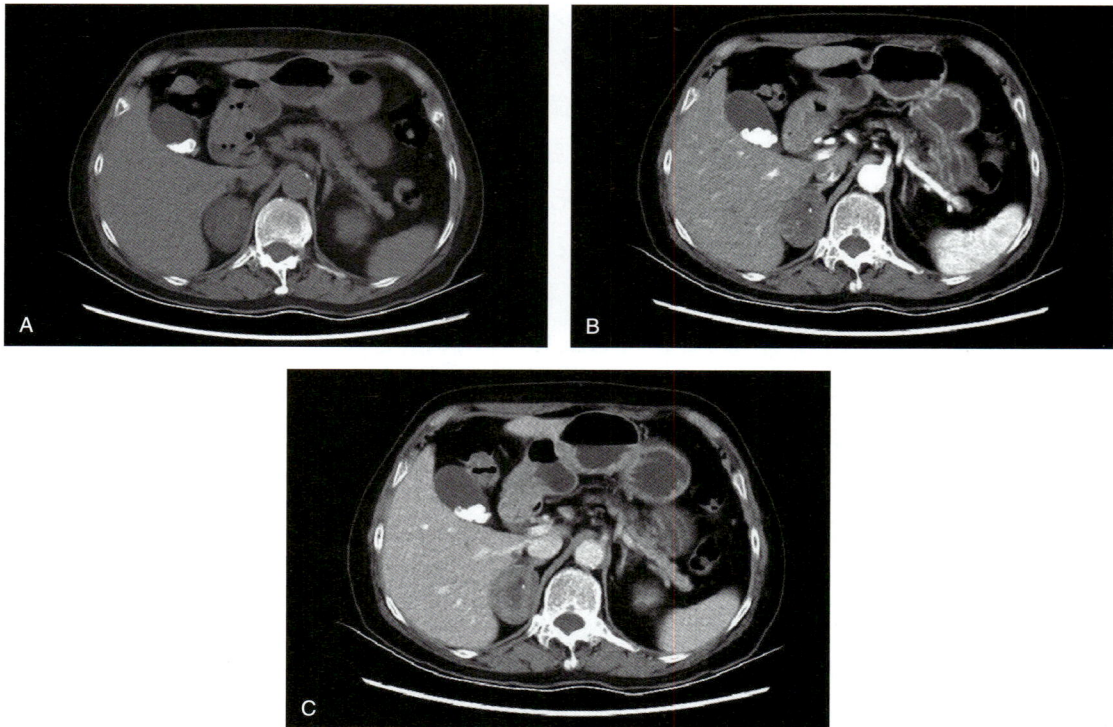

图 2-1-2 增强 CT 检查

肾上腺 MRI 扫描（图 2-1-3）：右侧肾上腺内侧支见椭圆形异常信号影，大小约 4.0cm×3.7cm，于 T_1WI 上外周呈低信号，中央呈稍高、稍低混杂信号，外周 T_1WI 反相位较同相位信号减低；于 T_2WI 上外周呈等信号，中央呈稍高信号，外周 DWI 高信号、ADC 上信号减低，增强后动脉期周围高强化、静脉期及延迟期强化减低，中央呈环状渐进性强化，其内见无强化区；左肾上腺形态及密度未见异常。

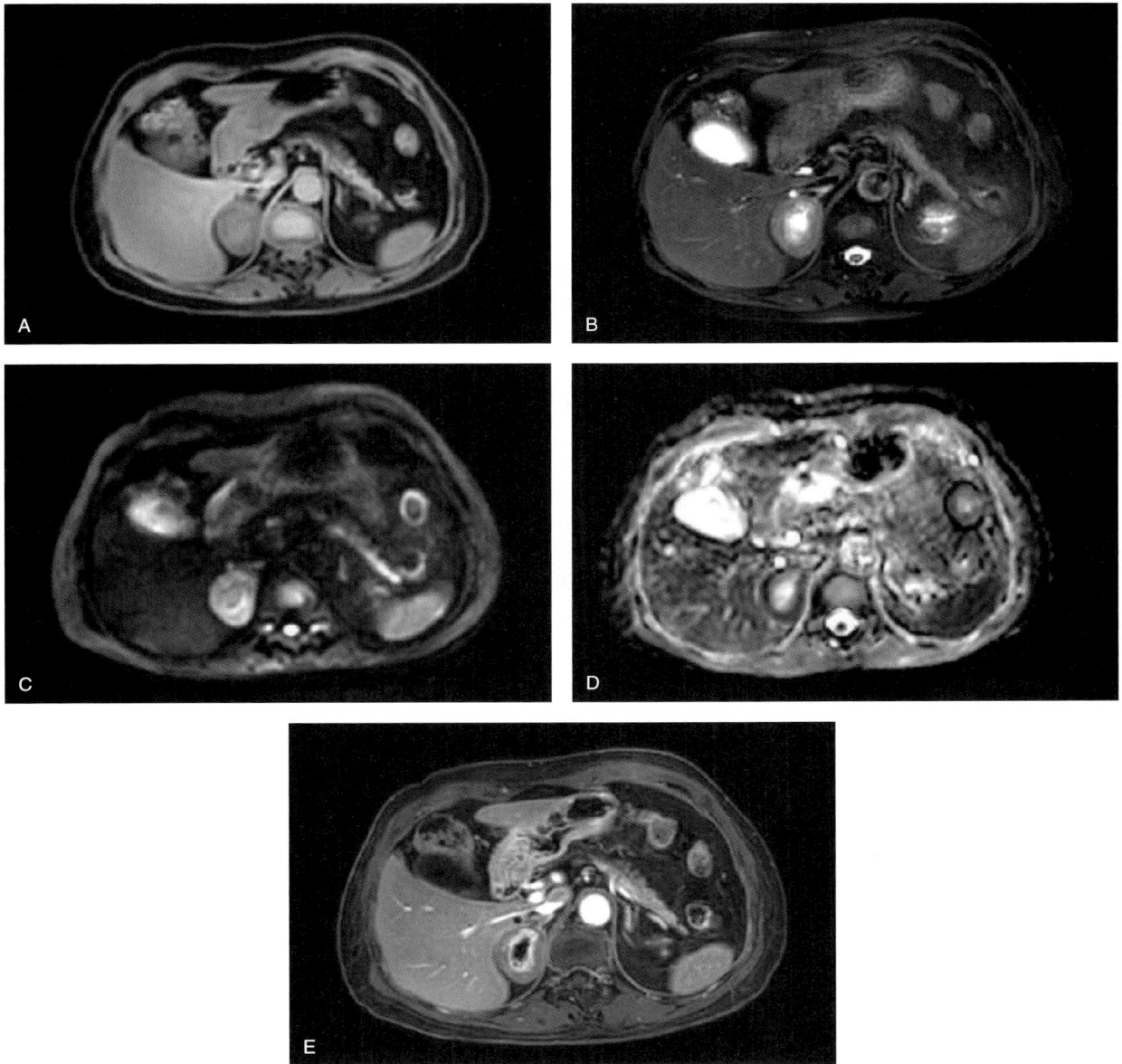

图 2-1-3　肾上腺 MRI 增强扫描

A. T_1WI 外周呈低信号，中央呈稍高、稍低混杂信号；B. T_2WI 上外周呈等信号，中央呈稍高信号；
C. DWI 高信号；D. ADC 上信号减低；E. 动脉期可见结节内呈环状强化

5. 治疗　患者术前予扩容等相关准备，除外手术禁忌证后行右侧肾上腺肿物切除术，术后可见肾上腺切面见一肿物（图 2-1-4），大小约 45mm×40mm×30mm，肿物切面灰黄色，质实。

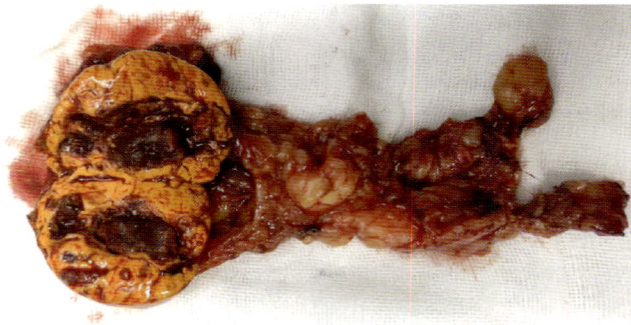

图 2-1-4 切除的肾上腺肿物

6. 病理结果 肿瘤细胞呈巢状排列,瘤细胞胞质颗粒状,嗜碱性或双嗜性,可见明显核仁,未见核分裂,符合肾上腺嗜铬细胞瘤(图 2-1-5)。

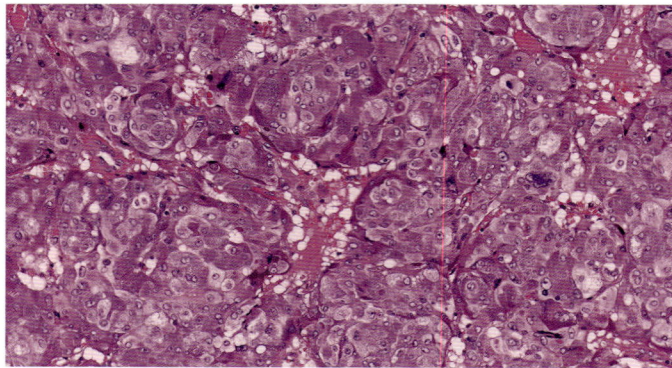

图 2-1-5 病理结果(HE×200)

病例 2

1. 现病史 患者女性,74 岁,主因"体检发现右侧肾上腺肿瘤 1 年余"入院。患者近 1 年血压控制不佳,最高 205/111mmHg,口服苯磺酸氨氯地平片 10mg,每天 1 次,盐酸贝那普利片 10mg,每天 1 次,血压波动于 114/72~165/108mmHg 之间。无阵发性头痛、头晕、心悸,无发作性肌无力,无满月脸、水牛背、皮肤紫纹等表现,未行特殊治疗。入院前检查糖皮质激素及醛固酮未见异常。

2. 体格检查 无明显阳性体征。

3. 实验室检查 甲氧基去甲肾上腺素 267.5pg/mL(参考值<145pg/mL,LC-MS/MS 法)。

4. 影像学检查

肾上腺奥曲肽显像(图 2-1-6):右侧肾上腺结合部可见结节状软组织密度影,大小约为 2.9cm×2.9cm,CT 值约 17HU,显像剂摄取稍增高。扫描范围内胃壁、胃周及腹膜后未见明确异常密度影或显像剂摄取增高灶,考虑嗜铬细胞瘤可能。

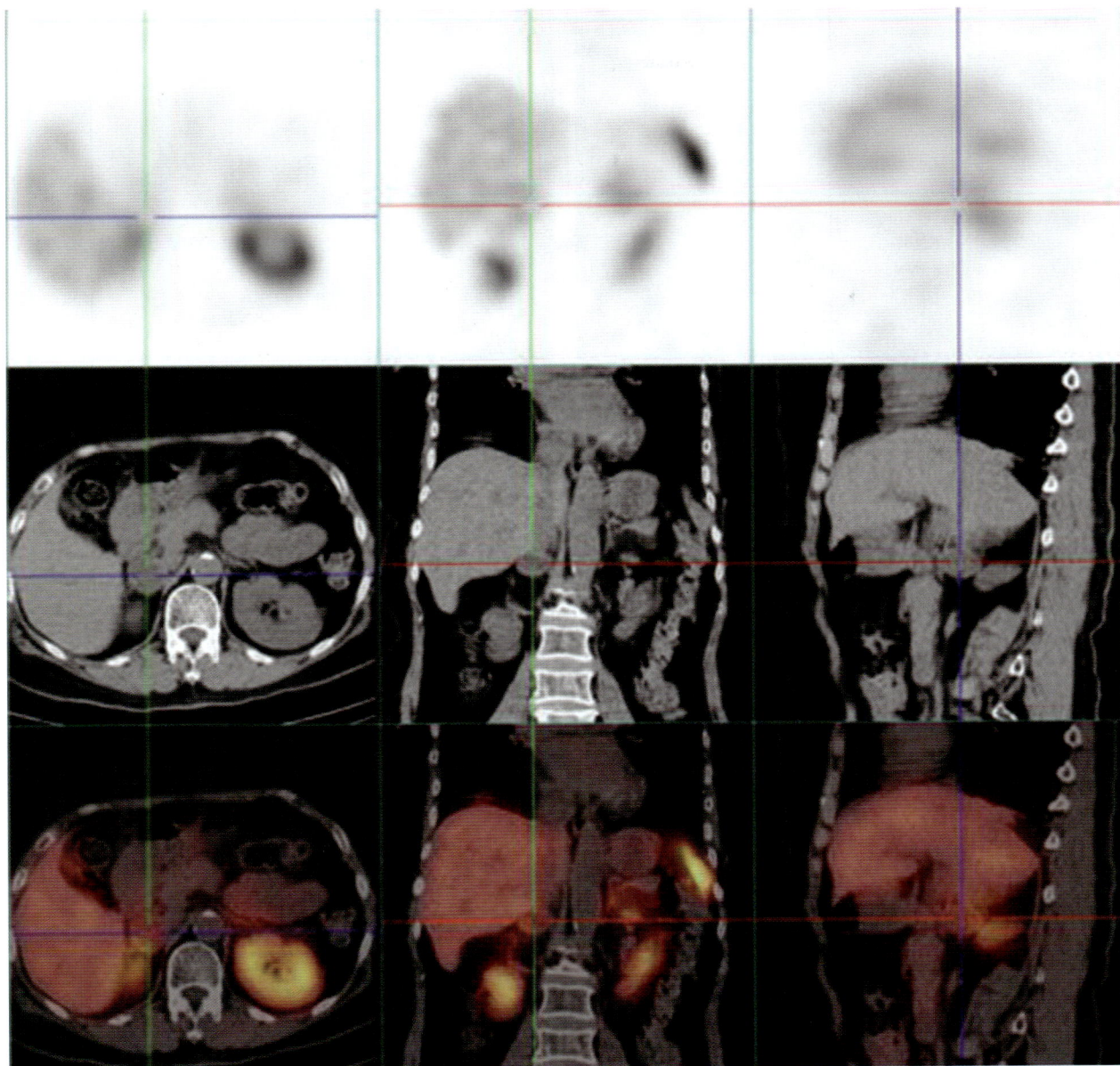

图 2-1-6 奥曲肽显像

肾上腺 MRI 扫描(图 2-1-7):可见右侧肾上腺失去正常形态,其内见薄壁肿块影,约 3.4cm×2.4cm,壁厚薄不均,最厚处约 0.5cm;病灶内信号不均,主体呈水样信号,其内可见纤维分隔,壁相较肝脏呈 T_1WI 等、稍低信号,T_2WI 稍高信号,DWI 不均匀高信号;增强扫描病灶主体无明确强化,其内纤维分隔呈延迟强化,壁呈动脉早期明显高强化,门脉期及延迟期强化程度略减低,考虑嗜铬细胞瘤囊变不除外。

5. 治疗 该患者术前予控制血压、扩容等相关准备,除外手术禁忌证后行右侧肾上腺肿物切除术,术后可见切除的肾上腺组织大小 55mm×50mm×25mm(图 2-1-8),切面肾上腺内见一结节状肿物,最大径 30mm,切面呈囊性,囊腔直径 20mm,肾上腺周围附少量脂肪组织,重 16.4g。

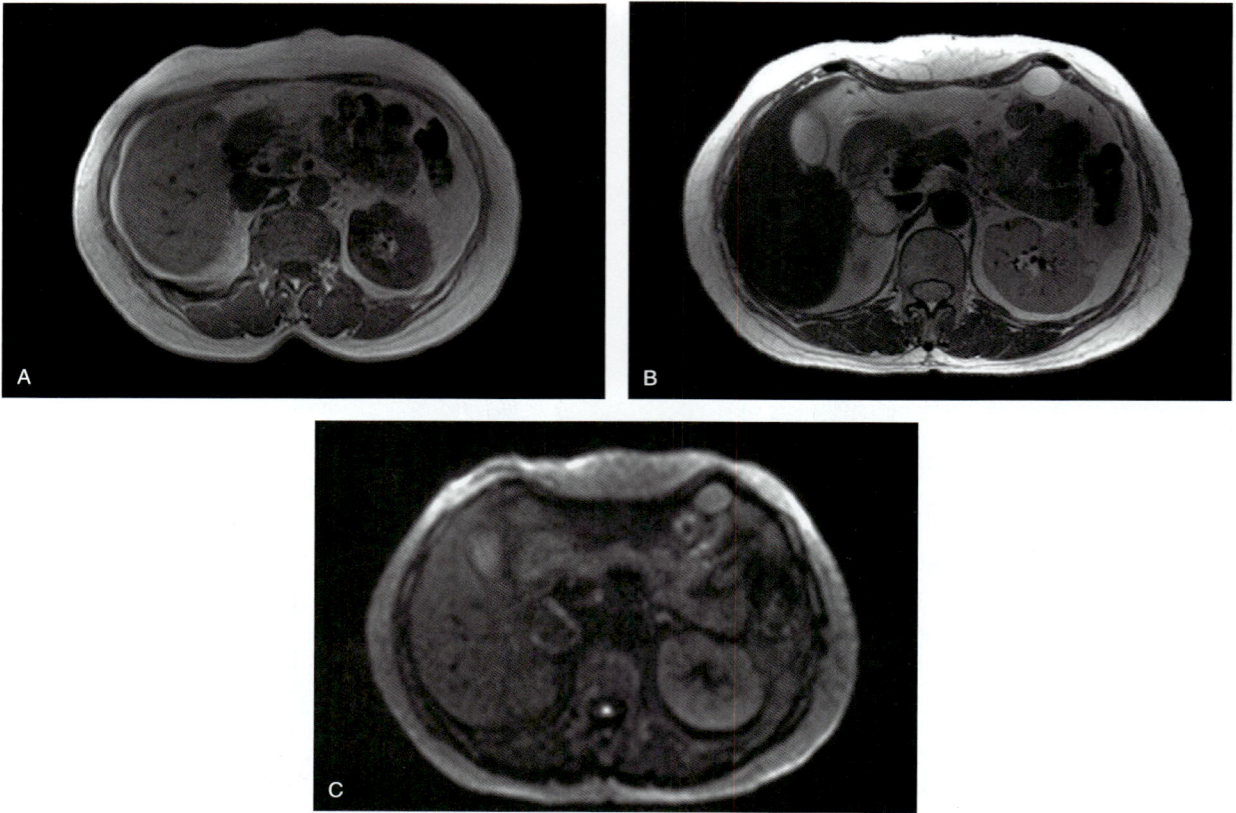

图 2-1-7　肾上腺 MRI 增强扫描
A. T_1WI 等、稍低信号，B. T_2WI 稍高信号，C. DWI 不均匀高信号

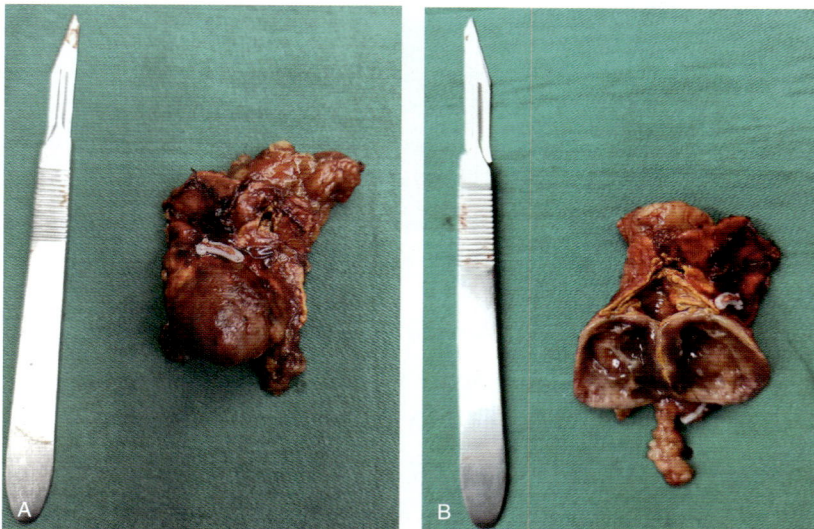

图 2-1-8　右侧肾上腺肿瘤标本

6. 病理结果　镜下可见部分细胞具有显著非典型，可见散在巨大畸形核，未见明确核分裂，局灶侵犯肾上腺被膜，符合肾上腺嗜铬细胞肿瘤诊断（图 2-1-9），并提示有恶性转移的潜能，在 2017 版 WHO 中 ICD-O 编码为 3。

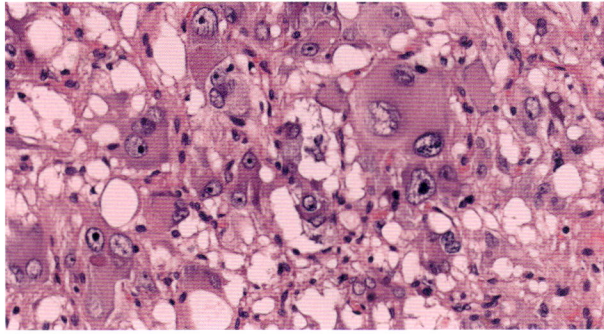

图 2-1-9　病理结果（HE×400）

病例 3

1. 现病史　患者男性，57 岁，主因"血压升高 1 年，检查发现右侧肾上腺肿物 2 个月余"就诊。患者近 1 年来血压呈现波动升高，最高血压 190/120mmHg，不伴恶心呕吐、头晕头痛、胸闷、心悸、视物模糊等症状，口服缬沙坦氢氯噻嗪、苯磺酸氨氯地平片、盐酸酚苄明等药物后血压控制可，2 个月前因右大腿麻木伴下肢无力行相关检查发现右肾上腺肿物。既往脑梗死 1 年，家族史、婚育史均无特殊。

2. 体格检查　未见异常体征。

3. 实验室检查　无特殊。

4. 影像学检查　腹部 CT 平扫可见右侧肾上腺区域约 6.5cm×5.6cm×6.5cm 类软组织密度影，边界清，病灶内可见数枚点状钙化影，平扫值 30~36HU（图 2-1-10）。增强动脉期可见病灶呈轻度强化，CT 值为 60~72HU（图 2-1-11）。静脉期肿瘤呈不规则延迟强化（图 2-1-12）。

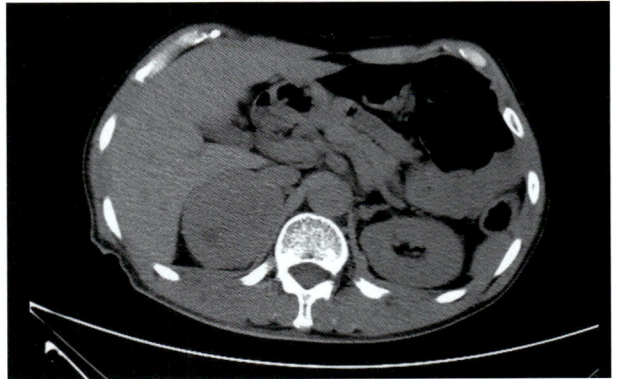

图 2-1-10　腹部 CT（平扫）

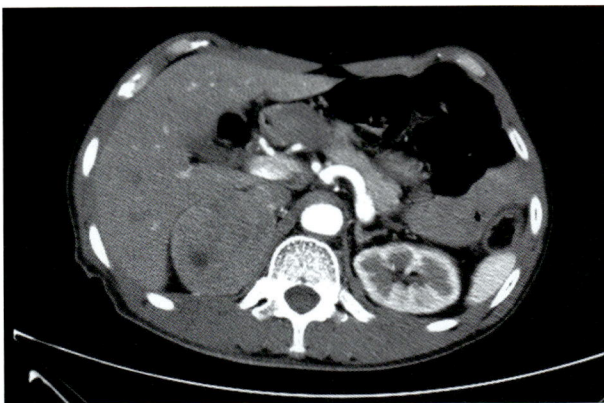

图 2-1-11　腹部 CT（动脉期）

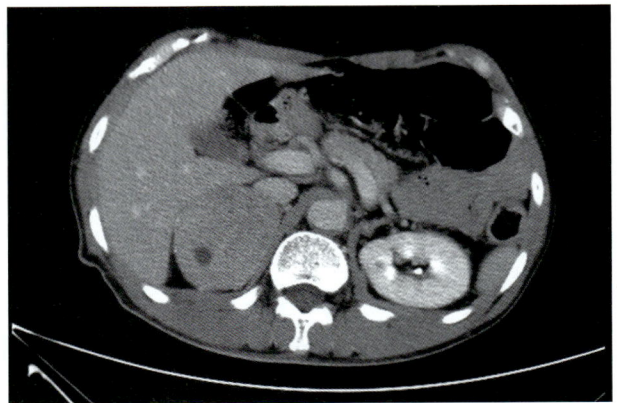

图 2-1-12　腹部 CT（静脉期）

5. 治疗　在经药物扩容 2 周后行经后腹腔镜右肾上腺肿物切除术。

6. 病理结果　肾上腺嗜铬细胞瘤，免疫组化结果 CK（−），Vimentin（＋），Mart（−），Inhibin（−），Calretinin（−），CD56（＋），Syn（＋），CgA（＋），Ki-67（小于 1%＋），CD31（标记脉管），D2-40（标记脉管），S-100（＋）。低倍镜显示肾上腺结构破坏，肿瘤位于下方蓝染区域，上方可见正常的肾上腺组织包绕肿瘤（图 2-1-13）。

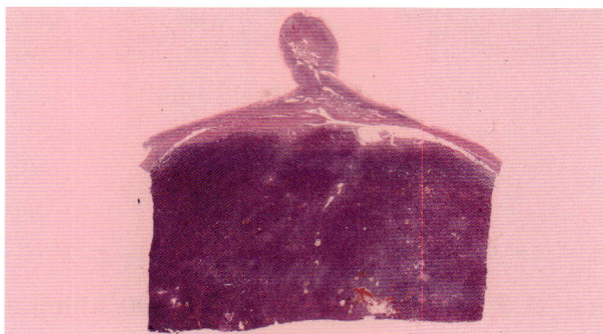

图 2-1-13　病理结果（HE×5）

肿瘤细胞呈巢状排列，部分呈弥漫性生长。瘤细胞胞质颗粒状，嗜碱性或双嗜性，可见明显核仁。未见核分裂（图 2-1-14）。

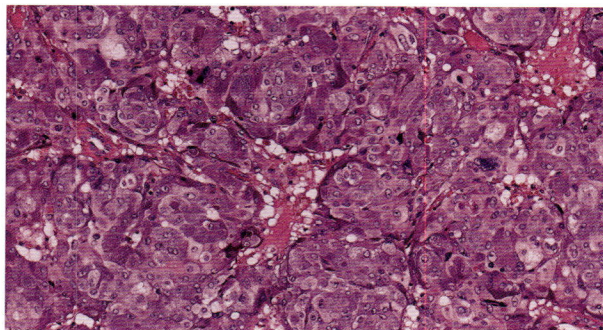

图 2-1-14　病理结果（HE×200）

第二节　皮质醇增多症

一、概述

皮质醇增多症（hypercortisolism）是由于肾上腺皮质长期分泌过量的皮质醇而引发的一系列代谢紊乱症状和体征，如满月脸、水牛背、向心性肥胖、皮肤紫纹、毳毛增多、痤疮、高血压、骨质疏松、月经紊乱等，又称库欣综合征（Cushing syndrome，CS）。当垂体分泌过多 ACTH（如垂体微腺瘤）引起肾上腺皮质增生，产生 CS 症状时，则称为库欣病（Cushing Disease）。

二、典型病例

病例1

1. **现病史** 患者男性,24岁,主因"发现血压升高1周"入院。患者1周前入职体检发现血压升高,达146/116mmHg,不伴头痛、头晕,无恶心、呕吐、咳嗽、咳痰等症状。患者遂于当地医院就诊,行腹部B超检查示,左侧肾上腺占位。

2. **体格检查** 患者无满月脸、水牛背等脂肪堆积及多血质外貌,可于大腿外侧见皮肤紫纹。

3. **实验室检查** 血浆醛固酮(卧位)(Aldo)2.69ng/dL,直接肾素(卧位)(PRC)0.7μIU/mL,血浆醛固酮(立位)(Aldo)2.77ng/dL,直接肾素(立位)(PRC)1.9μIU/mL,促肾上腺皮质激素8AM(ACTH)1.831pg/mL,皮质醇4PM 15.39μg/dL,皮质醇8AM 2.02μg/dL,血钾(K^+)2.49mmol/L。

4. **影像学检查** 上腹部增强CT扫描(图2-2-1),可见右肾上腺体积稍小,密度未见异常。左肾上腺体部见结节,较大截面2.5cm×2.4cm,平扫及动静脉期CT值分别为47HU、99HU、86HU。结合患者病史、体征、化验及影像学检查,考虑为皮质醇腺瘤。

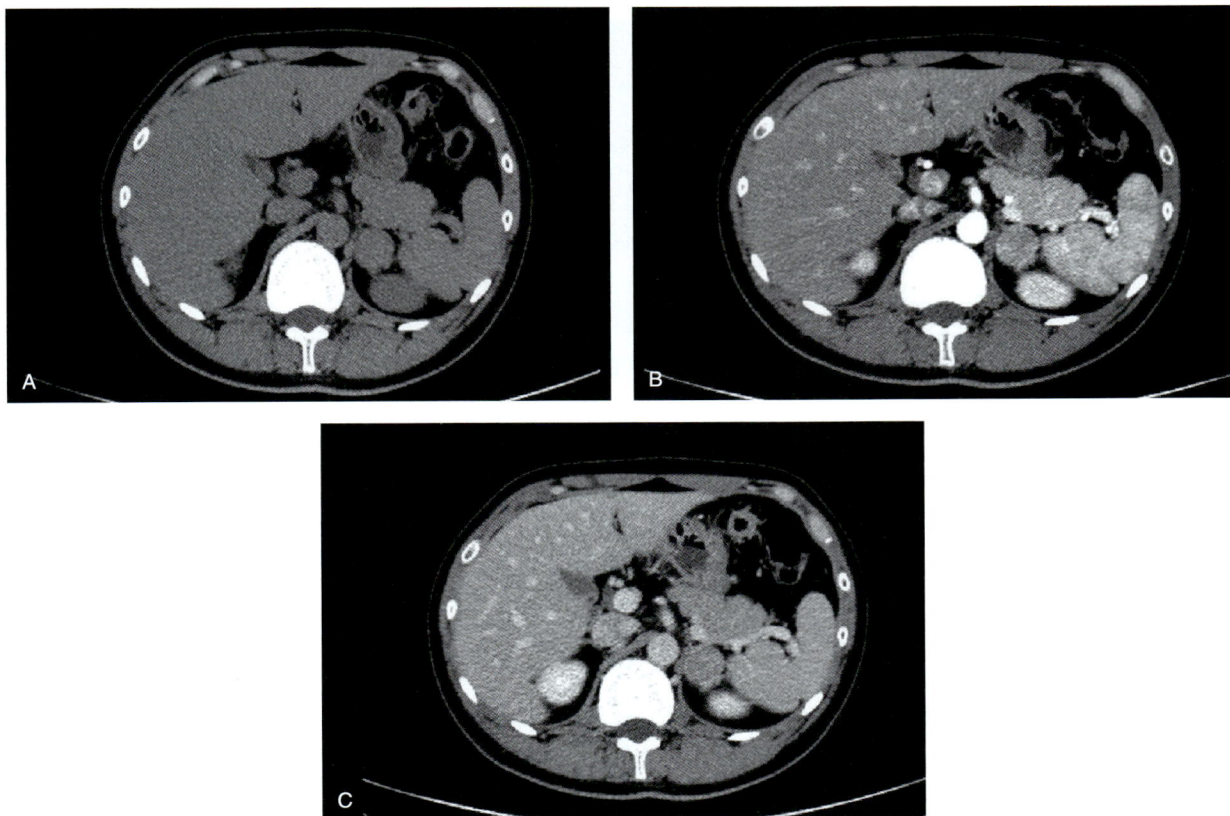

图2-2-1 双侧肾上腺增强CT扫描

左肾上腺结节表现:A.平扫,CT值约47HU;B.动脉期,CT值约99HU;C.静脉期,CT值约86HU

5. 治疗 患者经口服特拉唑嗪、螺内酯,血压控制良好,除外手术禁忌证后行左侧肾上腺肿物切除术。切除左侧肾上腺区结节样物 1 枚(图 2-2-2),大小 3.5cm×2.5cm×2.0cm,结节切面灰红灰褐色,周围附肾上腺组织,大小 4.5cm×1.0cm×0.2cm,结节及肾上腺重 15.4g。

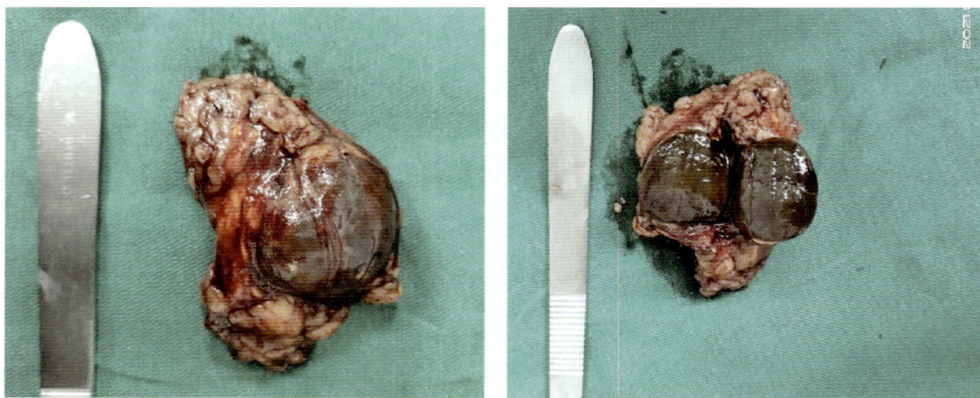

图 2-2-2 左侧肾上腺肿瘤外观

6. 病理结果 肿瘤细胞呈弥漫分布,瘤细胞胞质丰富,细胞异型性不明显,细胞核稍偏位,可见不清晰的小核仁,未见核分裂(图 2-2-3)。

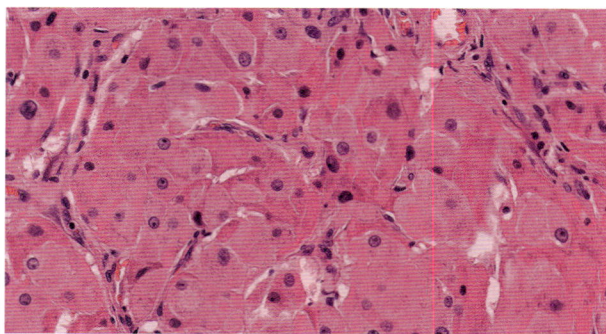

图 2-2-3 病理结果(HE×400)

病例 2

1. 现病史 患者女性,34 岁,患者主因"容貌改变 1 年余,CT 发现右肾上腺占位性病变 1 个月余"入院。患者 1 年余前自觉颜面部肿胀、脸较前变圆,伴皮肤较前变薄,6 个月前出现双上肢出血点,5 个月余前无明显诱因出现双下肢乏力伴颈部增粗,4 个月前自觉腰围增粗,3 个月前出现双上肢乏力,间断出现手抖,吞咽有异物感,进食无哽咽,饭后腹胀,不伴腹痛、腹泻。2 个月前体检发现血压增高,最高 180/105mmHg,口服降压药后血压控制在130~150/80~90mmHg,否认发作性头痛、心悸、大汗、面色苍白。2 个月余前因乏力就诊于内分泌科门诊,查血钾 3.38mmol/L,予氯化钾缓释片 1.0g,每天 2 次。1 个月余前自觉面部毳毛增多,门诊 CT 检查可见右侧肾上腺类圆形肿物,直径约 2.5cm。病程中无反复感染、肤色改变,无痤疮,既往月经规律;否认手足变粗、鞋码变大;否认尿频、尿急、尿痛、尿中排石、身高变矮。近期精神、饮食正常，大小便正常，体重无明显变化，睡眠易早醒。

2. 体格检查　满月脸，背部皮下脂肪较厚，颜面部可见毳毛增多，于下肢皮肤见少量皮肤紫纹。

3. 实验室检查　血清皮质醇（4PM）33.25μg/dL；8AM 32.08μg/dL；促肾上腺皮质激素8AM（ACTH）2.26pg/mL；血钾（K⁺）3.07mmol/L。

4. 影像学检查

双侧肾上腺CT平扫+增强（图2-2-4）：右侧肾上腺区可见类圆形软组织密度影，平扫CT值约35HU，动脉期内见斑片状明显强化灶，CT值约89HU，静脉期呈渐进性强化，CT值约105HU，最大截面约2.8cm×2.1cm，与右侧肾上腺分界不清，左侧肾上腺大小、形态、密度如常。

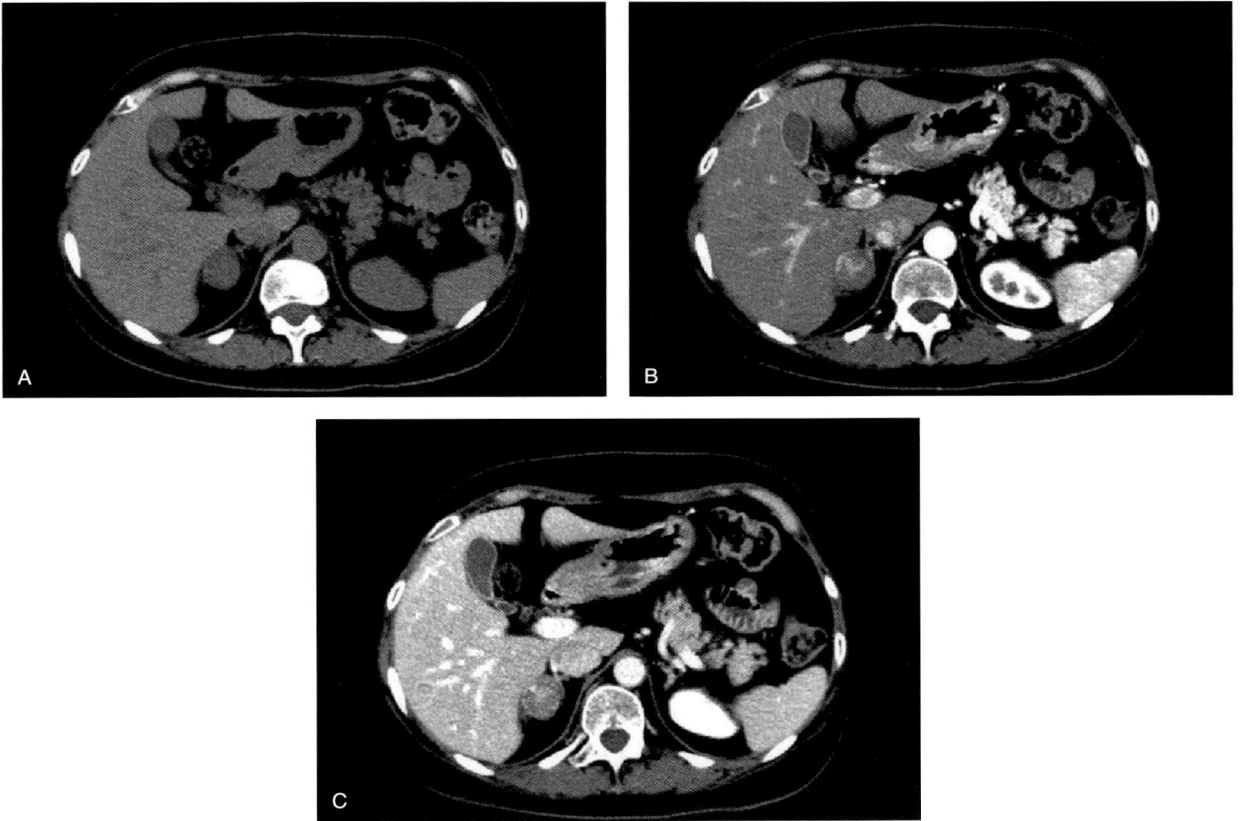

图2-2-4　双侧肾上腺增强CT扫描
右肾上腺肿块表现：A. 平扫，CT值约35HU；B. 静脉期，CT值约89HU；C. 动脉期，CT值约105HU

MRI检查（图2-2-5）：右侧肾上腺区见类圆形结节影，大小约2.5cm×2.1cm，信号欠均匀，呈T₁WI稍高信号，T₁WI反相位较同相位信号稍减低，T₂WI稍高信号，DWI见轻度扩散受限加重，多期增强扫描中央及边缘明显强化，余部分强化程度明显低于中央部，动脉期强化较明显，静脉期及延时期可见廓清。左肾上腺形态如常，未见异常信号病变。右侧肾上腺区结节，考虑右侧肾上腺腺瘤。

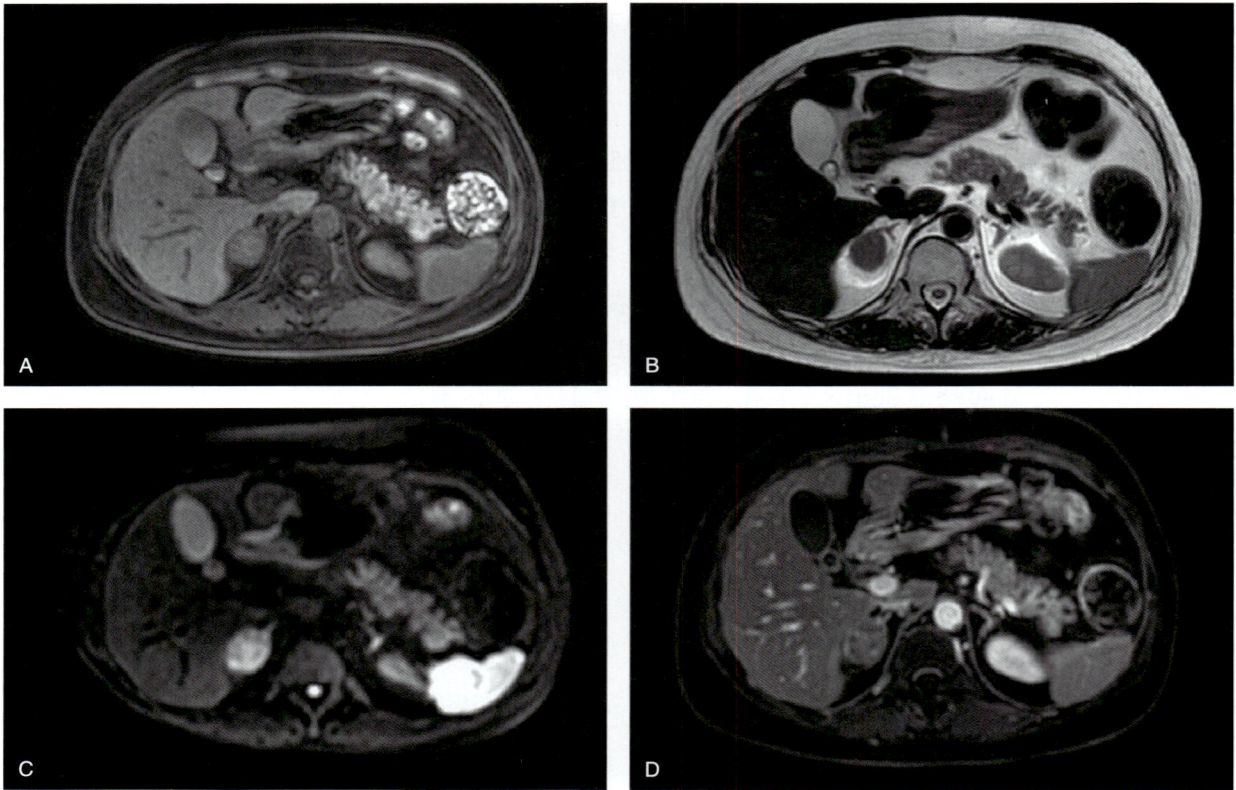

图 2-2-5 肾上腺 MRI 平扫 + 增强

右肾上腺肿块表现：A. T_1WI 稍高信号；B. T_2WI 稍高信号；C. DWI 见轻度扩散受限加重；
D. 增强扫描中央及边缘明显强化

5. 治疗 患者完善术前准备，血压控制良好，除外手术禁忌证后行右侧肾上腺切除术（图 2-2-6）。切除右侧肾上腺及脂肪组织一块，大小 50mm×30mm×25mm。切面肾上腺内见一金黄色肿物，大小 35mm×25mm×23mm，重 10.6g，与周围界限清楚，包膜完整。

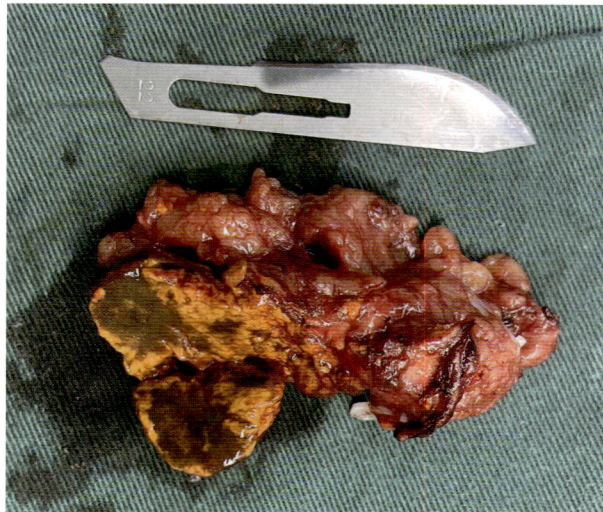

图 2-2-6 右侧肾上腺肿瘤标本

6. 病理结果　肾上腺皮质腺瘤,周围见肾上腺及脂肪组织。肿瘤细胞形态较单一,胞质丰富,细胞异型性不明显,细胞核稍偏位,圆形,可见不清晰的小核仁,未见核分裂。瘤细胞可见血管样腔隙(图 2-2-7)。

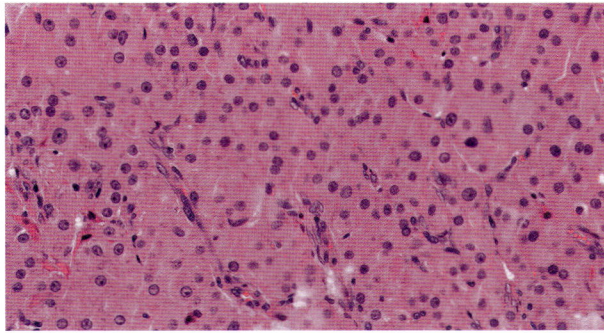

图 2-2-7　病理结果(HE×400)

第三节　原发性醛固酮增多症

一、概述

原发性醛固酮增多症(primary hyperaldosteronism,PHA)是指肾上腺皮质或异位肿瘤分泌过量的醛固酮,引起以高血压、低钾血症、低血浆肾素活性和碱中毒为主要临床表现的综合征。其中,血浆醛固酮/肾素活性比值(aldosterone/renin ratio,ARR)≥30 提示醛固酮分泌为肾上腺自主性,是筛选 PHA 最可靠的方法。

二、典型病例

1. 现病史　患者女性,49 岁,主因"发现高血压、右肾上腺占位 8 年,低钾血症 3 年"入院。患者 8 年前发现高血压,最高 180/130mmHg,腹盆 CT 示右肾上腺肿物,直径 1.5cm,查醛固酮未见异常,予硝苯地平、富马酸比索洛尔、氢氯噻嗪口服,血压控制不良,约 140/90mmHg。3 年前发现低钾血症,查生化血钾 2.8mmol/L,停用氢氯噻嗪,更换为氯沙坦钾氢氯噻嗪片,未规律复查。2 个月前检查发现低血钾,达 2.2mmol/L,口服氯化钾后恢复正常,停止补钾后再次出现低钾血症。行腹盆 CT 检查,提示右肾上腺腺瘤可能。门诊查血浆醛固酮水平明显升高,遂以"原发性醛固酮增多症"收入院。入院后给予螺内酯 40mg,每天 3 次,血钾逐渐恢复正常。

2. 体格检查　患者无满月脸、水牛背等脂肪堆积及多血质外貌,未见皮肤紫纹。

3. 实验室检查　血浆醛固酮(立位)50.50ng/dL,直接肾素(立位)0.5μIU/mL,血钾(K$^+$)2.80mmol/L。

4. 影像学检查　患者入院后,进一步完善肾上腺 MRI 检查(图 2-3-1),可见右侧肾上腺内侧支见一类圆形结节,大小约 1.6cm×1.2cm,边界清,T_1WI 呈等、稍高信号,T_1WI 反相位部分区域信号减低,T_2WI 呈等信号为主,DWI 序列呈等信号,ADC 图呈稍高信号,增强扫描结节较明显强化,强化尚均匀,延迟期强化有所减退,邻近脂肪间隙清晰;左侧肾上腺形态如常,未见异常信号病变。

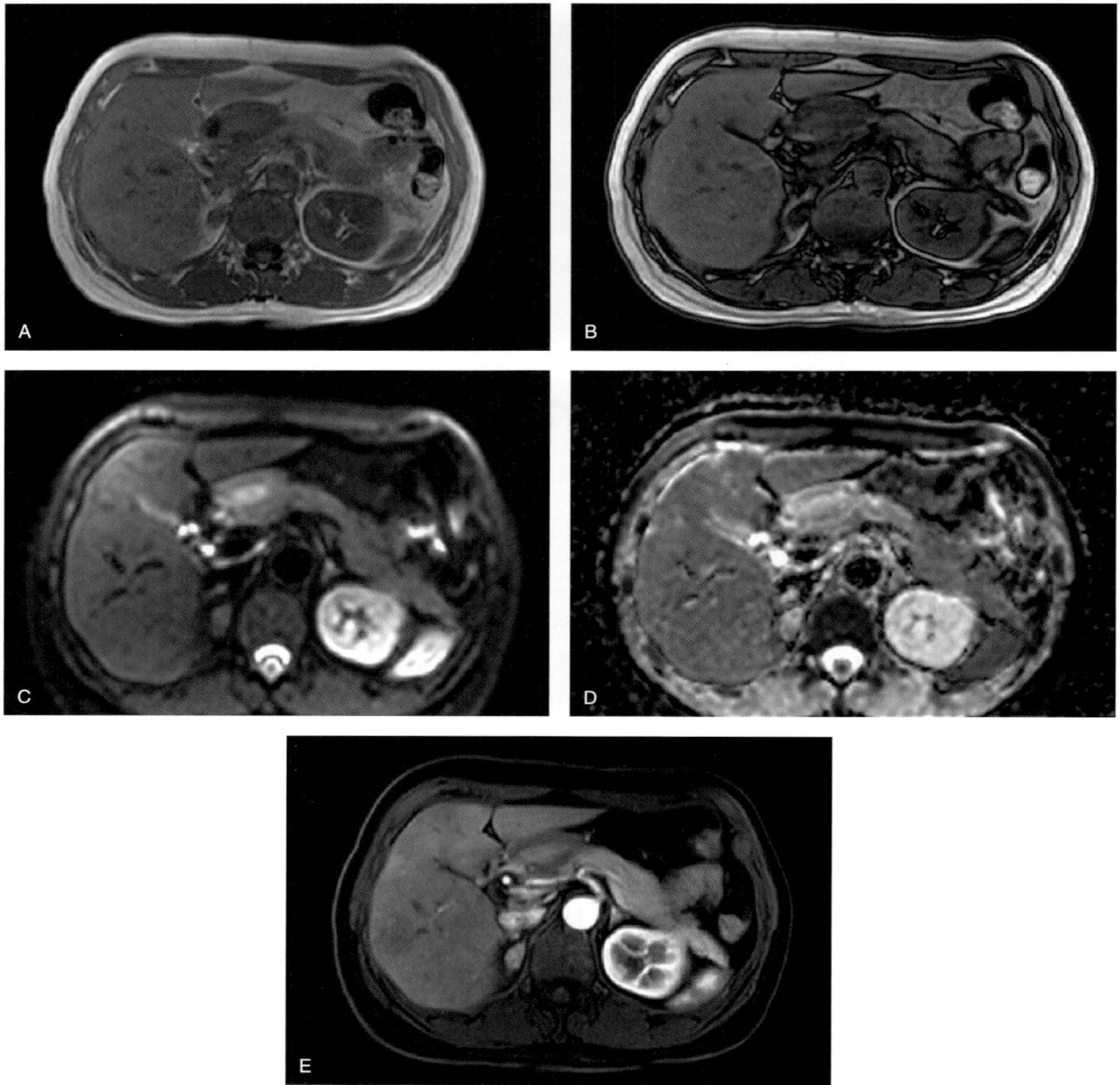

图 2-3-1　肾上腺 MRI 增强扫描
右肾上腺结节表现:A. T_1WI 呈等、稍高信号;B. T_1WI 反相位部分区域信号减低;
C. T_2WI 呈等信号为主;D. ADC 图呈稍高信号;E. 增强扫描结节较明显强化

5. 治疗　结合患者病史、体征、化验及辅助检查,考虑"原发性醛固酮增多症"。术前予稳定血压、纠正电解质紊乱等相关准备,除外手术禁忌证后,行右侧肾上腺切除术,术后可见右侧肾上腺大小 30mm×25mm×8mm,肾上腺内见一肿物(图 2-3-2),大小 17mm×

15mm×15mm。患者术后停用螺内酯及含钾药物后,复查血钾(K^+)4.25mmol/L。

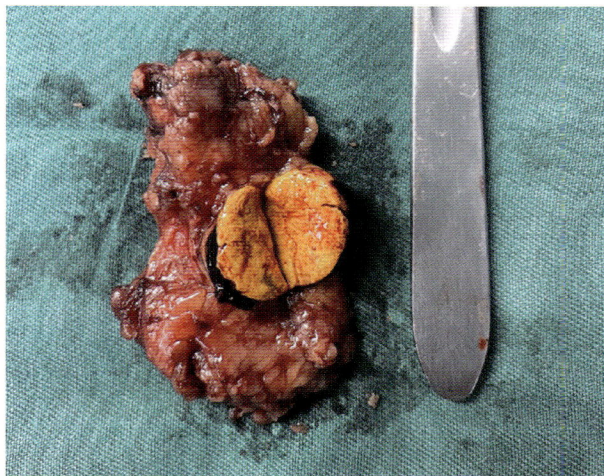

图 2-3-2　右侧肾上腺肿瘤标本

6. 病理结果　肿瘤细胞呈巢状分布,瘤细胞间质内可见血管腔隙。瘤细胞胞质淡染,可见粉染颗粒状物。瘤细胞异型性不明显,未见核分裂(图 2-3-3)。

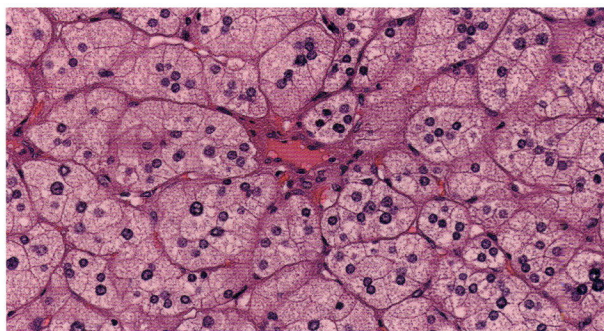

图 2-3-3　病理结果(HE×400)

第四节　肾上腺皮质癌

一、概述

肾上腺皮质癌(adrenal cortical carcinoma,ACC)是来源于肾上腺皮质细胞的恶性上皮性肿瘤,临床少见。95% 的 ACC 直径超过 5cm,多伴有出血、坏死,约 40% 的患者在确诊时已发生远处转移,常见的转移部位为肺、肝、腹膜后淋巴结和骨。由于 ACC 的组织结构和形态与正常肾上腺皮质相近,因此病理上良恶性鉴别困难,通常需要结合病理形态学和免疫组化进行综合判断。ACC 的临床表现取决于肿瘤分期和组织分泌激素的种类,半数以上的

ACC 具有内分泌功能。

二、典型病例

病例 1

1. 现病史　患者女性,54 岁,主因"左侧腹痛 4 天"入院。患者 4 天前无明显诱因出现左侧中上腹痛,患者自诉呈持续性绞痛,无放射痛,无明显加重或缓解因素。患者自诉无腹胀,无恶心、呕吐,无肛门停止排气、排便等症状。行腹盆 CT 检查,提示双侧肾上腺占位性病变,考虑恶性病变。门诊以"左侧肾上腺肿物"收入院。否认高血压、心脏病史,否认糖尿病、脑血管病、精神疾病史。

2. 体格检查　腹部无压痛,无反跳痛,无腰背部叩击痛,腹部查体未见明显其他阳性体征。

3. 实验室检查　甲氧基去甲肾上腺素 204.5pg/mL(参考值<145pg/mL,LC-MS/MS 法);血浆醛固酮(卧位)(Aldo)0.72ng/dL,直接肾素(卧位)(PRC)1.1μIU/mL,血浆醛固酮(立位)(Aldo)0.69ng/dL,直接肾素(立位)(PRC)1.4μIU/mL。

4. 影像学检查

上腹部 CT 扫描(图 2-4-1):左肾上腺区可见大块软组织密度影,大小约 8.7cm×5.8cm×5.6cm,边界可辨,其内密度不均匀,平扫 CT 值为 26~72HU,增强扫描动脉期可见明显不均匀强化,静脉期强化区域密度略减低;病灶内可见不规则无强化区;肿块与左肾贴合

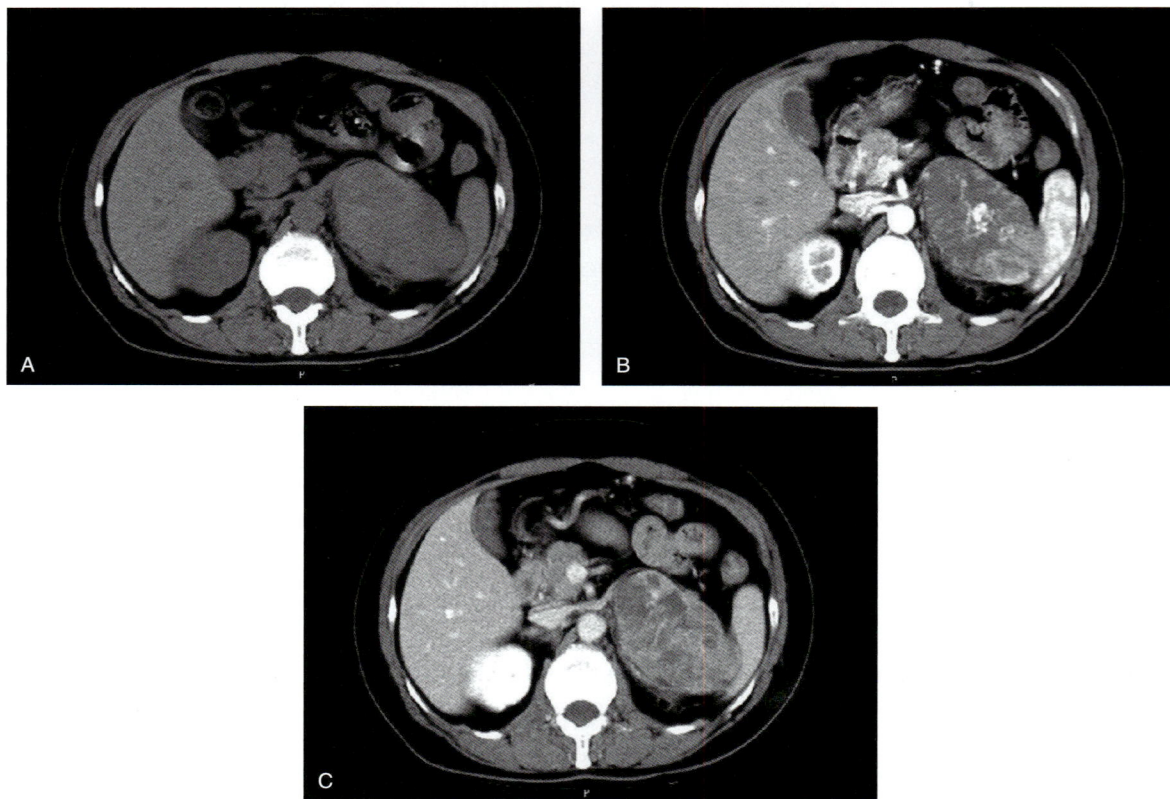

图 2-4-1　双侧肾上腺增强 CT 扫描

左肾上腺肿块表现:A. 平扫,密度不均,CT 值为 26~72HU;B. 动脉期,CT 值约 62HU;C. 静脉期,CT 值约 80HU

紧密,左肾实质受压变形;右侧肾上腺体部可见一结节样软组织密度,大小约1.5cm×1.3cm,平扫CT值约38HU,增强扫描CT值分别为62HU、80HU。右肾位置、形态及密度未见异常,双侧肾盂及输尿管未见扩张。

上腹部MRI增强扫描(图2-4-2):左肾上腺区见一混杂信号肿块影,大小约9.4cm×6.1cm×8.1cm,边界清,T₁WI为不均匀稍低信号,其内见斑片状T₁WI中等高信号,T₂WI为不均匀稍高信号,其内见斑片低信号及更高信号,DWI呈不均匀明显高信号,ADC呈低信号,增强扫描呈不均匀渐进性强化,其内见增粗迂曲血管影,静脉期强化程度略减低,病灶内可见小片状无强化区,左肾受压下移。右侧肾上腺体部可见一异常信号结节影,大小约1.5cm×1.3cm,T₁WI呈稍低信号,T₂WI呈稍高信号,增强扫描呈渐进性强化。

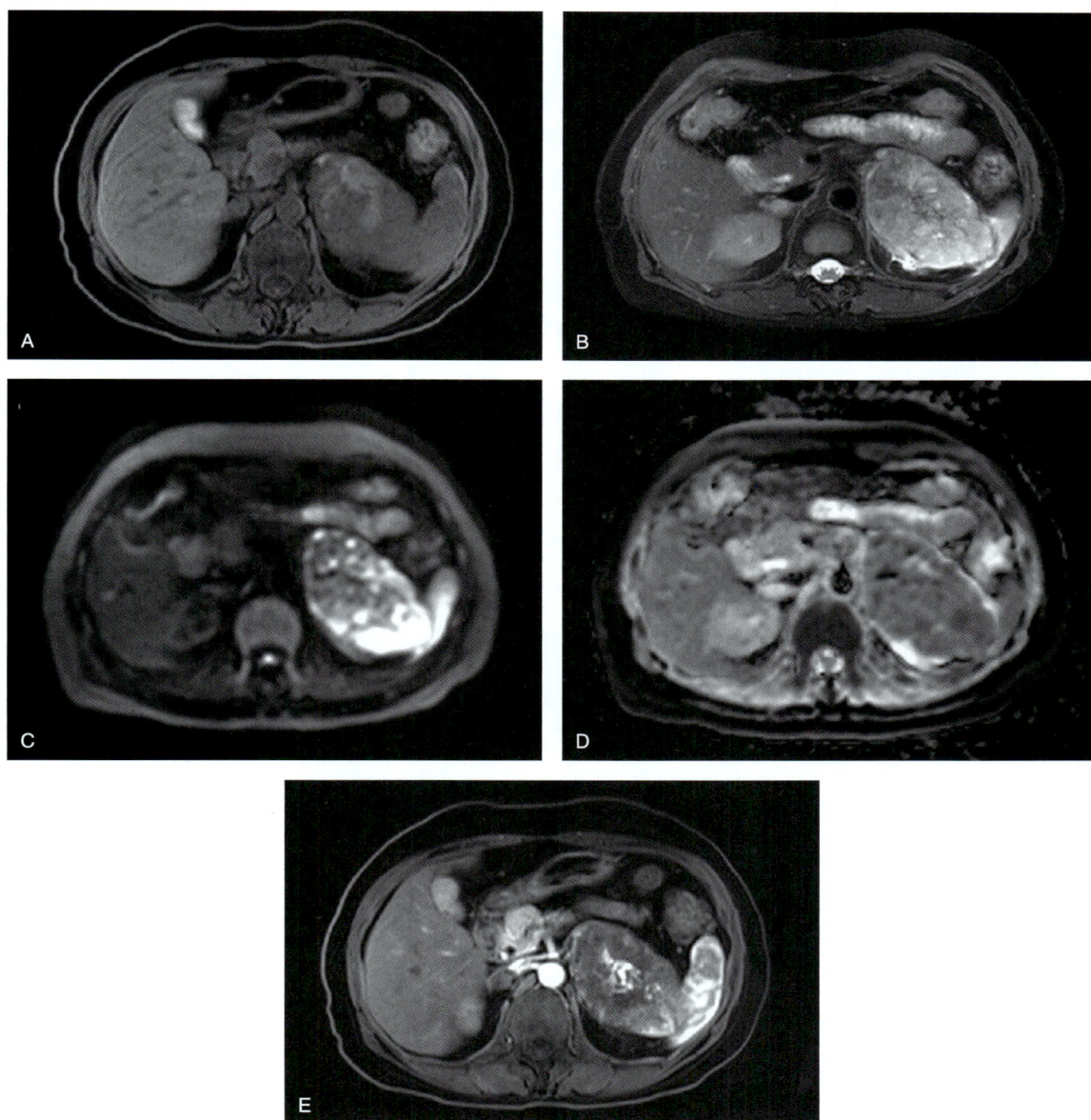

图2-4-2　肾上腺MRI增强扫描

左肾上腺肿块表现:A.T₁WI为不均匀稍低信号;B.T₂WI为不均匀稍高信号;C.DWI呈不均匀明显高信号;
D.ADC呈低信号;E.增强扫描呈不均匀强化,其内见增粗迂曲血管影

PET/CT 检查(图 2-4-3):双侧肾上腺可见类圆形软组织密度肿块及结节,左侧者较大,大小约 5.4cm×9.3cm×8.2cm(左右径×前后径×上下径),其内密度不均匀,可见多发斑片状低密度影及稍高密度影,FDG 摄取明显增高,SUVmax 12.7。左侧肾前筋膜稍增厚,左侧肾上腺肿块与左肾上极及左肾静脉分界不清。右侧肾上腺结合部可见一软组织密度结节,直径约 1.1cm,CT 值约 37HU,FDG 摄取增高,SUVmax 6.3。综上,考虑左肾上腺恶性病变(肾上腺皮质腺癌? 其他?),伴左肾静脉瘤栓形成、上述淋巴结部分淋巴结转移、双肺转移可能;右侧肾上腺软组织结节,FDG 代谢增高,转移可能。

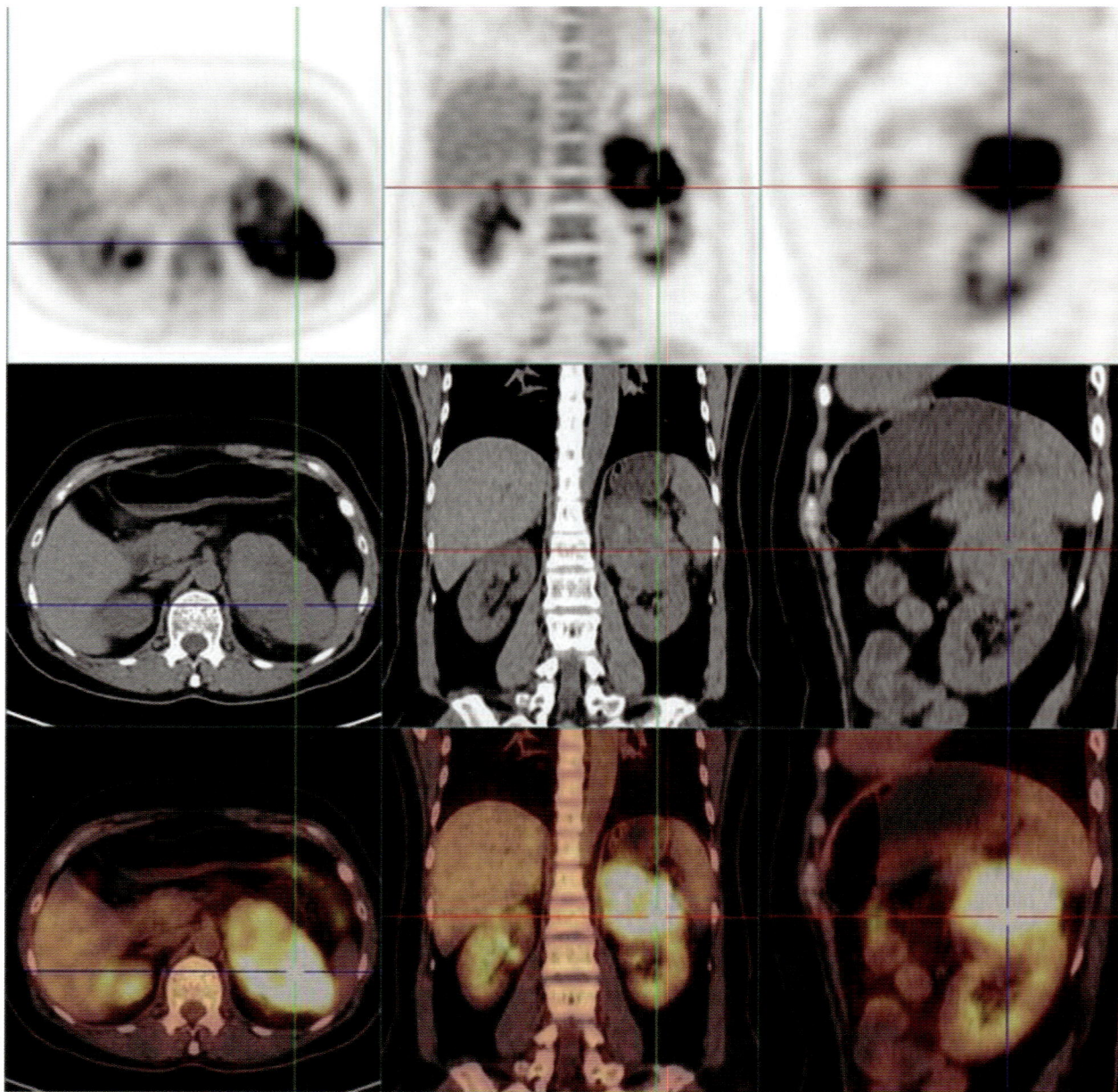

图 2-4-3　PET/CT 检查

5. 治疗　予对症镇痛等处理,患者自诉腹痛较前略有缓解。经扩容纠正电解质紊乱,除外手术禁忌证后,行左侧肾上腺肿物切除术＋左肾切除术。术后可见左肾上腺肿物,大小100mm×70mm×30mm,重156.4g,表面部分附包膜,切面多房囊性,灰白灰黄灰褐色,局灶可见出血。

6. 病理结果　肿瘤细胞中等大小,细胞间排列紧密,胞质较少,嗜酸性,细胞核深染,染色质较粗糙,少见核仁(图2-4-4)。上方可见出血及坏死。镜下可见肾上腺内见小圆细胞肿瘤伴坏死,结合形态及免疫组化染色结果,倾向肾上腺皮质癌。另外,左肾静脉瘤栓送检组织为肿瘤细胞团伴坏死,可见脉管侵犯,血管断端切缘未见肿瘤。

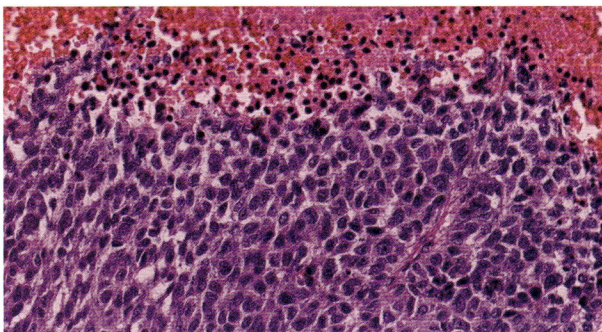

图2-4-4　病理结果(HE×400)

免疫组化结果: CK(−),Vimentin(＋),Mart1(部分弱＋),Inhibin(NS),Calretinin(−),CD56(＋),Syn(＋),CgA(−),Ki-67(＋30%),EMA(−),CEA(−),INSM1(−),INI1(＋),MUC4(−),TLE1(＋),CD99(−),Bcl-2(−),CD34(−),S-100(−),NKX2.2(−),Pax-7(−),ERG(−),WT-1(−),Myogenin(−),MyoD1(−)。

病例 2

当同时合并另外一种恶性肿瘤时,通常难以分辨肾上腺恶性肿瘤是原发还是继发。下面介绍的病例同时合并肺原发性恶性肿瘤,在术前诊断时难以诊断明确,通过术后病理确诊为"肾上腺皮质腺癌"。

1. 现病史　患者男性,65岁,主因"发现左肺癌、左肾上腺恶性肿瘤1个半月"入院。患者自诉约1个半月前剧烈活动后出现左胸、左腰部持续性剧烈疼痛,无肉眼血尿,无尿频、尿急、尿痛,遂就诊于外院,行增强CT检查考虑肺脏及肾上腺占位性病变。进一步行穿刺病理检查示,左侧肾上腺肿块,送检组织伴显著退变及坏死,残留少量异型的细胞核,符合恶性肿瘤,无法进一步分型(组织经过复切);左上肺坏死性肿块穿刺活检,结缔组织中可见个别异型细胞浸润,结合免疫组化结果,高度怀疑为癌,因异型细胞量极少,明确诊断困难。进一步行PET/CT示:①左肺上叶高代谢肿块,考虑肺癌可能性大,左侧胸膜受累可能。双肺散在小结节,未见高代谢。②左肺门、纵隔5区转移淋巴结可能性大。③左肾上腺转移。否认高血压、心脏病史,否认糖尿病、脑血管病、精神疾病史。

2. 体格检查　无明显阳性体征。

3. **实验室检查** 多巴胺<33μmol/L（参考值<196μmol/L），肾上腺素 22.4pmol/L（参考值≤605.9pmol/L），去甲肾上腺素 544.9pmol/L（参考值 413.9~4 434.2pmol/L）。

4. **影像学检查** 上腹部 CT 增强扫描（图 2-4-5）：左侧肾上腺可见梭形软组织密度影，大小约 6.5cm×4.0cm，密度不均匀，增强后病变内部见不均匀轻中度强化区，另见不强化区，周围见多发条索影，周围脂肪间隙模糊，右侧肾上腺形态、大小未见异常。

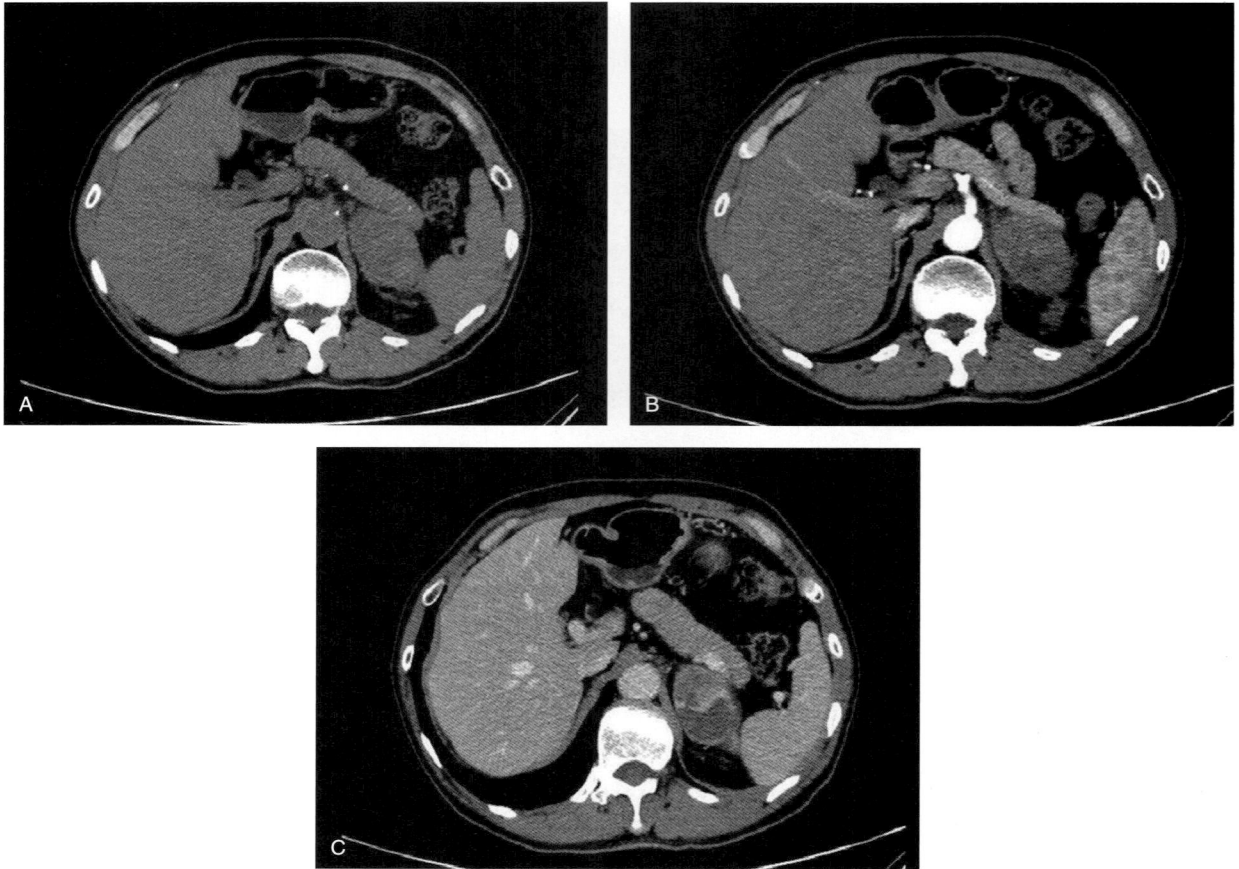

图 2-4-5 左侧肾上腺增强 CT 扫描
A. 平扫，密度不均匀；B. 动脉期，不均匀轻度强化；C. 静脉期，不均匀中度强化

5. **治疗** 该患者术前予扩容等相关准备，除外手术禁忌证后，行左侧肾上腺切除术，术后可见左侧肾上腺大小 8.0cm×6.0cm×4.5cm，重 96.2g，肿物大小 7.5cm×5.0cm×4.5cm，切面灰黄质中，部分质软，部分呈豆渣样。

6. **病理结果** 肿瘤细胞体积较大，细胞明显异型，细胞核深染，染色质较粗糙，易见核仁，结合免疫组化，符合肾上腺皮质腺癌（图 2-4-6）。

免疫组化结果：CK（+），Vimentin（少量+），Inhibin（−），Calretinin（弱+），CD56（少量+），Syn（−），CgA（−），Ki-67（阳性约 50%），TTF1（−），CK7（+），NapsinA（−），CD31（显示脉管），CD34（显示脉管），D2-40（显示脉管）。特殊染色结果：EVG（显示血管），EVG+HE（显示血管）。

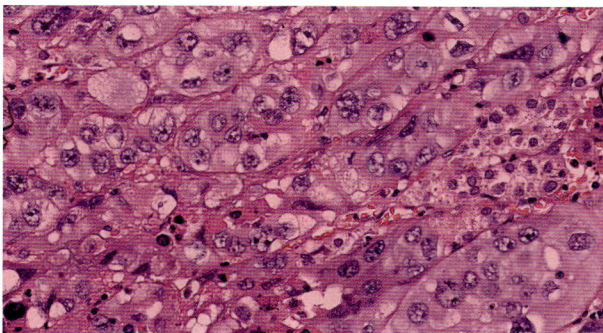

图 2-4-6　病理结果（HE×400）

第五节　肾上腺髓样脂肪瘤

一、概述

肾上腺髓样脂肪瘤（adrenal myelolipoma，AML）多发生于 50~70 岁，无性别差异，是一种少见的肾上腺良性肿瘤，无内分泌功能，患者体重指数（BMI）通常显著高于其他肾上腺偶发瘤。患者多因肿物相关症状就诊，包括腰痛、体位性气促、肺栓塞或破裂出血等。

二、典型病例

1. 现病史　患者男性，48 岁，主因"体检发现肾上腺肿物 1 年余"入院。患者自诉 1 年余前因体检超声提示右侧肾上腺肿物，大小约 12mm；近年体检复查提示肿物增大至 24mm，遂前往医院行腹部增强 CT 提示，右侧肾上腺低密度结节，大小约 29mm×21mm，可见不均匀强化。患者自发病以来，无阵发性头晕、心悸，无夜尿增多，无满月脸、水牛背，无周期性手脚无力，无肉眼血尿、腰痛等不适。遂就诊于我院门诊，门诊以"右肾上腺肿物"收入院。否认高血压、心脏病史，否认糖尿病、脑血管病、精神疾病史。

2. 体格检查　患者无满月脸、水牛背等脂肪堆积及多血质外貌，未见其他阳性体征。

3. 实验室检查　皮质醇 0AM 1.17μg/dL，血浆醛固酮（立位）4.45ng/dL，直接肾素（立位）14.4μIU/mL，促肾上腺皮质激素 8AM（ACTH）24.45pg/mL，血浆醛固酮（卧位）2.99ng/dL，直接肾素（卧位）6.9μIU/mL。

4. 影像学检查　肾上腺 MRI 增强扫描（图 2-5-1）：右侧肾上腺外侧支可见一类圆形肿物，大小约 2.5cm×2.2cm，边界清晰，T_1WI、T_2WI 呈高信号并少许稍低信号，脂肪抑制序列呈低、等混杂信号，双回波 T_1WI 反相位可见多发小灶性信号减低区，DWI 信号不高，增强后病灶边缘轻度强化，延迟扫描强化范围略微增宽。左侧肾上腺形态如常，未见异常信号病变。结合上述表现，符合"右侧肾上腺髓样脂肪瘤"。

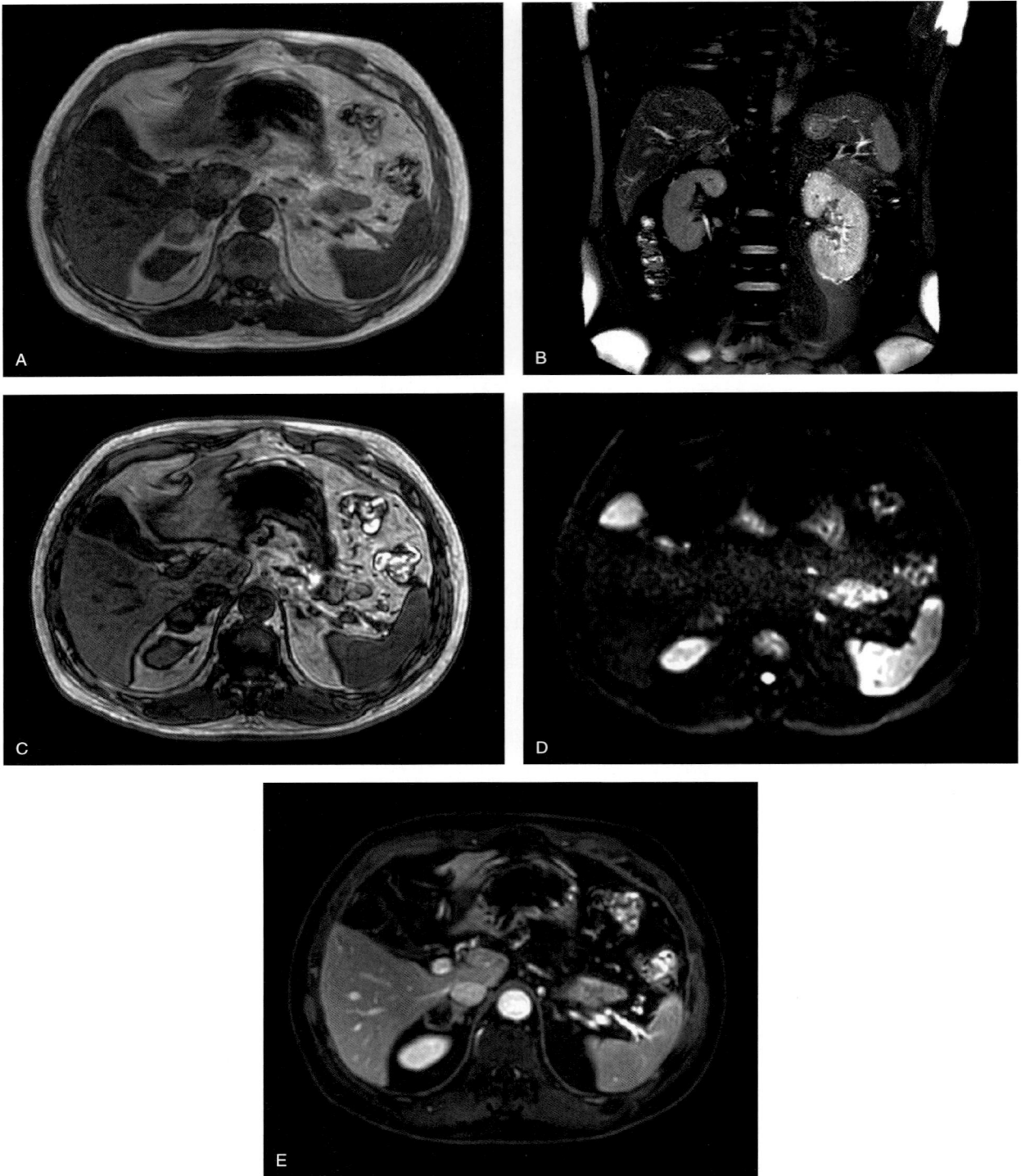

图 2-5-1 肾上腺 MRI 增强扫描

右肾上腺肿物：A. T_1WI 高信号并少许稍低信号；B. 脂肪抑制序列呈低、等混杂信号；
C. T_1WI 反相位多发小灶性信号减低区；D. DWI 信号不高；E. 增强扫描可见边缘强化

5. 治疗　该患者予术前相关准备，除外手术禁忌证后，行右侧肾上腺肿物切除术。术后可见右侧部分肾上腺，大小 50mm×40mm×14mm，周围附少量脂肪组织，切面见一囊腔，大小 30mm×20mm×14mm，囊内含灰褐色凝血样物。

6. 病理结果　高倍镜显示髓脂肪瘤的造血成分,可见髓系、红系及巨核系细胞,镜下所见符合肾上腺髓样脂肪瘤(图 2-5-2)。

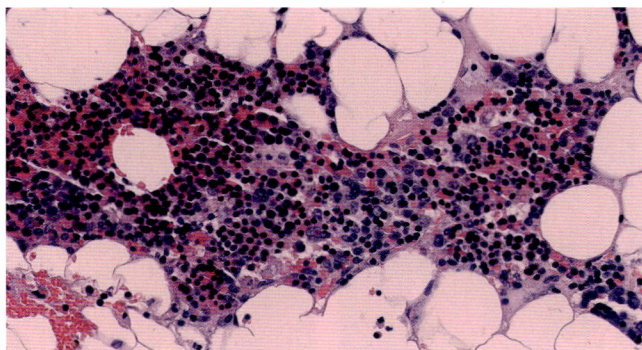

图 2-5-2　病理结果(HE×400)

第六节　肾上腺节细胞神经瘤

一、概述

节细胞神经瘤(ganglioneuroma)是一种罕见的良性神经源性肿瘤,一般起源于交感神经。起源于肾上腺髓质交感神经节细胞的肾上腺节细胞神经瘤(adrenal gland ganglioneuroma)更为罕见,多无临床症状,当瘤体较大压迫邻近结构时,出现相应症状。

二、典型病例

1. 现病史　患者男性,53 岁,主因"体检发现肾上腺肿物 2 年余"入院。患者自诉 2 年前体检行 CT 检查发现左侧肾上腺肿物,未予重视。1 周前就诊于门诊,行肾上腺 CT 平扫＋增强,检查所见:左侧肾上腺见椭圆形结节影,边界清晰、光滑,增强后无强化。考虑良性病变,腺瘤可能性大。患者自发病以来,无阵发性头晕心悸,无夜尿增多,无满月脸、水牛背,无周期性手脚无力,无肉眼血尿、腰痛、尿频尿急、排尿困难、发热乏力等不适。否认高血压、心脏病史,否认糖尿病、脑血管病、精神疾病史。

2. 体格检查　无明显阳性体征。

3. 实验室检查　血浆醛固酮(立位)5.38ng/dL,直接肾素(立位)5.0μIU/mL,促肾上腺皮质激素 8a.m. 15.99pg/mL,血清皮质醇(8AM)6.75μg/dL,血钾 3.72mmol/L。

4. 影像学检查　上腹部 CT 增强扫描(图 2-6-1):左侧肾上腺可见椭圆形结节影,边界清晰、光滑,CT 值约为 30HU,大小约为 3.2cm×2.3cm,边缘可见点状钙化灶,增强后无强化;右侧肾上腺大小、形态、密度如常。

5. 治疗　该患者予术前相关准备,除外手术禁忌证后,行左侧肾上腺肿物切除术。术后可见左侧肾上腺肿物大小 37mm×32mm×12mm,表面包膜完整,切面灰白,胶冻状,质地细腻(图 2-6-2)。其旁附少许肾上腺组织,重 26.8g。

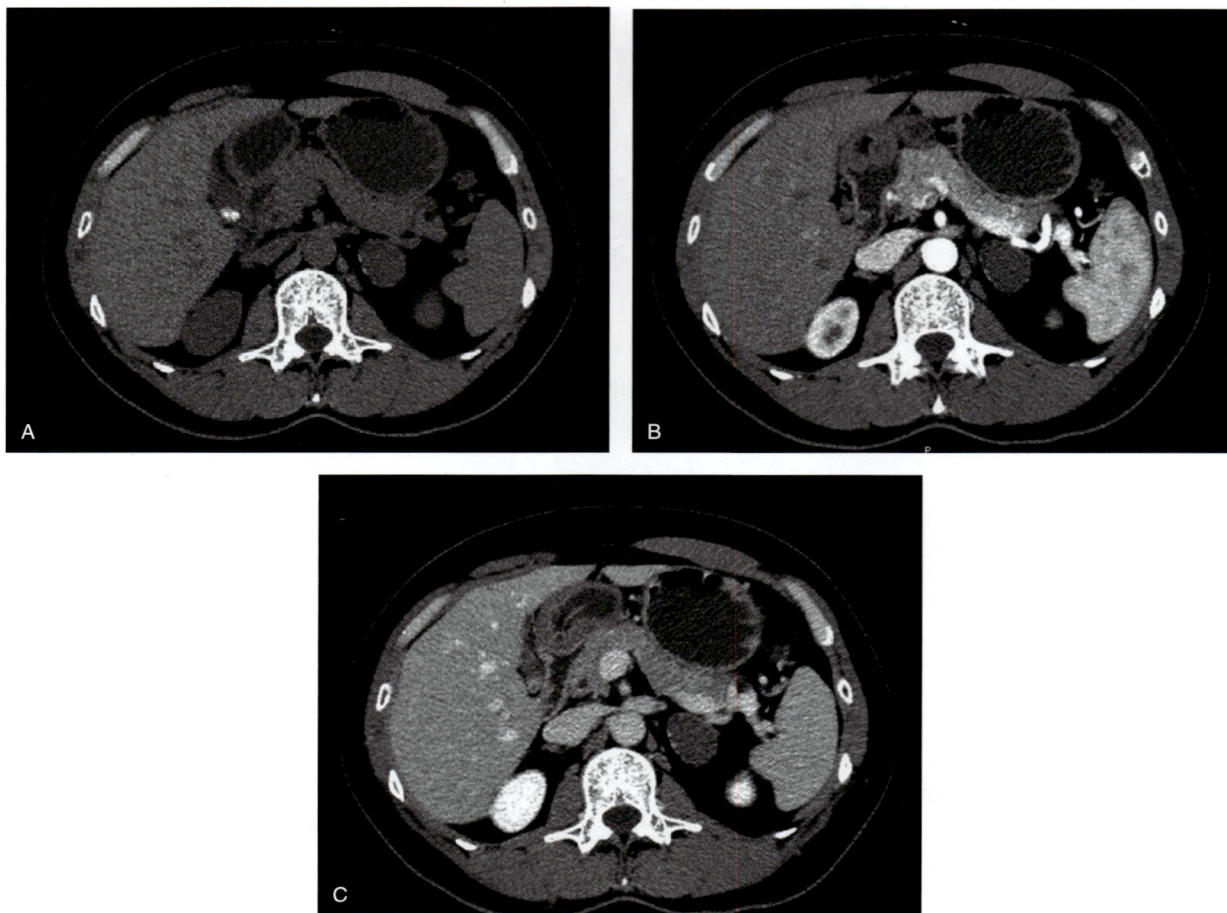

图 2-6-1　双侧肾上腺增强 CT 扫描无强化

左肾上腺结节表现:A. 平扫,CT 值约 30HU;B. 动脉期,CT 值约 30HU;C. 静脉期,CT 值约 30HU

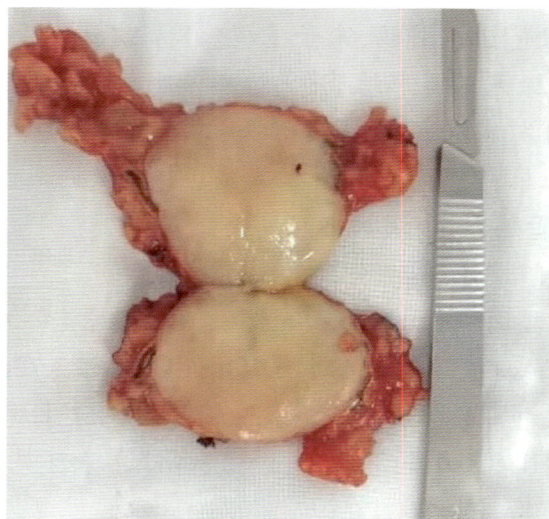

图 2-6-2　左侧肾上腺肿瘤标本

6. 病理结果　高倍镜显示梭形细胞排列紊乱,形态温和,未见核分裂。节细胞胞质丰富,细胞核偏位,可见核仁,结合免疫组化符合肾上腺节细胞神经瘤(图2-6-3)。

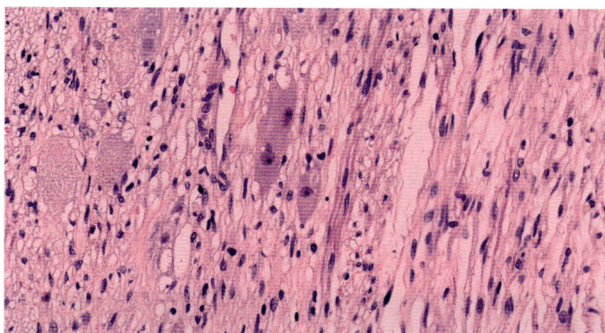

图 2-6-3　病理结果(HE×400)

免疫组化结果: CK(−),Vimentin(+),Ki-67(阳性小于2%),CD34(显示血管),S-100(+),SOX10(+),DOG-1(−),Desmin(−),Actin(−),β-catenin(−),STAT6(散在 +)。

第七节　肾上腺转移癌

一、概述

肾上腺转移癌在肿瘤血行转移瘤的好发部位中仅次于肺脏、肝脏和骨骼,多来自肺癌、乳癌、甲状腺癌、胃癌、肝癌、胰腺癌和结肠癌等。因此,当患者存在上述原发性恶性肿瘤时,发生于肾上腺的占位性病变应谨慎对待。该类患者通常无临床症状,部分双侧转移腺体严重破坏者可出现功能减退的表现,可发生于单侧或双侧,经慎重选择的肾上腺转移瘤术后无病中位生存期为2~3年。

二、典型病例

1. 现病史　患者男性,66岁,主因"发现左侧肾上腺结节1个月余"入院。患者1个月前CT平扫发现左侧肾上腺结节影,直径约2.2cm;考虑左侧肾上腺结节,转移不除外。患者自发现以来无视物模糊,无胸闷、心慌、心悸,无乏力、无阵发性头晕、头痛,无夜间盗汗,无尿频、尿急、尿痛,无夜尿增多、无腰痛、血尿,无恶心、呕吐,无发热。以"左侧肾上腺结节"收入院。高血压病史20年,最高145/95mmHg,规律口服厄贝沙坦治疗,现控制可。冠状动脉粥样硬化性心脏病13年余,2年前于外院行冠脉支架置入术,术后规律服用阿司匹林治疗。否认糖尿病、精神疾病史。否认肝炎史、结核史、疟疾史。7年前出现脑梗死,保守治疗,规律口服阿司匹林药物5年,现右侧口角向外歪斜。20年前因痔疮行手术治疗。5年前因右肾恶性肿瘤于我院行腹腔镜下腹腔镜右肾部分切除术。

2. 体格检查 未见明显阳性体征。

3. 实验室检查 甲氧基去甲肾上腺素 99.5pg/mL（参考值<145pg/mL，LC-MS/MS 法），血浆醛固酮（卧位）（Aldo）0.85ng/dL，直接肾素（卧位）（PRC）0.9μIU/mL，血浆醛固酮（立位）（Aldo）0.74ng/dL，直接肾素（立位）（PRC）1.1μIU/mL。

4. 影像学检查

CT 增强扫描（图 2-7-1）：左肾上腺外侧支可见中等密度结节影，大小约 2.4cm×2.2cm，边界清晰，平扫 CT 值约 38HU，增强后皮质期明显强化，髓质期强化减低。右肾上腺形态及密度未见异常。

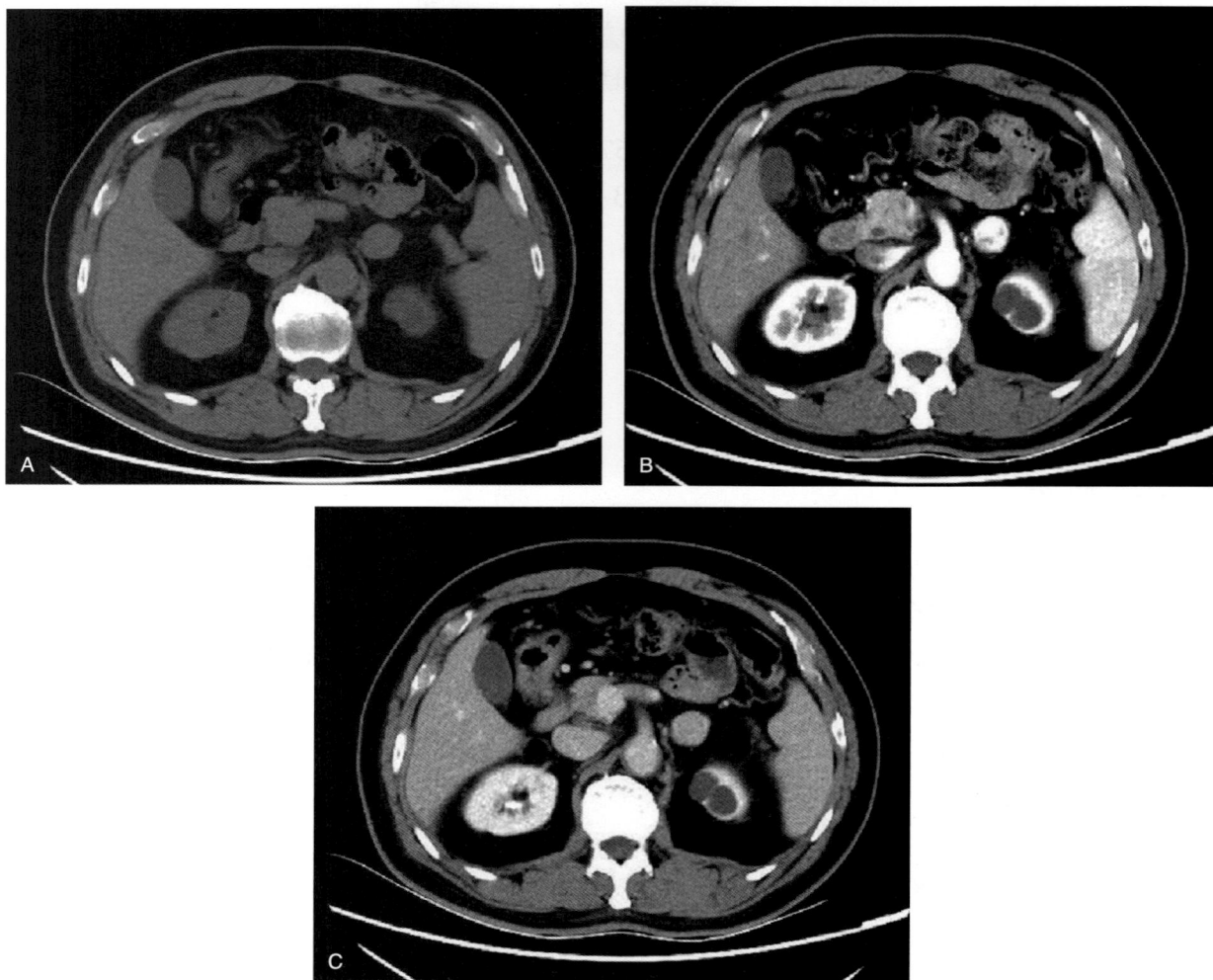

图 2-7-1 双侧肾上腺增强 CT 扫描
左肾上腺结节表现：A. 平扫，CT 值约 38HU；B. 增强后皮质期明显强化；C. 髓质期强化减低

PET/CT 检查（图 2-7-2）：左侧肾上腺外侧支可见软组织结节，大小约 2.2cm×2.1cm，CT 值约 37U，FDG 摄取增高，SUVmax 4.3，考虑转移可能。右侧肾上腺未见明显异常 FDG 摄取增高灶。

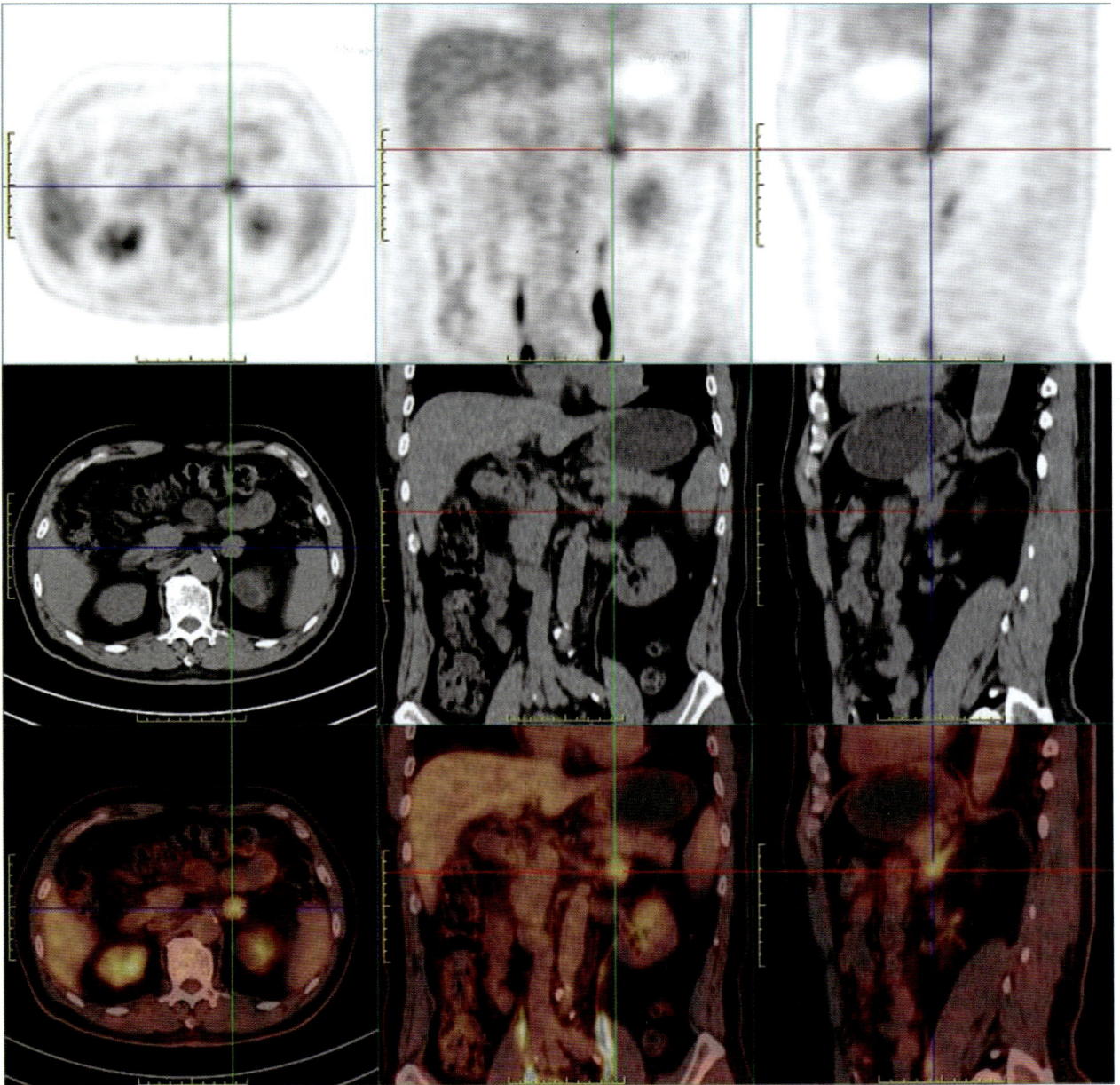

图 2-7-2　PET/CT 检查

5. 治疗　患者考虑左侧肾上腺转移瘤,术前检查无明确手术禁忌证,全麻下行腹腔镜下左肾上腺切除,术后可见左肾上腺内带少许脂肪的灰褐色组织一块,大小 50mm×20mm×18mm,重 21.4g,于肾上腺实质内见一灰白结节,直径 22mm,切面灰白、质韧,小灶性灰褐色,周围肾上腺部分萎缩(图 2-7-3)。

6. 病理结果　高倍镜显示肿瘤细胞呈巢状结构,有小的薄壁血管间隔。瘤细胞胞质透亮,包膜清晰,偶见核仁,结合临床病史及免疫组化结果,符合透明细胞肾细胞癌(图 2-7-4)。

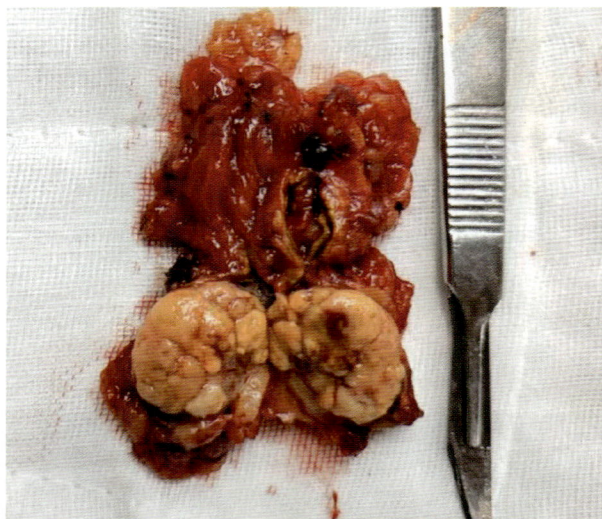

图 2-7-3 左侧肾上腺肿瘤标本

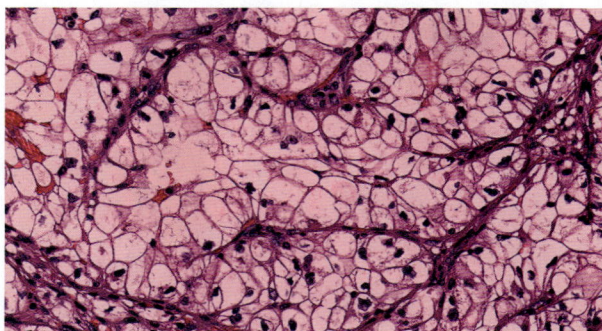

图 2-7-4 病理结果(HE×400)

免疫组化结果：CK(灶性 +)，Vimentin(灶性 +)，EMA(+)，CD10(膜 +)，CAIX(膜 +)，Syn(−)，Inhibin-α(−)，Mart1(−)，Pax-8(+)，CgA(−)。

(许永德　王大业　张燕林)

第三章
腹膜后肿瘤

第一节　脂 肪 肉 瘤

一、概述

脂肪肉瘤是一种起源于间叶组织的恶性肿瘤,其年发病率约为 5.9/100 万,也是最常见的软组织肿瘤之一,占所有软组织肉瘤的 15%~20%。脂肪肉瘤多见于中老年人,平均诊断年龄为 50 岁,无明显性别及种族差异。

目前脂肪肉瘤的病因尚不清楚,美国癌症协会已经确定了软组织肉瘤的一些明显的危险因素,主要包括放疗(特别是用于治疗其他恶性肿瘤的放疗),某些家族癌症综合征,淋巴系统的损伤/创伤,以及暴露于有毒化学物质等,直接由脂肪瘤恶变而来的十分罕见。

脂肪肉瘤最常见于腹膜后,其次为四肢,约占所有腹膜后肿瘤的 11.6%。腹膜后脂肪肉瘤常为未分化脂肪肉瘤,而黏液样脂肪肉瘤发生在下肢,可分为 4 种病理亚型,分别为不典型/高分化脂肪肉瘤、去分化脂肪肉瘤、黏液样/圆细胞脂肪肉瘤和多形性脂肪肉瘤。不典型/高分化脂肪肉瘤侵袭性较低,而去分化脂肪肉瘤、黏液样/圆细胞脂肪肉瘤和多形性脂肪肉瘤侵袭性较高,容易复发和转移。

脂肪肉瘤早期常无明显临床症状,多由健康体检或其他疾病检查时发现。只有当肿瘤大到足以对周围结构产生肿块效应时,症状才会出现。这些症状包括疼痛/压痛、水肿或神经血管束受压引起的功能丧失。其他报告的症状包括感觉异常、静脉曲张、疲劳、体重减轻、恶心和呕吐。腹膜后脂肪肉瘤由于症状不明显,经常在晚期才被发现。非特异性的腹部症状是唯一已知的症状,在诊断前肿瘤通常已长到几千克。中晚期的脂肪肉瘤患者可表现为全身的消耗症状,如疲劳、体重减轻,以及对周围器官明显的压迫症状,如腹痛、腹胀、停止排气排便、下肢静脉曲张等。在体格检查中,脂肪肉瘤表现为一种无触痛、可触及的肿块。腹膜后病变患者可表现为弥漫性腹胀。除了肿瘤范围(T)、淋巴结受累程度(N)和是否有转移(M)外,肉瘤的分类还取决于其分级。French 或 FNCLCC 系统主要根据分化程度、有丝分裂计数和肿瘤坏死的存在/程度对肉瘤进行分类。

目前脂肪肉瘤主要通过完善影像学检查进行初步诊断,CT、MRI 已证实在脂肪类肿瘤诊断及鉴别诊断中具有重要的应用价值。腹膜后不典型/高分化脂肪瘤在 CT 上表现为以脂肪密度为主的巨大肿块,边界清晰,略呈分叶状伴无规律性纤维分隔,脂肪组织增强扫描无强化,纤维分隔可呈中度强化。而去分化脂肪肉瘤表现为非脂肪性软组织肿块,增强扫描可表现为轻、中或明显强化。黏液样/圆细胞脂肪肉瘤,以液性病变(低密度液体区域,增强扫描无强化)为主,液性病变之间可见多房分隔影,还可伴有少量分叶状脂肪组织,病灶周围多伴厚薄不均的包膜。多形性脂肪肉瘤多表现为肌肉样软组织肿块,病灶内易出现囊变或坏死,部分局灶性坏死存在清晰周边,可伴有包膜出现。在 MRI 上,分化好的脂肪肉瘤表现为 T_2 高信号,静脉期会出现轻度增强,黏液样脂肪肉瘤较为均质,并伴有假包膜,多形性脂肪肉瘤则表现为混杂不均质结构,并伴有明显增强。组织学检查有助于明确诊断,但在大多数情况下,完整肿物切除后的病理才能最终明确诊断。

目前脂肪肉瘤以手术治疗为主,对于高级别的肿瘤,广泛的手术切除,辅助放疗、化疗、免疫治疗对于治疗是必要的。化疗效果不确定,放疗是术后很好的辅助治疗,尤其是黏液样脂肪肉瘤。

脂肪肉瘤的预后取决于几个因素。对生存率最重要的相关因素是组织学亚型、肿瘤分级、肿瘤位置和手术切缘情况。据报道,分化良好的脂肪肉瘤有 50% 的复发率,无远处转移的风险,5 年生存率极好,达 75%~100%。相比之下,黏液样和多形性脂肪肉瘤有更高的复发率(高达 80%)和较差到中等的生存时间(4~107 个月)。未分化脂肪肉瘤有更高的远处转移风险。手术切缘阳性与局部高复发率和低生存率相关。虽然一些辅助放疗可降低再复发率,但辅助化疗和放疗的作用一直存在争议,没有明确的共识。

二、典型病例

1. 现病史　患者男性,62 岁,主因"受外力挤压后自觉右侧腹痛疼痛 2 个月"就诊。患者 2 个月前右侧腹部受外力挤压后出现隐痛,不剧烈,休息片刻后可自行缓解,无明显尿频、尿急、尿痛、血尿,不伴腹胀、恶心、呕吐、停止排气排便等症状。患者高血压病史 20 余年,最高血压 180/90mmHg,口服硝苯地平及缬沙坦,血压控制可。9 年前行甲状腺全切术,现口服左甲状腺素钠片治疗,7 年前行胆囊切除术,6 年前行右下肢脂肪肉瘤切除术。患者家族史及婚育史无特殊。

2. 体格检查　腹部平坦,未见明显局限隆起,右肾区及右侧上、中腹部可触及质韧包块,边界不清,无压痛及反跳痛。

3. 实验室检查　无特殊。

4. 影像学检查

超声:双肾大小正常,右肾上极可见一大小约 24.3cm×11.7cm 稍高回声占位,内回声不均匀,边界欠清(图 3-1-1)。

腹部 CT 平扫:肝肾间隙可见一巨大椭圆形混杂密度影,大小约 12.0cm×18.0cm,边界尚清,病灶密度不均,可见多发分隔、脂肪及软组织密度影(图 3-1-2)。

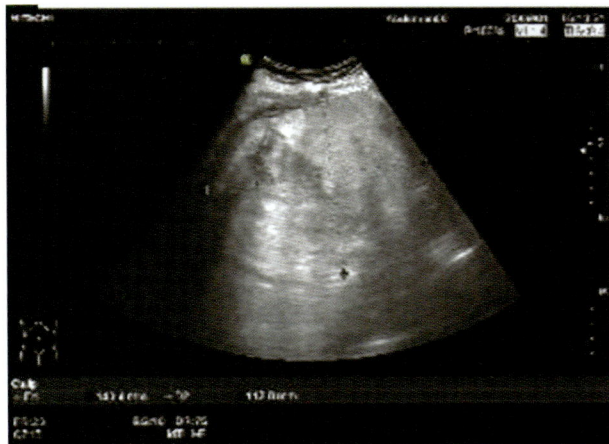

图 3-1-1　双肾 B 超检查

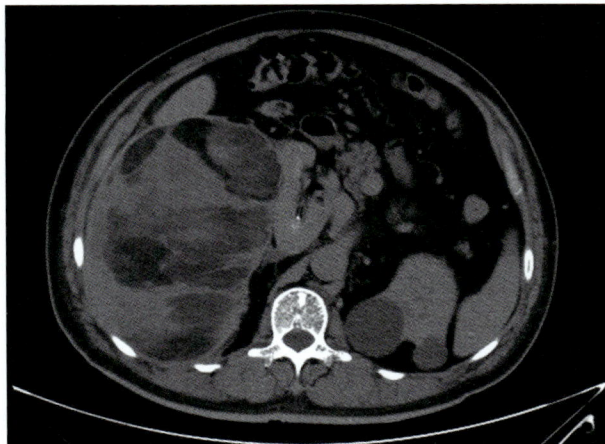

图 3-1-2　腹部 CT 平扫

腹部增强 CT：可见肿物部分增强，脂肪部分无增强，延迟期提示肿物部分增强（图 3-1-3）。
术后腹部平扫 CT：可见肿物消失，肾周局部条索及少量包裹性积液（图 3-1-4）。

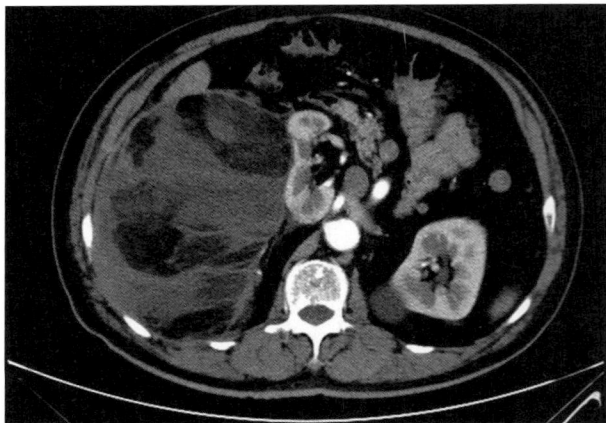

图 3-1-3　腹部增强 CT

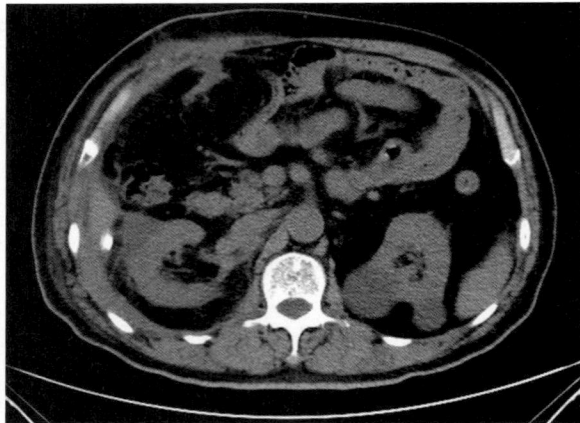

图 3-1-4　腹部 CT 平扫（术后复查）

MRI：肝肾间隙可见一巨大椭圆形肿块，边界尚清，大小约 12.0cm×18.0cm，T_2WI 上呈高低混杂信号（图 3-1-5）。肿物 DWI 上部分呈高信号（图 3-1-6）。腹膜后肿物，肾脏受压表现（图 3-1-7）。

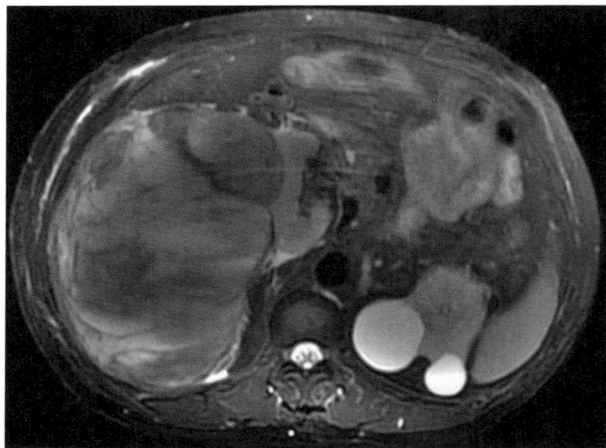

图 3-1-5　腹部 MRI（T_2WI）

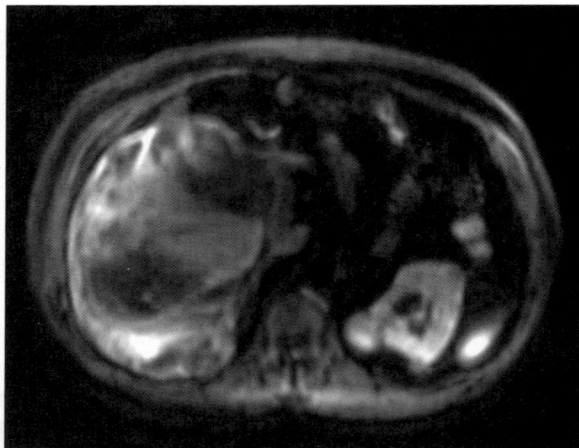

图 3-1-6　腹部 MRI（DWI）

5. 治疗　完善术前检查后行腹膜后肿物切除术。

6. 病理结果　肿瘤由脂肪细胞和梭形细胞组成，部分梭形细胞核大深染，具有非典型性，考虑为高分化脂肪肉瘤，少部分区域间质为黏液伴血管增生，考虑同时合并黏液样脂肪肉瘤。

免疫组化结果：MDM2（+），CDK4（+），P16（+），S-100 脂肪细胞（+），CK（−），Vimentin（+），Ki-67 阳性指数 15%。低倍镜显示组织结构完全被破坏，被粉染及淡染肿瘤细胞取代，间质血管丰富（图 3-1-8）。

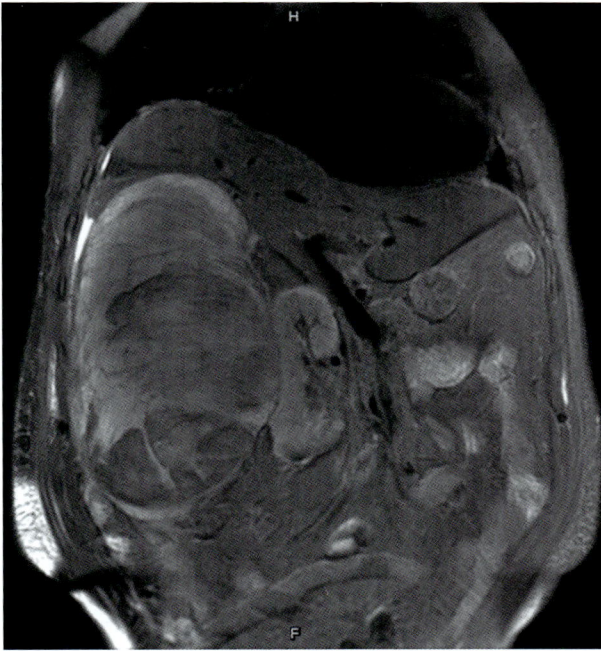

图 3-1-7 腹部 MRI（所示肾脏受压）

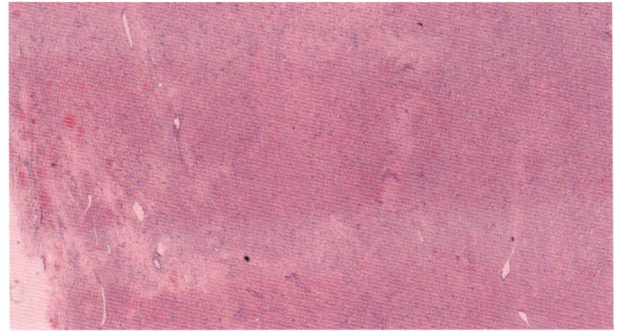

图 3-1-8 病理结果（HE×10）

肿瘤细胞呈梭形及不规则状,胞质淡染,核深染及不规则,间质血管丰富（图 3-1-9）。可见花环状异型大细胞（图 3-1-10）。

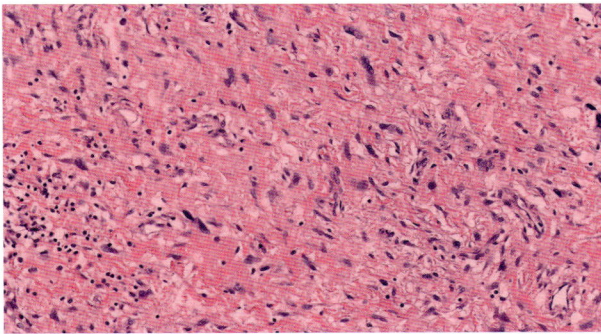

图 3-1-9 病理结果（HE×200）

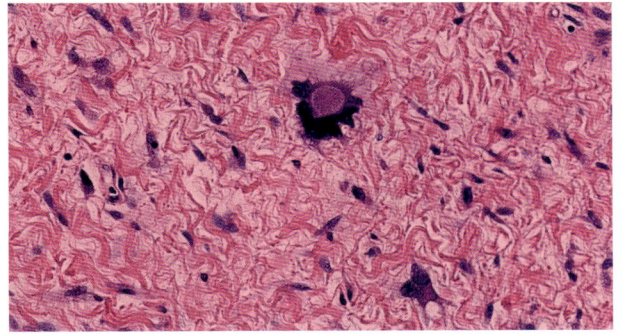

图 3-1-10 病理结果（HE×400）

第二节 去分化脂肪肉瘤

一、概述

去分化脂肪肉瘤和高分化脂肪肉瘤共同构成了脂肪肉瘤的最大亚群,并构成了一种疾病的组织学和行为学谱系。去分化脂肪肉瘤通常发生在中老年人,特别是腹膜后或四肢。尽管与其他多形性肉瘤相比,去分化脂肪肉瘤的远处转移比较罕见,但行为与位置有关,腹膜后去分化脂肪肉瘤的预后明显偏差。去分化脂肪肉瘤通常表现为未分化的多形性或梭形细胞肉瘤，通常是一种非脂源性肉瘤，与高分化脂肪肉瘤相邻，可发生于高分化脂肪肉瘤复发或为新发。

去分化脂肪肉瘤是一种恶性间质肿瘤，表现为两种形态学上不同的成分：一种是成熟的脂肪细胞成分(不典型脂肪瘤，高分化脂肪肉瘤)，另一种是高级别的非脂源性成分(去分化的)。高分化脂肪肉瘤的特征是大小不等的脂肪细胞小叶，含有细胶原蛋白的纤维带，通常是淋巴样聚集物。肿瘤细胞细胞核变大，深染，常呈小花状排列，分布在肿瘤各处，但多见于纤维区，有丝分裂活性低。高分化区域逐渐或突然被去分化肿瘤病灶所取代，它可以显示出令人印象深刻的一系列组织学模式，但通常类似于未分化的多形性肉瘤。去分化部分可为局灶性的，也可以是肿瘤的大部分。高分化脂肪肉瘤和去分化脂肪肉瘤具有相似的遗传畸变背景；两者都与12q13-15染色体区域的高水平扩增有关，包括 CDK4 和 MDM2 细胞周期致癌基因。此外，去分化脂肪肉瘤还存在进一步的基因改变，特别是6q23和1p32的共扩增。

去分化脂肪肉瘤常累及腹膜后，几乎总是局部复发，常发生多次，而远处转移则不常见。与其他多形性肉瘤相比，去分化脂肪肉瘤的病程较长，这是由于潜在生物学的差异所致，但腹膜后去分化脂肪肉瘤局部高复发，很大程度上与手术有关。腹膜后去分化脂肪肉瘤在诊断时几乎都很大或部分肿瘤巨大，并侵犯周围脏器，这极大地增加了肿物切除的难度，切缘常规呈阳性，导致局部高复发。

腹膜后脂肪肉瘤 5 年总生存率约为 59%。去分化脂肪肉瘤患者与高分化脂肪肉瘤患者之间无差异。高分化脂肪肉瘤患者的 2 年无病生存率为 59%，去分化脂肪肉瘤患者为 26%，有统计学意义。腹膜后去分化脂肪肉瘤无病生存期较分化良好的脂肪肉瘤低。然而，就总体生存率而言，两者没有显著差异。

二、典型病例

1. 现病史　患者男性，67 岁，主因自觉腹胀 3 个月余就诊。患者 3 个月前无明显诱因自觉腹胀，无明显恶心、呕吐、排气排便停止等，不伴明显尿频、尿急、尿痛等，行相关检查提示右腹膜后肿物。患者高血压病史 10 余年，最高血压 140/90mmHg，现服用福辛普利 10mg b.i.d.，美托洛尔 50mg b.i.d. 降压治疗，血压控制可，冠状动脉粥样硬化性心脏病 10 余年，7 年前行冠脉支架植入术，现口服阿托伐他汀 20mg q.d.，硫酸氢氯吡格雷 75mg q.d.。8 年前行右侧经皮肾镜碎石取石术，3 年前行右侧输尿管镜碎石取石术。家族史及婚育史无特殊。

2. 体格检查　腹部平坦，未见明显局限隆起，右腹部及右肾区可触及质韧包块，边界不清，有压痛，局部叩诊呈实音。

3. 实验室检查　无特殊。

4. 影像学检查

B 超：右肾区未见肾脏回声，可见大小约 15.4cm×22.4cm 低回声团，其内回声欠均匀，中央可见少许无回声（图 3-2-1）。

CT：右肾后下方可见一大小约 23.0cm×20.0cm×23.0cm 肿物，其内密度不均匀，平扫

CT值30~40HU（图3-2-2）。增强提示右肾区肿物轻度不均匀强化（图3-2-3）。CT延迟期提示右肾区肿物轻度不均匀强化（图3-2-4）。肾盂期提示右肾区肿物强化明显减退（图3-2-5）。

术后平扫CT：右肾区条索样改变（图3-2-6）。

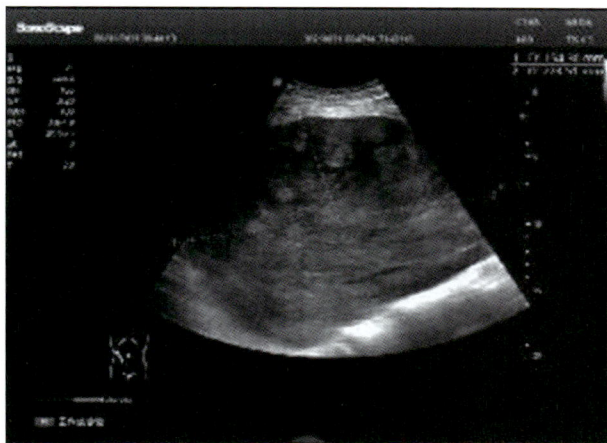

图3-2-1　右肾超声检查

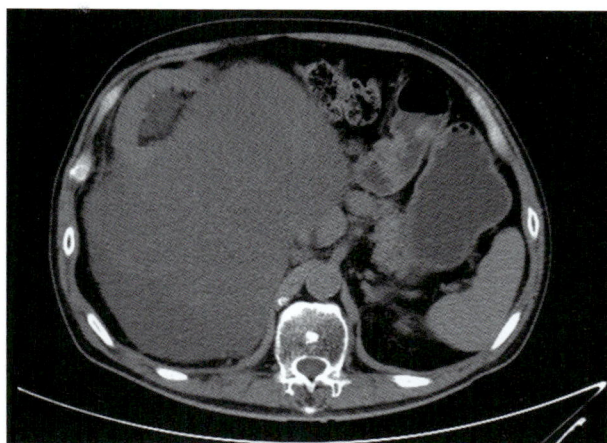

图3-2-2　腹部CT（平扫）

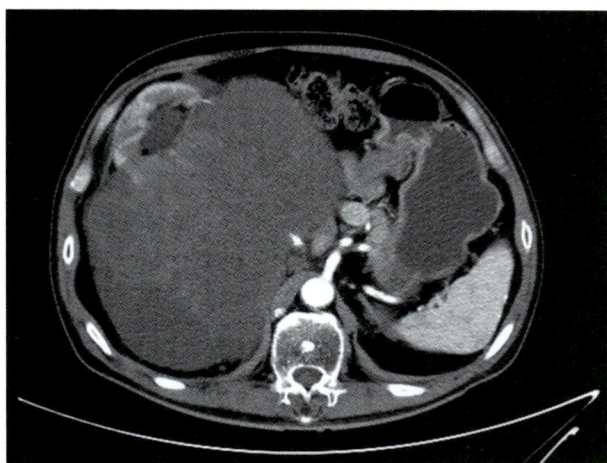

图3-2-3　腹部CT（动脉期）

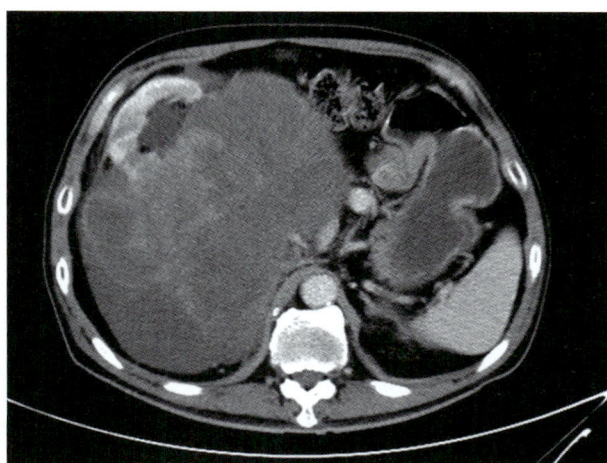

图3-2-4　腹部CT（静脉期）

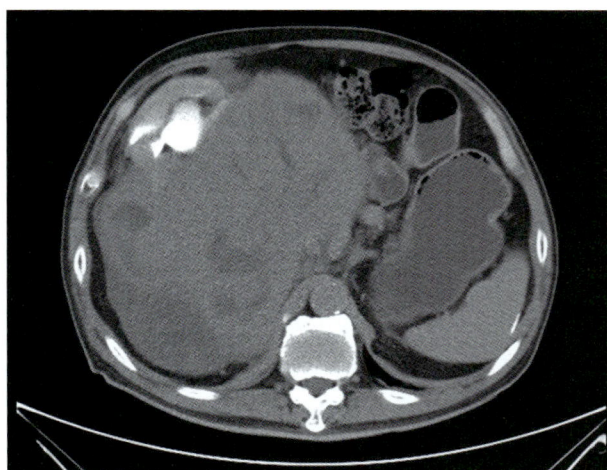

图3-2-5　腹部CT（排泄期）

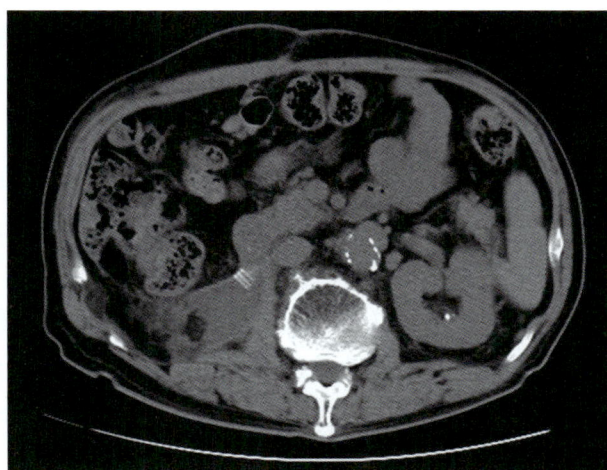

图3-2-6　腹部CT平扫（术后复查）

5. 治疗　完善检查后行右肾＋腹膜后肿物切除术。

6. 病理结果　去分化脂肪肉瘤。

免疫组化结果：MDM2（＋），CKD4（＋），P16（＋），S-100（－），CK（－），Vimentin（＋），Ki-67（指数约35%），Actin（＋），Desmin（部分＋），CD34（－），INI1（＋），H3K27Me3（部分＋）。

低倍镜可见梭形细胞及小圆形细胞构成的肿瘤，可见坏死（图 3-2-7）。

高倍镜显示肿瘤细胞形态均匀一致，细胞核深染，可见核分裂以及淡染黏液样背景（图 3-2-8）。

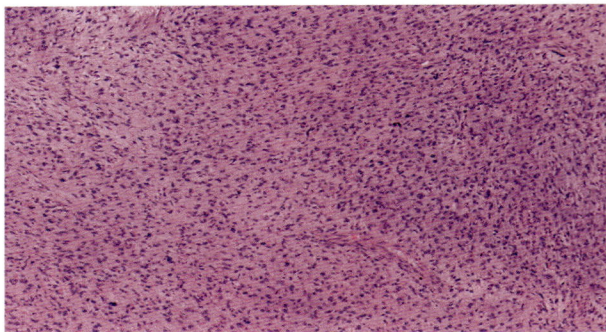

图 3-2-7　病理结果（HE×100）

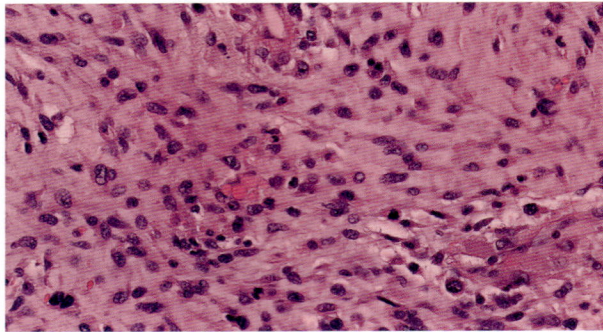

图 3-2-8　病理结果（HE×400）

第三节　副神经节瘤

一、概述

副神经节瘤和嗜铬细胞瘤是罕见的自主神经系统肿瘤，经典的起源部位是肾上腺髓质和下脑神经的自主神经分支，但它们也可能起源于与胸椎、腹部和头颈部自主神经分支相连的任何部位。这些肿瘤不受控制地释放儿茶酚胺可能会危及生命。根据世界卫生组织对内分泌肿瘤的分类，嗜铬细胞瘤起源于肾上腺髓质，而副神经节瘤位于肾上腺外，位于腹部（最常见）、胸部、骨盆和颈部。头颈部和沿脑神经的副神经节瘤不产生儿茶酚胺，因为它们是从副交感神经节产生的。

副神经节瘤和嗜铬细胞瘤是遗传易感性因素影响最大的肿瘤类型。多年来，嗜铬细胞瘤和副神经节瘤（pheochromocytoma and paraganglioma，PPGL）的遗传图谱已经从原有的遗传病因的"10%规则"演变为40%肿瘤与相关基因突变所致。儿茶酚胺的过量生产通常伴随着嗜铬细胞瘤（pheochromocytoma，PCC）和副神经节瘤（paraganglioma，PGL）的发展。因此，儿茶酚胺过量为PPGL的诊断提供了有力的生化证据。准确测量儿茶酚胺及其代谢物是PPGL诊断和患者管理的第一步。随着分析技术的发展，可以使用几种生化方法来测定PPGL的这些生物标志物。

儿茶酚胺包括肾上腺素（epinephrine，E）、去甲肾上腺素（norepinephrine，NE）和多巴胺

（dopamine，DA），构成一类化学神经递质和激素，在调节生理过程中占有重要地位，并参与神经、精神、内分泌和心血管疾病的发展。PPGL 的生化表型以儿茶酚胺不同组合的高分泌为特征。有些 PPGL 只产生 NE，有些同时分泌 E 和 DA，有些同时分泌 E 和 NE，极少数肿瘤只分泌 E 或 DA。这可能与肿瘤的遗传背景有关。在 von Hippel-Lindau（VHL）基因突变的患者中，肿瘤可能发生在肾上腺或肾上腺外，且只过度产生 NE，与肿瘤位置无关。VHL 相关的 PPGL 总是出现在早期，偶尔是恶性的。来自编码琥珀酸脱氢酶亚基 B 和 D（SDHB 和 SDHD）基因突变的患者的 PPGL 的特征是 DA 高分泌，伴或不伴 NE 增高。这些肿瘤通常发生在肾上腺外部位，占头颈部 PPGL 的 19%~28%，可表现出恶性倾向，且发病早（13 岁）。PPGL 的生化筛选通常包括尿和血浆儿茶酚胺、血浆游离甲氧基肾上腺素和尿香草扁桃酸（VMA）等测定。PPGL 如果未被诊断是致命的，因此用于筛查的生化检测应具有高度的敏感度和特异度。

　　PPGL 可以出现在身体的各个部位，但根据解剖位置可分为肾上腺内和肾上腺外部位。与头颈副神经节瘤相比，腹部或躯干的 PPGL 起源于胸和腹交感神经节，产生儿茶酚胺。在 PPGL 病程的不同阶段都可采用影像学检查。用于筛查的影像检查可用于有种系突变和高危综合征的患者，如 2 型和 3 型多发性内分泌瘤病（MEN）、von Hippel-Lindau（VHL）、神经纤维瘤病 I 型（NF1）和琥珀酸脱氢酶（SDH）突变，可以通过全身正电子发射计算机体层扫描（PET）结合计算机断层扫描（CT）或磁共振成像（MRI），如 PET/CT 或 PET/MRI，或单独解剖成像，如腹部和骨盆的 MRI 或 CT。影像检查的频率通常取决于患者的年龄和特定的潜在突变或综合征。

　　嗜铬细胞瘤在不同影像检查影像学表现都是不同的，副神经节瘤的影像学表现变化较小。尽管典型的腹膜后位置和高增强有助于缩小鉴别诊断，但这降低了这些病变的影像学诊断的可信度。PPGL 的经典理论是 10% 规则，即认为 10% 为肾上腺外病变，10% 为双侧病变，10% 为转移性病变，10% 为家族性病变，10% 为无症状或与高血压无关。此外，躯干副神经节瘤的转移率远高于肾上腺嗜铬细胞瘤，在某些病例系列中高达 60%。副神经节瘤也被称为肾上腺外嗜铬细胞瘤（extra-adrenal pheochromocytoma，EAP），在成人中至少占 PPGL 的 15%，在儿童中占 30%。绝大多数 EAP 发生在膈肌和肾脏下极之间的腹膜后腹主动脉旁区，其中最常见的位置是位于肠系膜下动脉起点和主动脉分叉之间，一小部分可能在纵隔和膀胱。超声检测时，嗜铬细胞瘤往往是不均匀的回声，可部分囊性或坏死。平扫 CT 可表现病灶内出血、囊性改变和坏死。副神经节瘤的影像学表现一般与嗜铬细胞瘤相似。增强扫描时，由于毛细血管网络丰富，PPGL 倾向于迅速而强烈地增强。在 MRI 上，同大多数肿瘤一样，嗜铬细胞瘤 T_1 加权成像呈低信号，T_2 加权成像呈高信号。这种非特征性的表现使得 MRI 在诊断嗜铬细胞瘤时不具有特异度，尽管其敏感度很高。典型的嗜铬细胞瘤在 T_2 加权成像上被描述为非常高的信号，使其表现为"灯泡"；这种特征仅显示在 10% 的病变。肿瘤内由于出血、囊性变和钙化引起的信号不均一仍然是区分嗜铬细胞瘤与良性腺瘤的有用特征。副神经节瘤再次表现出与嗜铬细胞瘤相似的影像学特征。MRI 上的增强特征与 CT 相似，PPGL 表现出快速和强烈地增强，但高达 1/3 的嗜铬细胞瘤与肾上腺腺瘤特征重叠。使用 [131]I 和 [123]I 间碘苯甲胍（MIBG）、奥曲肽和一些 PET 配体，包括 [18]F- 多巴胺、

^{18}F- 二羟基苯丙氨酸（DOPA）、^{18}F-2- 脱氧 -d- 葡萄糖（FDG）和 Ga-68 奥曲酸酯（DOTATATE）进行功能成像检查。Ga-68 DOTATATE 是一种 PET 放射性药物，与一种与生长抑素受体（SSTRs）结合的肽相结合，它是美国食品和药品监督管理局（FDA）批准的唯一一种用于生长抑素受体成像的 PET 制剂。

手术切除是 PPGL 的主要治疗方法，^{131}I-MIBG 已成功用于恶性和转移性嗜铬细胞瘤，作为手术和化疗的辅助治疗。Lutetium 177 DOTATATE 治疗也用于转移性 PPGL。充分的术前准备大大降低了功能正常的 PGL 患者的围手术期死亡率。如果术前没有药物治疗，致命的高血压危象、恶性心律失常和多器官衰竭会导致很高的死亡率。因此，手术前适当的医疗准备是必不可少的。肿瘤大于 3~4cm、血压不控制、儿茶酚胺水平高或术前体位性低血压的患者发生血流动力学不稳定的风险更高。所有具有正常功能的 PGL 患者都应接受医疗管理，以阻断释放的儿茶酚胺的影响。术前管理的目的是控制血压、心率和其他器官的正常功能，防止手术中儿茶酚胺风暴，并恢复血容量。目前，对儿茶酚胺肿瘤患者有不同的医疗方法。常用的方案是联合 α 和 β 肾上腺素能受体阻滞剂、钙通道阻滞剂和甲酪氨酸（酪氨酸羟化酶抑制剂）。联合 α 和 β 肾上腺素能受体阻滞剂是控制血压和预防 PGL 患者术中高血压危象的主要方法。过量的儿茶酚胺分泌会导致受体激活、严重的血管收缩、高血压、心律失常，甚至心肌梗死。给予 α 肾上腺素能受体阻滞剂 10~14 天，使血压和心律正常化，扩大因儿茶酚胺分泌而收缩的血量。对于长期儿茶酚胺过量导致器官损伤的患者（如儿茶酚胺心肌病、近期心肌梗死、肠运动功能障碍、儿茶酚胺诱发的血管炎或难治性高血压），α 受体阻断的时间应该更长。竞争性和非竞争性 α 受体阻滞剂都可以使用。手术是治疗功能性 PGL 的首选方法。PGL 患者在术前、术中和术后存在血流动力学不稳定的风险。因此，适当的围手术期处理是必要的，以防止这些危险的并发症。切除嗜铬细胞瘤是一种高风险的手术过程，需要有经验的手术和麻醉团队。功能性 PGL 的围手术期治疗相当具有挑战性，多学科管理和有经验的中心应该是优先考虑的。

二、典型病例

1. 现病史　患者女性，27 岁，主因发现腹膜后占位 2 个月余就诊。患者 2 个月余前自行按摩腹部后出现阵发性头痛、心悸、多汗伴呼吸困难，停止按压并休息片刻后可自行缓解。近 1 个月来发现血压出现明显波动，最高为 170/100mmHg，最低为 122/79mmHg，其余无特殊不适。患者于 1 年前因子宫内膜异位症行手术治疗。家族史、月经及婚育史均无特殊。

2. 体格检查　无阳性体征。

3. 实验室检查　无特殊。

4. 影像学检查　CT 平扫提示右肾下部水平腹主动脉右前方可见一大小约 4.1cm×3.8cm 肿块，边缘清晰，平扫值 30~40HU（图 3-3-1）。增强动脉期可见肿物明显增强（图 3-3-2）。延迟期可见肿物增强减退（图 3-3-3）。

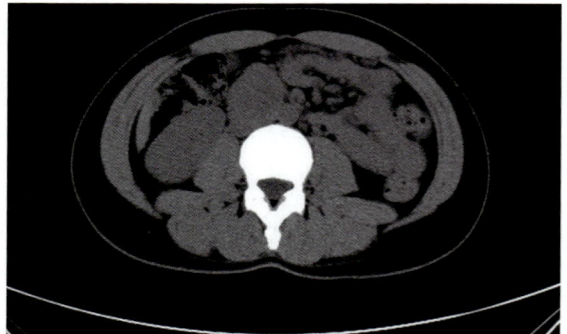

图 3-3-1　腹部 CT（平扫）

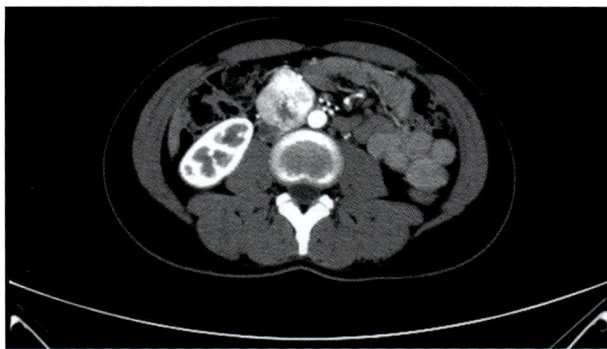

图 3-3-2　腹部 CT（动脉期）

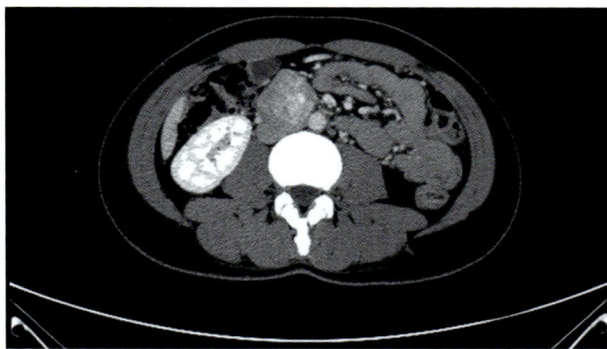

图 3-3-3　腹部 CT（静脉期）

5. 治疗　在经过 2 周盐酸酚苄明等药物扩容后患者接受腹腔镜下腹膜后肿物切除术。

6. 病理结果　副神经节瘤（异位嗜铬细胞瘤）。肿瘤细胞呈巢状排列，间质血管丰富，部分扩张（图 3-3-4）。

高倍镜显示肿瘤细胞排列紧密，细胞胞质丰富，嗜酸性，核大小较一致，异型性不明显，罕见核仁。间质可见血管间隙（图 3-3-5）。

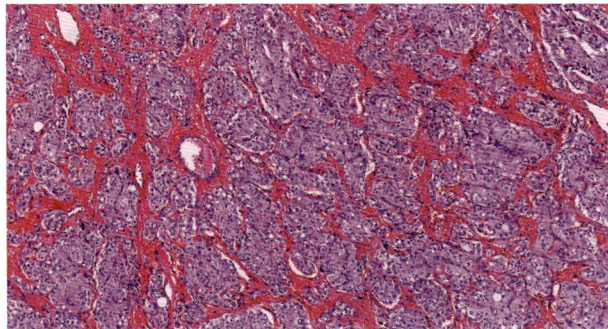

图 3-3-4　病理结果（HE×100）

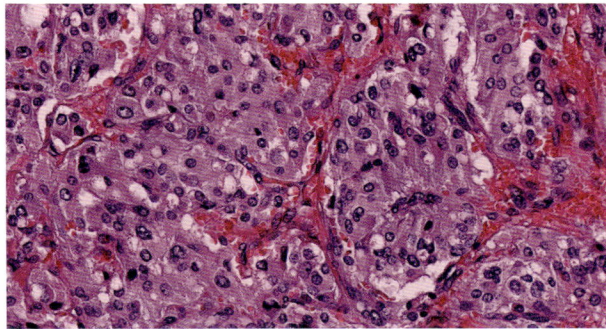

图 3-3-5　病理结果（HE×400）

免疫组化结果：CK（-），Vimentin（+），Mart1（-），Inhibin（-），Calretinin（-），CD56（+），Syn（+），CgA（+），Ki-67（约 10%+），S-100（显示支持细胞）。

第四节　腹膜后节细胞神经瘤

一、概述

节细胞神经瘤是一种罕见的起源于原始神经嵴细胞的良性神经源性肿瘤，占肾上腺偶发瘤的 1%~10%。儿童和成人均可发病，无明显的性别及种族差异。肾上腺节细胞神经瘤的病因尚不完全清楚，最新研究表明，*NCAM1* 和 *CADM1* 基因的缺失可能与发病有关。

节细胞神经瘤最好发部位为后纵隔（40%）和腹膜后（30%~50%），多见于儿童和青少年；

其次为肾上腺(20%~25%),多见于成人。多数节细胞神经瘤表现为激素沉默,并不会出现明显的临床表现,通常在影像学检查中偶然发现,少部分节细胞神经瘤可分泌儿茶酚胺类、血管活性肠肽及性激素,会引起高血压、腹泻以及女性男性化的特征性表现。此外,大约有30%激素水平升高的患者不会有相应的临床症状。

节细胞神经瘤术前的鉴别诊断仍极具挑战性,目前临床上主要应用影像学检查(B超、CT及MRI)完善初步定位及定性检查,最终通过组织病理学检查来确诊。多数肿瘤在超声下表现为边界清晰、均匀、低回声病变。CT表现为均匀低密度小叶状实性肿块,部分患者会出现肿瘤囊性变和坏死。斑点样钙化可见于20%~69%的患者,是特征性表现之一。多数节细胞神经瘤表现为典型的"渐进式"强化的特点,早期呈现为轻微强化,晚期呈现为明显强化。

在MRI中,瘤体在T_1加权成像往往具有均匀的低信号或中间信号,而T_2加权成像则具有均匀的中信号或高信号。目前主要通过手术切除和介入治疗,肿瘤总体预后良好,很少出现复发及转移。

二、典型病例

1. 现病史　患者女性,37岁,主因体检发现左侧腹膜后肿物2周就诊。患者无头晕、头痛、心悸、四肢乏力、腹泻及男性化等表现。患者12年前因卵巢巧克力囊肿行手术切除。行经天数及量无异常,月经周期稍欠规律,余无特殊异常。

2. 体格检查　未见特殊异常。

3. 实验室检查　入院后查血清皮质醇(8a.m.)19.28nmol/L,在正常范围内。

4. 影像学检查

CT:可见左肾上腺区不规则软组织(图3-4-1)。

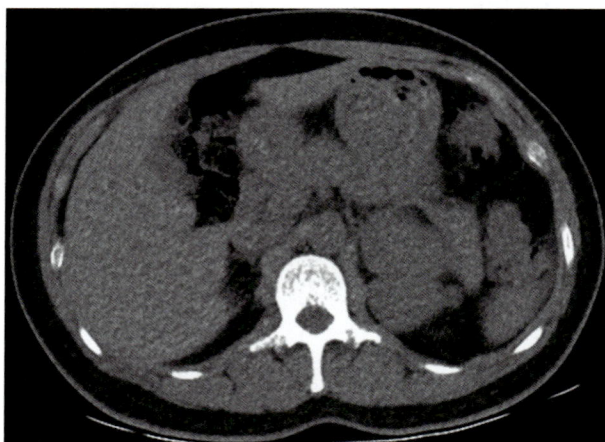

图3-4-1　肾上腺CT检查

MRI:左侧肾上腺区分叶状肿块影,大小约5.8cm×6.6cm×4.8cm,病变包绕左肾上腺外侧支,分界尚清,T_1WI低信号(图3-4-2),T_2WI呈现不均匀中等高信号,增强后可见不均匀渐进性强化,以边缘及分隔强化为主(图3-4-3)。

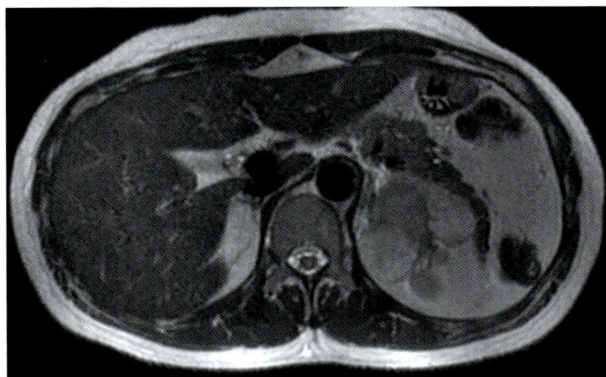

图 3-4-2　左肾上腺 MRI（T_1WI）

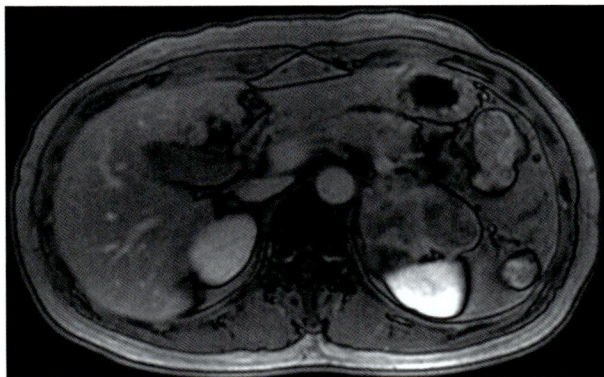

图 3-4-3　左肾上腺 MRI（T_2WI）

5. 治疗　患者行腹腔镜左肾上腺肿物切除术。

6. 病理结果　肾上腺节细胞神经瘤,肿瘤在肾上腺内呈浸润性生长。

免疫组化结果:CK（-）,Vimentin（+）,CgA（-）,Syn（+）,S-100（+）,SOX10（+）,Ki-67（小于 1%+）,NF（+）,Desmin（-）,GFAP（-）。

低倍镜可见梭形细胞及神经节细胞样细胞构成的肿瘤（图 3-4-4）。

高倍镜显示梭形细胞排列紊乱,形态温和,未见核分裂。节细胞胞质丰富,细胞核偏位,可见核仁（图 3-4-5）。

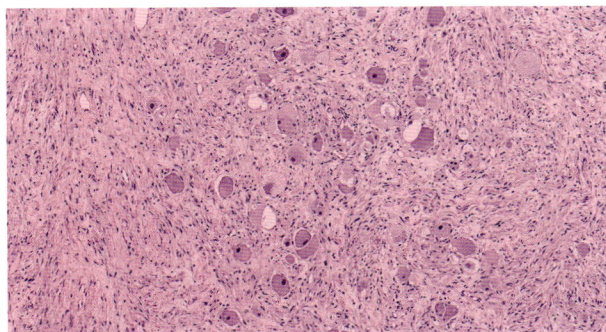

图 3-4-4　病理结果（HE×100）

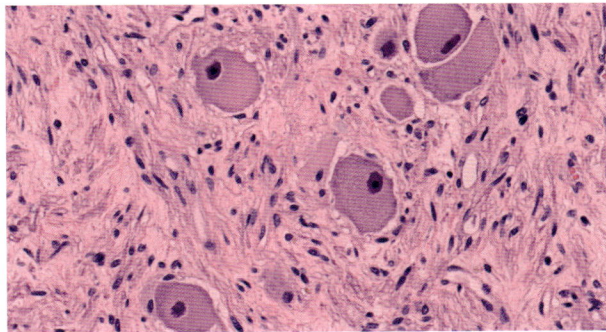

图 3-4-5　病理结果（HE×400）

第五节　结节性硬化症

一、概述

结节性硬化症是一种罕见的常染色体显性遗传病,通常在儿童或婴儿期被诊断,多数患者在 5 岁之前发病,男女比为 2~3:1。据估计每 6 000~10 000 名新生儿中就有 1 名结节性硬化症患者。受结节性硬化症影响的个体可能以癫痫发作、智能减退和面部皮脂腺瘤为主要特征,也可累及多个器官。但是,根据广泛的临床表现,也可以早诊断或晚诊断,有些表现可在产前出现,如心脏横纹肌瘤或皮质结节。而其他体征,包括骨、肾或肺病变,通常在成年期才被诊断出来。疾病的表现因个人的发展阶段而异。尽管 90% 所有年龄的患者都能检测到皮肤病变,但低色素斑通常出现在儿童早期,指甲纤维瘤出现在青春期附近,面部血管纤维瘤在青春期更常见。

结节性硬化症复合物源于编码错配蛋白和结节蛋白的基因 TSC1(9q34) 和 TSC2(16p13.3) 的突变。这两个基因都有广泛的突变谱,虽然没有特定的区域更容易发生突变,但 TSC2 的突变频率始终高于 TSC1,在符合结节性硬化症临床标准的患者中,约 15% 没有可识别的基因突变。抑癌基因 TSC1 或 TSC2 突变,导致 mTOR 通路的活性永久激活,其主要负责细胞增殖和抑制细胞凋亡,进而在脑、皮肤、心脏、肾、肝、肺等多个器官中形成血管平滑肌脂肪瘤。

结节性硬化症会导致良性肿瘤(错构瘤)的生长,可影响身体的任何器官,最常见于神经系统和皮肤,70%~90% 的患者在婴儿期就会出现癫痫、智力发育迟缓等,90% 的患者会出现皮肤白斑、皮脂腺瘤、鲨革斑等。80% 的患者会累及肾脏,导致双肾多发血管平滑肌脂肪瘤,瘤体较大,肿瘤进展较快,部分患者可同时合并多囊肾,50% 的患者最终会出现肾功能损害,还有部分患者因肿瘤破裂而出现腰痛、血尿甚至出血性休克等。部分患者也可伴发肾癌,其发生概率与普通人相近,但发病年龄更早。约 40% 的患者会累及肺部,导致双肺多发囊状病变,临床上多表现为咳嗽、呼吸困难、咯血和气胸,这些症状多见于成年女性患者,男性少见。累及心脏出现心脏多发横纹肌瘤,多数患者无症状,少部分患者肿瘤会随心脏增大进而出现心脏杂音、心律失常等,严重者可出现心包积液甚至导致死亡。

目前主要基于患者的典型症状结合影像学和基因检测确诊。如果患者符合临床标准,则不需要进行基因检测,尽管它可能为其他家庭成员提供有用的信息。75%~95% 的结节性硬化症患者 TSC1 和 TSC2 基因检测呈阳性。目前,有可靠的 TSC1 和 TSC2 筛查试验,其基础是检测致病性突变,导致 TSC1 或 TSC2 蛋白失活,使 mTOR 抑制丧失。神经系统病变在影像学上表现多变,MRI 对于病变的识别较为敏感。肾脏病变在 B 超上可表现为双肾多发强回声团伴声影,CT 上表现为双肾多发混杂密度的肾内实质性占位性病变,发现脂肪组织是本病的特征性表现,增强扫描肿瘤脂肪组织无强化。在 MRI 上,T_1 加权成像和 T_2 加权成像分别呈高信号和低信号。肺部病变在 CT 上的特征性改变为双肺均匀、弥漫、对称分布的薄壁囊状病变,无明显肺间质纤维化或结节影,部分患者可有纵隔淋巴结肿大。心脏病变在 B 超上多表现为心脏内多发中、高回声团块影,质地均匀,边界清晰。

2012 年,结节性硬化症共识建议患有结节性硬化症的儿童接受终身监测,每 1~3 年 1 次,以监测常见表现,包括影像学检查,随访应该是全面的,因为此病通常会出现各种各样的多系统并发症。皮肤病学的评估可能有助于血管纤维瘤的早期识别,最终可能导致美容畸形,这可能需要激光治疗或手术切除。大于 3.5cm 的肾血管平滑肌脂肪瘤建议行动脉栓塞术,以避免肾切除,减少肾脏并发症的发生。然而,接受部分和完全肾切除术的结节性硬化症患者,慢性肾脏疾病的发生率是相似的。对于大于 3.0cm 的病变,mTOR 抑制剂治疗被认为是一线治疗。对于出现急性出血的肾血管平滑肌脂肪瘤的患者,动脉栓塞后使用糖皮质激素被认为是首选的治疗方法。急性症状性室管膜下巨细胞星形细胞瘤（SEGA）的治疗是手术切除。然而，有症状的 SEGA 的手术切除会显著增加死亡率和并发症（包括偏瘫、出血、感染和认知能力下降）。无症状的 SEGA 可通过手术切除或 mTOR 抑制剂治疗。FDA 已批准依维莫司用于有症状性 SEGA 且不适于手术的 TSC 突变患者。对于患有淋巴管肌瘤病的患者，建议每年进行 1 次肺功能检查，以监测肺功能是否恶化。

二、典型病例

1. **现病史** 患者女性，33 岁，主因发现双侧多囊肾 2 年余，肌酐升高 3 周就诊。患者 2 年前行健康检查提示双侧多囊肾，无其他特殊不适，未予诊治。3 周前患者无明显诱因出现发热，最高体温 38.6℃，不伴寒战，不伴尿频、尿急、尿痛等，无明显恶心、呕吐、腰痛等，行相关提示双侧多囊肾，血肌酐、尿素氮升高，给予对症支持治疗后好转，余无特殊不适。患者自述出生时躯干、四肢多发叶状色素减退斑，3 岁时出现面部丘疹并逐渐增多，4 年前出现甲周丘疹，无特殊不适，未予特殊治疗，既往多次癫痫发作史，其父亲有类似皮疹。

2. **体格检查** 面中部多发粟粒至米粒大黄红色丘疹，质韧，躯干、四肢多发叶状色素减退斑，上臂可见斑点状色素减退，足趾、手指甲周可见数个粉红色至黄红色、绿豆至蚕豆大小坚实丘疹、斑块部分融合，余无特殊异常。

3. **实验室检查** 生化：血肌酐 650.6μmol/L（53～115μmol/L），尿素氮 35.38mmol/L（2.60～7.5mmol/L）。

4. **影像学检查** 腹盆 CT：可见双肾明显增大，肾实质内可见多发大小不等类圆形及不规则水样液体密度影，部分病灶周围可见细小钙化，余未见明显异常（图 3-5-1）。平扫 CT 可见双肾多囊肾伴脂肪密度影，右肾下部可见混杂密度灶，含脂肪密度，多囊肾达盆腔（图 3-5-2）。

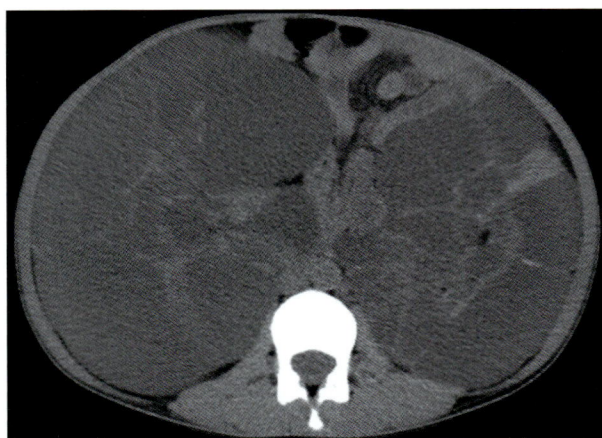

图 3-5-1 腹盆 CT 平扫（肾脏层面）

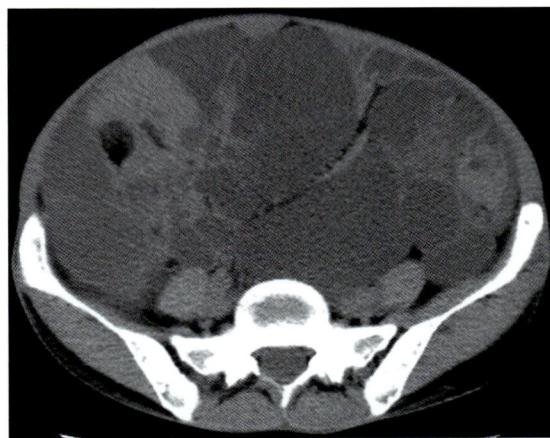

图 3-5-2 腹盆 CT 平扫（盆腔层面）

5. **治疗** 最终患者接受双肾切除术。

6. **病理结果** 双肾完全被囊实性肿物替代，可见肾血管平滑肌脂肪瘤，肿瘤局限于肾实质内。肾组织内见多灶肿瘤，大部分为梭形细胞，伴大片梗死，并见脂肪组织（图 3-5-3）。

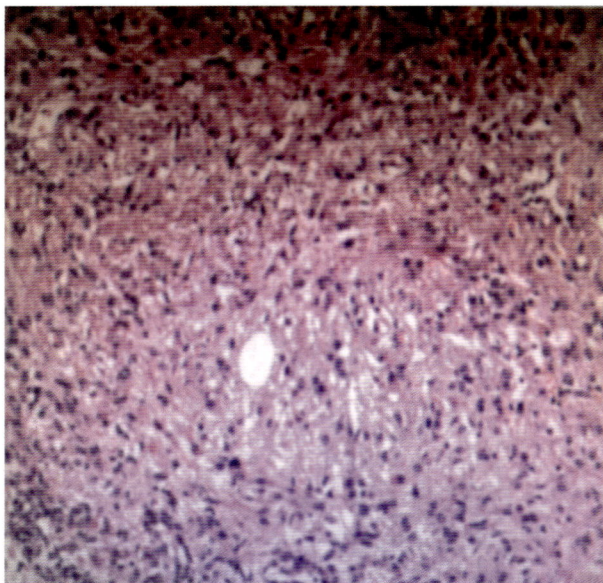

图 3-5-3 病理结果

免疫组化结果：CK（-），Vimentin（+），HMB45（灶状 +），S-100（灶状 +），Melan-A（灶状 +），Actin（+），Desmin（-），Pax-8（-），CD17（-），CD34（-），Bcl-2（-），CD99（-），Ki-67（2%+）。

（王文营　刘玉婷　张燕林）

第四章

泌尿系统结石

泌尿系统结石是泌尿外科三大疾病之一。因生活习惯、地理位置和种族差异的不同，患病率为 1%~15%，发病率为 0.04%~0.40%。尿石症是一种终身疾病，复发率很高，10 年复发率约 50%。结石好发年龄 30~50 岁，男女比为 2~3:1。泌尿系统结石是多种病理因素相互作用引起的泌尿系统内任何部位的结石，包括肾结石、输尿管结石、膀胱结石和尿道结石。传统的治疗方式为开放取石术，现代治疗技术发展取得了进展性突破，包括体外振波碎石和各种腔内治疗技术，经皮肾镜碎石及输尿管镜碎石。

第一节 肾 结 石

一、概述

肾结石按其所在的具体部位可进一步划分为肾盂结石和肾上、中、下盏结石，充满肾盂和肾盏的分支状结石因其形似鹿角，被称为鹿角形结石。临床上肾结石约占上尿路结石的35%，左右两侧的发生率相似，双侧结石约 10%。

肾脏可以作为超声良好的"声窗"，肾结石超声表现为肾集合系统内强回声，伴或不伴肾积水，超声可检出所有成分的结石，并可以显示合并的疾病及肾皮质厚度等信息。泌尿系统结石 90% 以上可在 X 线平片上显影，在 X 线平片中表现为肾区高密度影，纯尿酸结石为透 X 线结石。肾结石的形状多种多样，圆形、桑葚形、三角形乃至贴合集合系统的铸型结石。CT 分辨率高，可分辨 0.5mm 结石，显示所有类型的结石，包括透 X 线结石，表现为肾集合系统内高密度影。

二、典型病例

病例1

1. **现病史** 患者女性，35 岁，3 天前无明显诱因出现右侧腰痛，向下腹部放射，无恶心、呕吐，无发热，无尿频、尿急、肉眼血尿，于我院急诊就诊，行腹盆 CT：双肾结石，右肾积水，急诊予以止痛对症治疗，为行进一步诊治入院。既往剖宫产病史。

2. **体格检查** 右肾区叩击痛。

3. **实验室检查** 尿常规：白细胞 36/μL，CRP 87.17mg/L。

4. **影像学检查**

泌尿系统 B 超（图 4-1-1）：右肾盂多个强

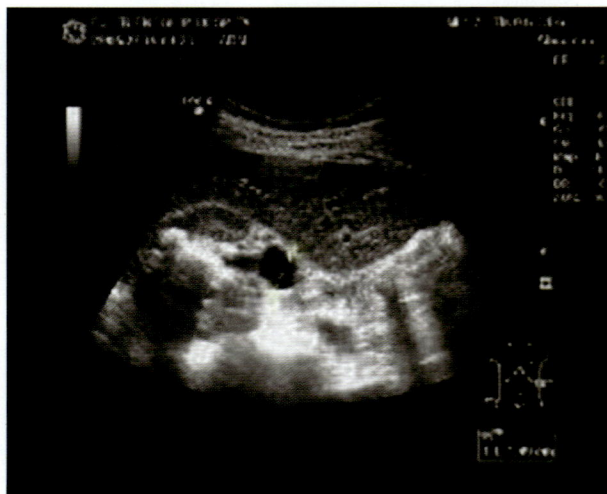

图 4-1-1 泌尿系统 B 超

回声,大者位于肾上部,直径约 1.2cm。右肾集合系统分离,最宽约 1.5cm。

KUB(图 4-1-2):右肾区可见结节状高密度影。

腹盆部 CT 平扫(图 4-1-3):右肾旋转不良,肾门朝向前方,右肾盏可见多发致密影,大者约 1.9cm×0.9cm,右肾盂、肾盏扩张积水。

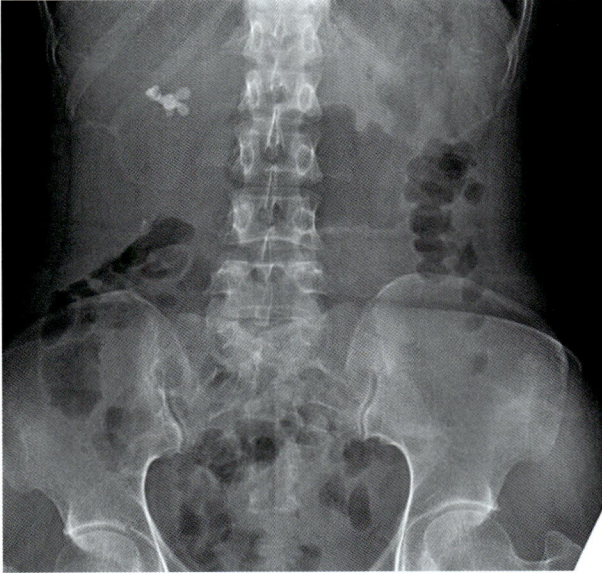

图 4-1-2 KUB

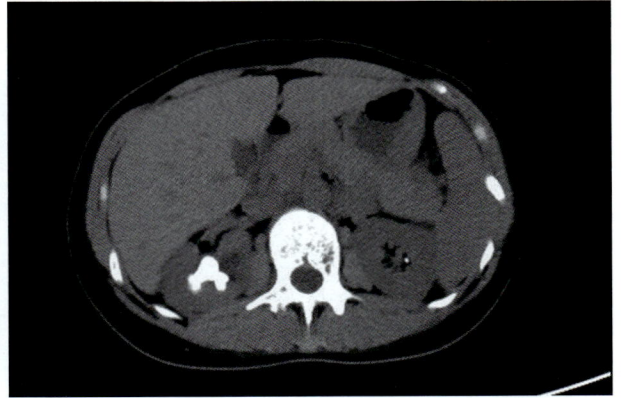

图 4-1-3 腹部盆部 CT 平扫

5. 治疗 经皮肾镜激光碎石取石术。术后结石大体标本(图 4-1-4):结石呈黑褐色,质地坚韧。术后结石分析结果(图 4-1-5):一水草酸钙、二水草酸钙。

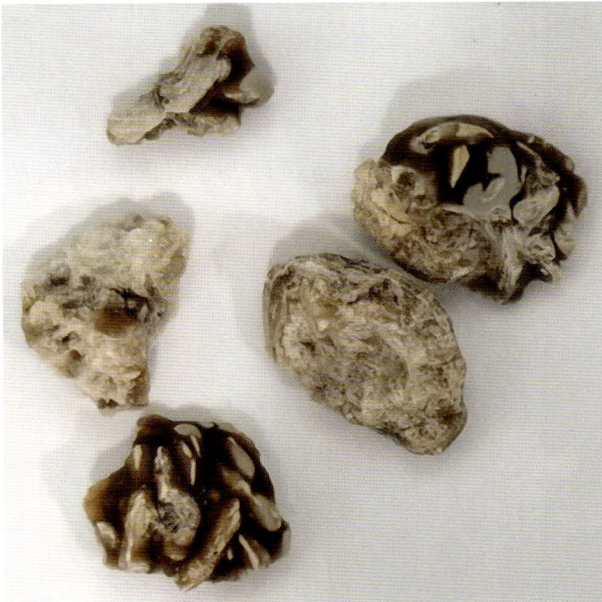

图 4-1-4 术后结石大体标本

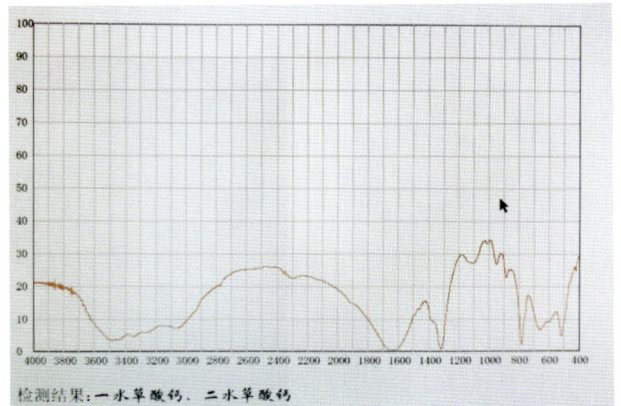

图 4-1-5 术后结石分析结果

病例2

1. 现病史　患者女性,56岁,患者8个月前无明显诱因出现左腰部疼痛不适,无发热,无肉眼血尿,于外院就诊,诊断左肾结石合并感染,予以左输尿管支架管置入术,现为行进一步诊治入院。

2. 体格检查　无明显阳性体征。

3. 实验室检查　尿常规:白细胞 12 721/μL。

4. 影像学检查

泌尿系统B超(图4-1-6):左肾盏扩张,左肾内多发块状强回声,大者约1.8cm。

KUB(图4-1-7):左侧输尿管走行区可见置管影,左肾区可见鹿角状高密度影。

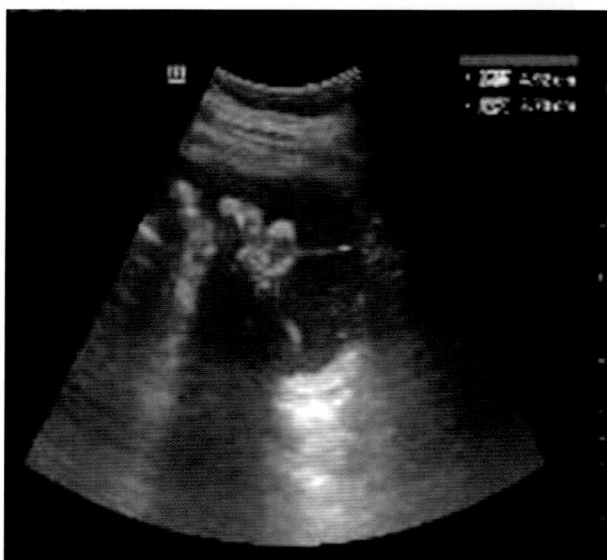

图 4-1-6　泌尿系统 B 超

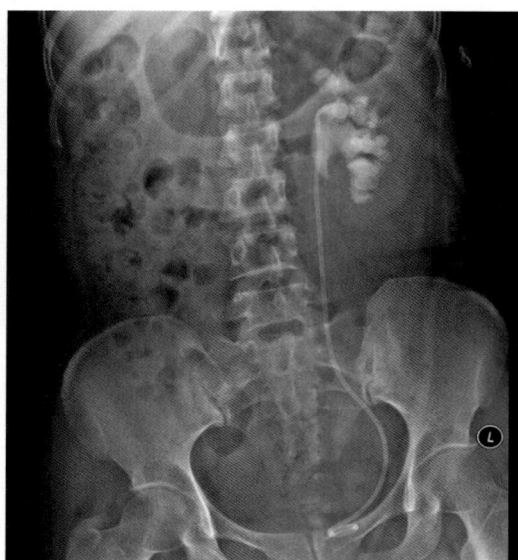

图 4-1-7　KUB

腹盆部CT平扫(图4-1-8):左肾体积增大,肾皮质变薄,肾盏、肾盂、上段输尿管内见多发不规则状极高密度影,部分呈鹿角状,最大直径约7.2cm,左肾周筋膜增厚,周围脂肪间隙模糊,可见渗出。

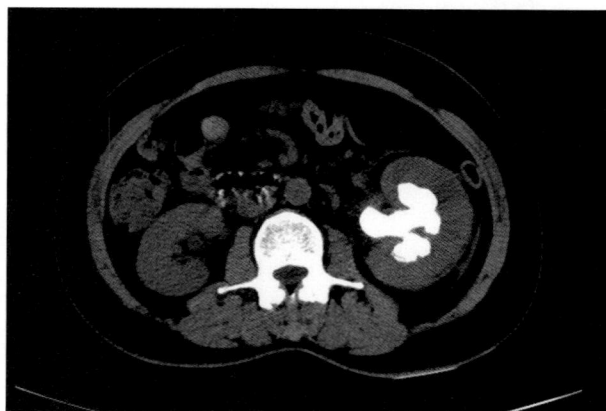

图 4-1-8　腹部盆部 CT 平扫

5. 治疗　经皮肾镜激光碎石取石术。术后结石分析结果（图 4-1-9）：一水草酸钙、二水草酸钙、碳酸磷灰石（少量）。

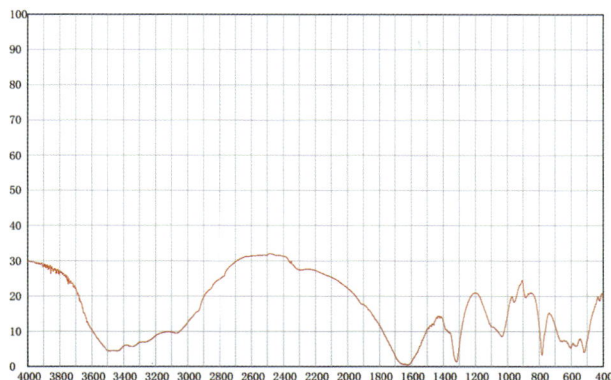

检测结果：**一水草酸钙、二水草酸钙、碳酸磷灰石（少量）**

图 4-1-9　术后结石分析结果

第二节　输尿管结石

一、概述

输尿管结石约占上尿路结石的 65%。输尿管分为三段：上段起自输尿管肾盂连接处，下至骶髂关节上缘；中段自骶髂关节上缘至其下缘；下段自骶髂关节下缘至膀胱入口。过去一直认为，输尿管有三个结石最容易停留的狭窄部位，分别是肾盂输尿管连接部、输尿管跨越髂血管处和输尿管膀胱壁内段。但实际上，结石最容易停留的部位是上段输尿管的第 3 腰椎水平及其附近。

输尿管结石缺乏良好的"声窗"，检出效果不如肾结石。通常需沿扩张的近端输尿管寻找。理论上讲多数结石 X 线显影，表现为输尿管走行区高密度影。但因为输尿管结石较小，加上横突和骨盆等遮挡，至少 50% 的输尿管结石靠 X 线平片无法明确诊断，且容易与静脉石、淋巴结钙化等混淆。CT 对输尿管结石诊断的敏感度和特异度均在 95% 以上，已成为输尿管结石诊断的"金标准"。除了结石的高密度影外，还可以显示扩张的集合系统及肾周围的渗出等。

二、典型病例

病例 1

1. 现病史　患者男性，50 岁，2 天前无明显诱因出现左腰痛，表现为持续性绞痛，阵发性加重,无发热,无肉眼血尿,无胸闷、心悸等不适,无尿频、尿急、尿痛,排气排便正常。于我院急诊就诊,行腹盆 CT:左输尿管上段结石,左肾积水,急诊予以止痛对症处理。现为进一步诊治入院。既往史:糖尿病病史。

2. 体格检查 左肾区叩击痛。

3. 实验室检查 尿红细胞 286 个 /μL。

4. 影像学检查

泌尿系统 B 超(图 4-2-1):左输尿管上段强回声,大小约 1.2cm×0.6cm。左肾集合系统分离,最宽约 2cm。

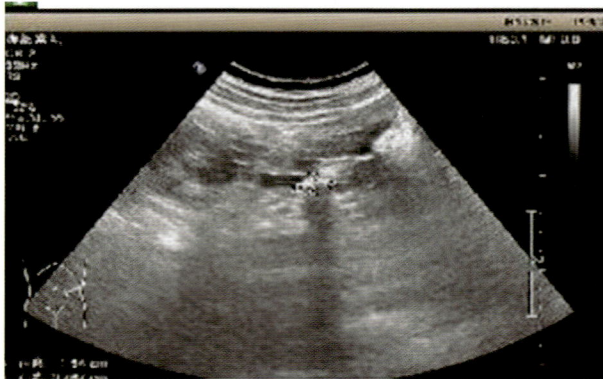

图 4-2-1 泌尿系统 B 超

KUB(图 4-2-2):腰大肌左侧平 L_2~L_3 椎间盘处高密度影。

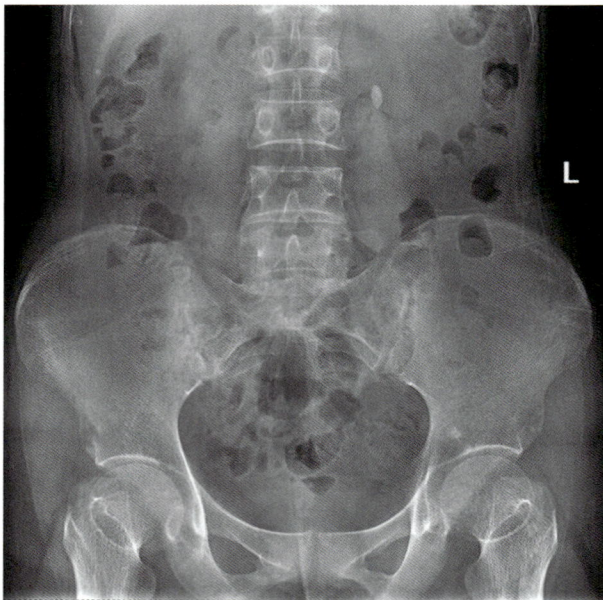

图 4-2-2 KUB

腹盆部 CT 平扫(图 4-2-3):左输尿管上端高密度影,大小约 1.2cm×0.5cm,左肾下盏多发高密度影。

腹盆部 CT 平扫（图 4-2-4）：左肾盏扩张，左肾周脂肪间隙模糊。

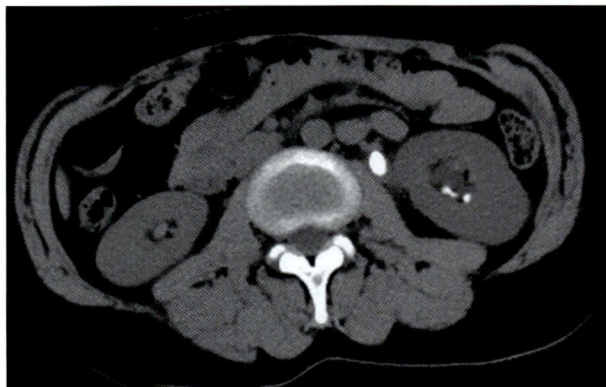

图 4-2-3　腹部盆部 CT 平扫

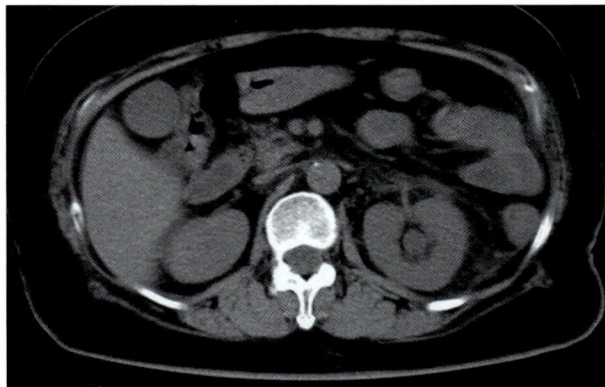

图 4-2-4　腹部盆部 CT 平扫

5. 治疗　经尿道输尿管软镜激光碎石取石术。术后结石标本（图 4-2-5）：淡黄色质地坚硬。结石成分分析（图 4-2-6）：二水磷酸氢钙结石。

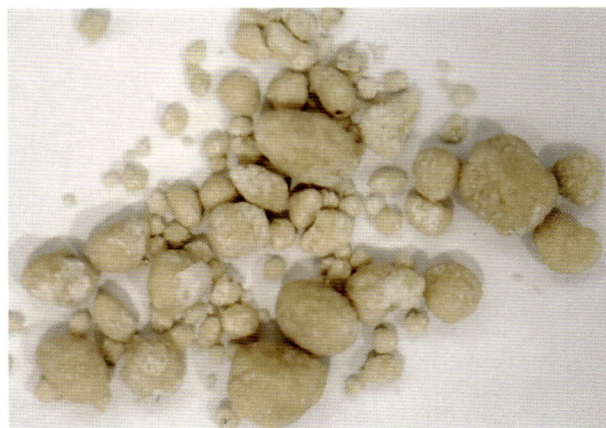

图 4-2-5　术后结石标本

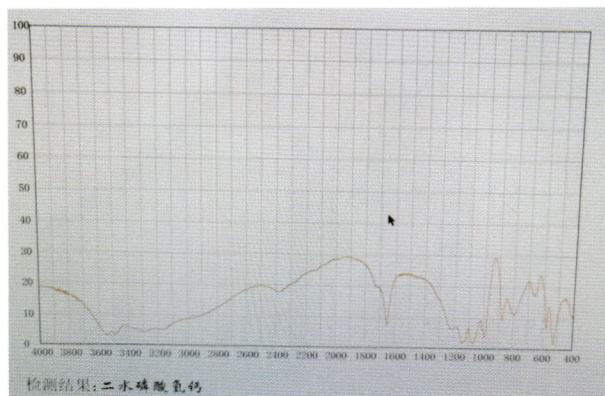

图 4-2-6　结石成分分析

病例 2

1. 现病史　患者女性，67 岁，左腰痛半年，1 个月前当地医院输尿管镜示左输尿管上段狭窄。既往史：50 年前腰椎结核，30 余年前宫外孕手术史，高血压病，糖尿病。

2. 体格检查　胸腰椎活动差，腰椎侧凸后凸畸形，无明显肾区叩击痛。

3. 影像学检查

腹盆部 CT 平扫（图 4-2-7）：左肾盂稍扩张，左输尿管成角畸形。

腹盆部 CT 平扫（图 4-2-8）：左输尿管成角，与腰大肌关系密切，左肾结石、左输尿管上段结石。

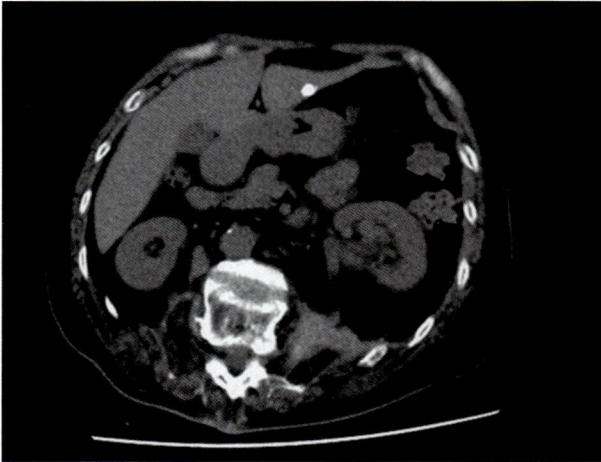

图 4-2-7 腹部盆部 CT

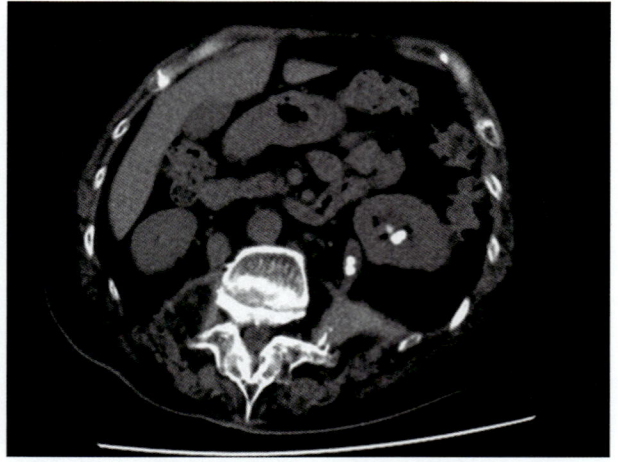

图 4-2-8 腹部盆部 CT

4. 治疗 腹腔镜左肾盂成形术联合术中输尿管软镜取石。术中左输尿管上段与腰大肌粘连严重(图 4-2-9),无法分离,离断后肾盂输尿管成形。术中联合输尿管软镜取石(输尿管软镜自腹腔镜操作孔进入)(图 4-2-10)。术后结石分析结果:无水尿酸(图 4-2-11)。

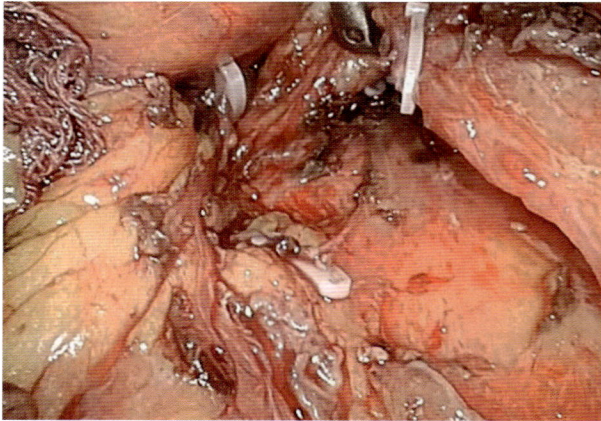

图 4-2-9 术中所见

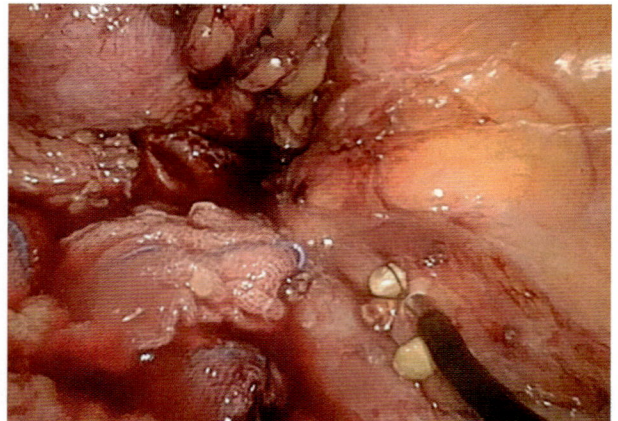

图 4-2-10 术中输尿管软镜取石

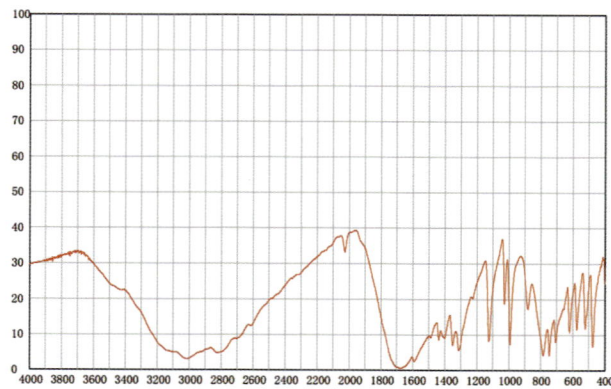

检测结果:无水尿酸

图 4-2-11 结石分析结果

<h1 style="text-align:center">第三节 膀 胱 结 石</h1>

一、概述

膀胱结石仅占尿路结石的 5% 以下,其与上尿路结石的成因不同。原发性膀胱结石少见,大多为男童发病,与低蛋白、低磷酸盐饮食有关;少数发生在成人,可能与集体脱水和钙代谢异常有关。继发性膀胱结石多见,病因主要是尿道狭窄、前列腺增生、膀胱憩室、神经源性膀胱、膀胱内异物和感染。辅助检查与上尿路结石相同。

二、典型病例

病例 1

1. 现病史　排尿困难 8 年,发热 1 周。既往脊髓炎病史,长期卧床;高血压、糖尿病病史。

2. 体格检查　无明显阳性体征。

3. 实验室检查　血白细胞 $14.34 \times 10^9/L$;尿培养:奇异变形杆菌。

4. 影像学检查　盆部 CT(图 4-3-1):前列腺增大,膀胱壁厚,腔内见多个小圆形致密影。

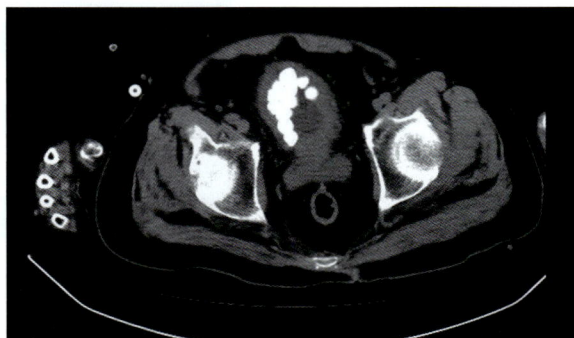

图 4-3-1　盆部 CT

5. 治疗　抗感染治疗后耻骨上膀胱切开取石术。术后结石大体(图 4-3-2):多发黑褐色质硬圆滑结石。术后结石分析结果(图 4-3-3):一水草酸钙。

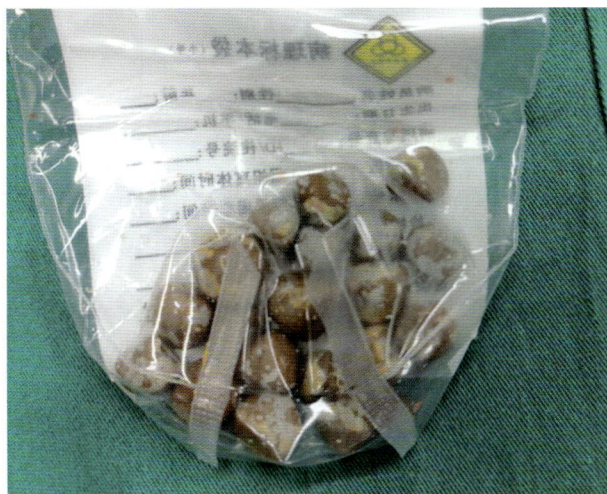

图 4-3-2　术后结石大体

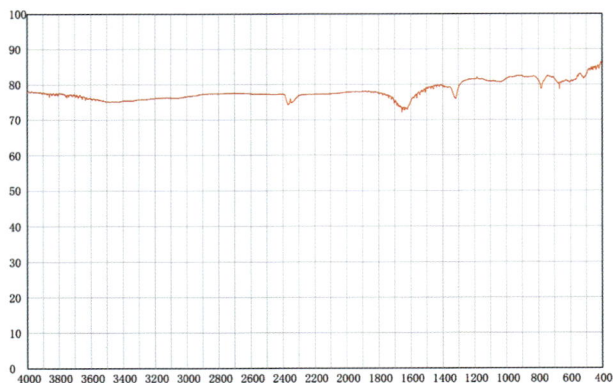

检测结果:一水草酸钙

图 4-3-3　术后结石分析结果

病例 2

1. 现病史　患者男性,61 岁,排尿困难 10 年,发现膀胱结石 3 年,偶有肉眼血尿,无腰痛、发热等不适。既往脑出血 10 年,遗留右上肢麻木;前列腺增生病史,口服坦索罗辛＋非那雄胺控制;高血压、糖尿病病史。

2. 体格检查　无明显阳性体征。

3. 影像学检查

泌尿系统 B 超(图 4-3-4):膀胱腔内可见块状强回声,宽约 6.7cm,后伴声影。

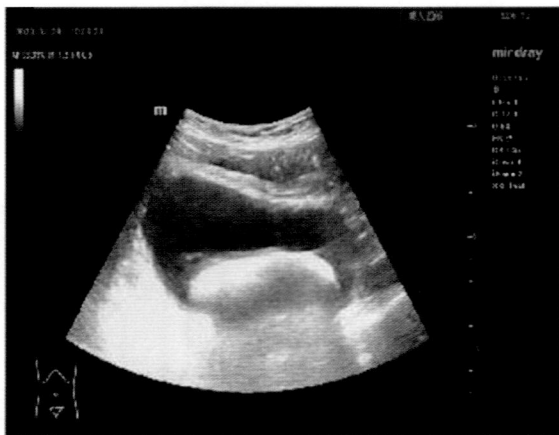

图 4-3-4　泌尿系统 B 超

KUB(图 4-3-5):耻骨上膀胱区可见高密度结节,大小约 7.4cm×5.3cm。

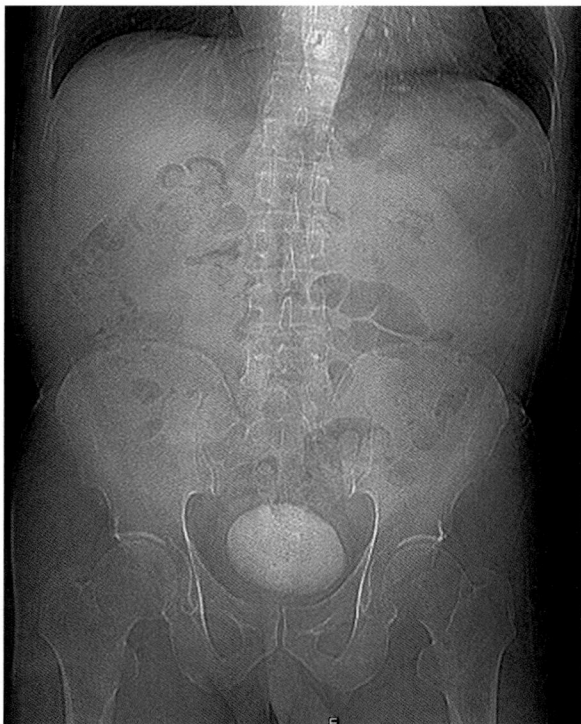

图 4-3-5　KUB

盆部 CT（图 4-3-6）：前列腺增大，膀胱充盈欠佳，壁略厚，腔内见大小约 8.4cm×7.0cm 类圆形致密影。

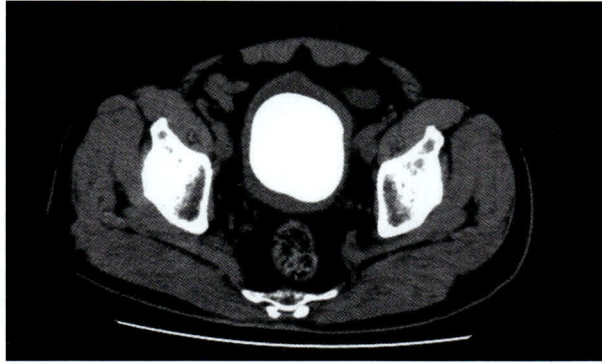

图 4-3-6　盆部 CT

4. 治疗　耻骨上膀胱切开取石术。术后结石大体（图 4-3-7）：黄色类圆形结石。术后结石分析结果（图 4-3-8）：一水草酸钙、二水草酸钙。

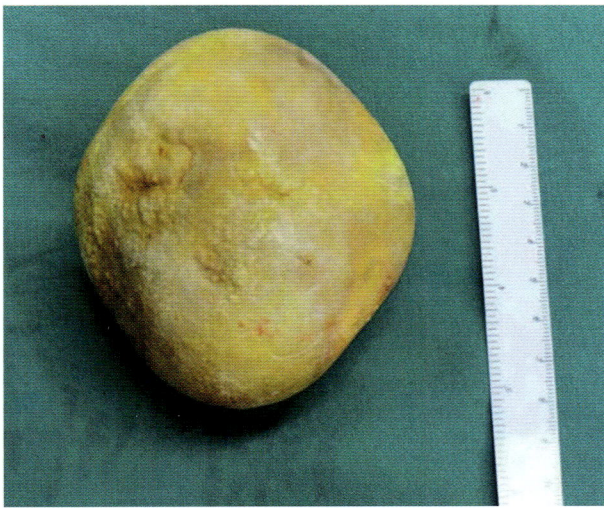

图 4-3-7　术后结石大体

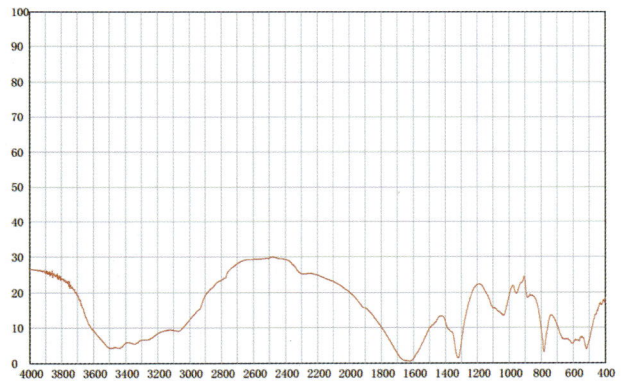

检测结果：一水草酸钙、二水草酸钙

图 4-3-8　结石成分分析

（肖　荆　王翔宇　尚东浩）

第五章

肾移植

　　肾移植作为肾功能衰竭患者的治疗方案之一,可以显著提高终末期肾病患者的生活质量。近年来,随着抗排斥治疗方案的不断优化,肾移植术后的早期效果显著提高,但由于排斥反应、感染、原发肾病复发等因素不可避免,肾移植长期效果始终没有显著的提高。穿刺活检后的病理检查可以及时明确移植肾的病变类型,对于周期治疗方案的调整以及治疗效果的监测均具有重要价值。本章内容涵盖了多种肾移植后的病理变化,包括急性和慢性排斥反应、TCMR、ABMR、原发性肾病复发以及BK病毒相关性肾病等,以期为从事肾移植工作的临床医生及医学生提供参考。

　　排斥反应是一种主要的移植后并发症,可以发生在移植后的任何时期。Banff标准是目前较为公认的移植肾病理的国际标准,Banff标准将排斥反应分为急性T细胞介导排斥反应(acute T cell mediated rejection,aTCMR)以及抗体介导排斥反应(antibody mediated rejection,ABMR)。其中,aTCMR是肾移植术后早期最常见的排斥反应,由免疫系统中的T淋巴细胞攻击移植肾小管和血管引起。ABMR则是由患者的体液免疫系统(即B淋巴细胞和抗体)攻击移植肾脏,移植后中远期更容易出现,是显著影响移植肾长期存活的重要因素。根据起病的时间、病程进展的速度以及病理表现的区别,排斥反应还可以分为急性排斥反应、慢性排斥反应以及慢性活动性排斥反应。急性排斥反应起病迅速,通常表现为肾脏疼痛、发热、水肿、尿量减少等症状,治疗上以加强免疫抑制强度(如糖皮质激素冲击、T细胞清除剂)来进行治疗。慢性排斥反应通常在移植后的数月或数年内发生,是由多种因素引起的,包括反复发作的急性排斥反应、慢性移植肾病、免疫抑制治疗的副作用等,常表现为逐渐恶化的肾功能、蛋白尿、高血压等症状,通常难以通过改变免疫抑制强度来控制,需要根据病因进行个体化治疗。慢性活动性排斥反应则是一种介于两者之间的一种复杂状态,既包括急性和慢性排斥反应的特征,也包括一些其他因素的影响,如免疫调节、病毒感染等,慢性活动性排斥反应的诊断和治疗比较复杂,应采用综合治疗手段。

　　原有肾病复发也是肾移植后常见的病理类型,是指在接受肾移植的患者中,原有的肾小球疾病在移植肾中再次发作,其中包括IgA肾病、膜性肾病、系膜增生性肾小球肾炎和局灶性节段性肾小球硬化等。不同病理类型的原有肾病发病时间各有不同,大都在肾移植后数年内发生,部分原有肾病如FSGS可以在移植后1~2周内复发。目前针对原发肾病复发并无特效药物,通常治疗原则与原有肾病一样,要根据不同病理类型,尝试进行糖皮质激素冲击、血浆置换、B细胞清除剂等综合治疗。

　　BK病毒相关性肾病是一种典型的肾移植后感染所致的移植肾功能损害性疾病,是由BK病毒感染肾脏引起的病理改变。该病的发病率在肾移植术后较高,可能在移植后数周到数月内发生。BK病毒是一种DNA病毒,广泛分布于人群中。在免疫功能正常的情况下,大多数人感染后不会出现症状。肾移植术后的患者由于长期服用免疫抑制剂,导致BK病毒复制增加,进而发生BK病毒相关性肾病。BK病毒相关性肾病的症状包括肾功能下降、尿量减少、蛋白尿、血尿、移植肾输尿管狭窄等,其病理表现为肾小管细胞损伤、坏死、融合和肾小球病变。诊断BK病毒相关性肾病需要通过尿液和血液检测BK病毒的载量以及移植肾病理活检确定。目前常用的治疗方法包括减少或停用免疫抑制剂、免疫球蛋白等。

　　我们希望通过本章中典型病例的介绍以及病理图片的讲解,为从事肾移植临床工作的医生和研究者提供一个详细的参考资料,以便更好地了解肾移植术后导致移植肾功能损伤的常见病理学变化,并且更加深入地理解肾移植的病理学特点,为肾移植后患者提供更好的治疗和长期管理。

第一节 T细胞介导排斥反应

一、概述

T细胞介导排斥反应(T cell mediated rejection,TCMR)是肾移植排斥反应的主要效应机制之一,也是最常见的排斥反应类型。TCMR的应答过程主要包括移植抗原的识别、抗原提呈和T细胞激活、效应T细胞的聚集以及对移植物的损伤效应。参与TCMR的细胞类型众多,除T细胞外,还包括巨噬细胞、NK细胞、中性粒细胞、嗜酸性粒细胞、炎症细胞和细胞因子等。明确诊断仍需移植肾穿刺活组织病理学诊断。根据2019年的Banff标准,将TCMR分为急性TCMR(acute TCMR,aTCMR)和慢性活动性TCMR(chronic active TCMR,caTCMR)。aTCMR的病理学特征是肾小管炎和动脉内膜炎,caTCMR的基本病变包括慢性移植肾血管病、肾间质纤维化或瘢痕化、肾小管萎缩区域内的间质炎症细胞浸润以及该区域内的萎缩性肾小管炎。

二、典型病例

病例1 临界 TCMR

1. 现病史 患者男性,41岁,于7个月前行第二次肾移植术(尸体供肾),术后免抗人胸腺细胞免疫球蛋白诱导治疗,移植肾功能恢复顺利,未发生急性排斥反应,术后吗替麦考酚酯+FK506+泼尼松三联免疫方案,血肌酐基线维持在90μmol/L。2周前无明显诱因出现血肌酐缓慢升高,移植肾超声未见异常,调整免疫药物后未见好转。后患者血肌酐逐渐升高至180μmol/L,伴蛋白尿(++),入院行B超引导下移植肾穿刺活检。既往肾性高血压病史18年,肾移植术后16年,IgA肾病,3年前移植肾功能衰竭,恢复血液透析。

2. 体格检查 移植肾质韧,无压痛,无其他明显阳性体征。

3. 实验室检查 血常规:白细胞$3.95×10^9$/L,淋巴细胞$1.24×10^9$/L,血红蛋白106g/L,血小板$261×10^9$/L。生化:血肌酐166μmol/L,尿素氮5.3mmol/L。FK 4.1ng/mL,PRA阴性。尿常规:尿蛋白(2+)1.0g/L,尿比重1.017,pH 7.0。

4. 影像学检查 移植肾超声:移植肾血流充盈良好,呈树枝状分布,血流达皮质边缘,肾动脉吻合口PSV 104cm/s,EDV 35cm/s,RI 0.65,主干PSV 99cm/s,EDV 36cm/s,RI 0.64。肾静脉血流充盈,流速38cm/s。

5. 病理结果(移植肾穿刺) 病理诊断:移植肾临界TCMR,移植肾轻度微血管炎。

光镜:内见44个肾小球,其中3个球性硬化。其余非硬化肾小球系膜细胞和基质轻度增生(mm0),内皮细胞无明显增生,少数小球可见轻度小球炎(g1),未见基底膜双轨形成

（cg0）。肾小管上皮细胞轻度空泡变性，局灶肾小管炎（t2），灶性分布的小管萎缩（萎缩面积约 15%，ct1），肾间质灶性分布的纤维化伴炎症细胞浸润（c1），非纤维化区灶状炎症细胞浸润（i1），局灶管周毛细血管内可见 1~4 个淋巴细胞（ptc1），肾小动脉内膜纤维性增厚（cv1），无明显透明变性（ah0），未见动脉炎（v0）。

免疫组化结果：SV40-T 肾小管上皮细胞核阴性，C4d ptc 阳性范围约 10%，C4d1。免疫荧光：未见确切免疫复合物沉积。

肾间质局灶轻度水肿，较多淋巴细胞浸润（图 5-1-1），肾小管可见轻度小管上皮炎性改变（图 5-1-2）；免疫组化显示肾间质多灶状淋巴细胞浸润（图 5-1-3）；电镜下肾小管上皮细胞淋巴单核细胞浸润（图 5-1-4），间质较多炎症细胞浸润（图 5-1-5）。

6. 治疗　根据病理结果，予患者甲泼尼龙 200mg+ 环磷酰胺 100mg 静脉注射，连续 3 天。口服方案改为吗替麦考酚酯 +FK506+ 西罗莫司 + 泼尼松四联免疫方案。此后肌酐逐渐下降，稳定在 130μmol/L，尿蛋白转阴。关于临界性 TCMR 的处理，是否给予抗排斥反应的治疗，目前尚未达成共识。有些移植中心不给予针对排斥反应的特异性治疗，但会优化免疫方案，提高他克莫司的药物浓度，以增强维持免疫抑制治疗。而有些移植中心会按急性 TCMR 来治疗临界性排斥反应。由于本例在发病早期进行移植肾穿刺活检，及时介入治疗，未进展至中重度的 TCMR，移植肾功能维持稳定。

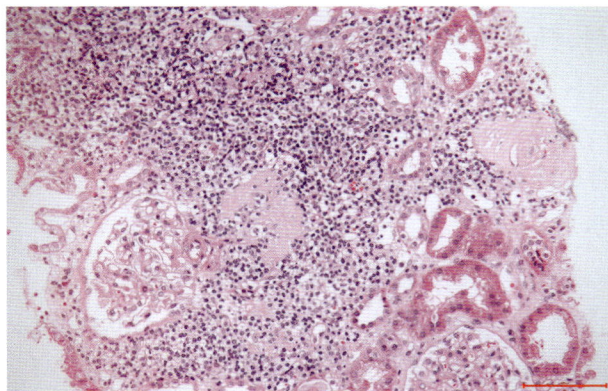

图 5-1-1　肾间质淋巴细胞浸润（HE×200）

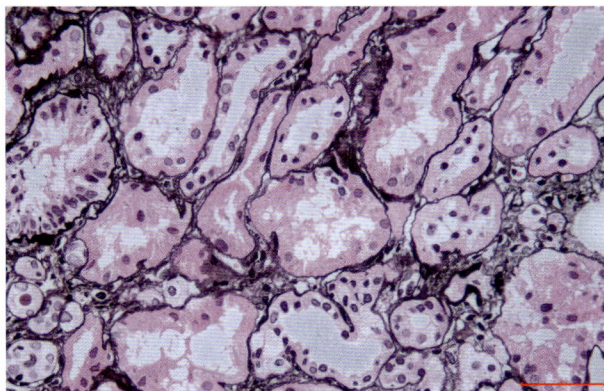

图 5-1-2　肾小管炎性改变（PASM×400）

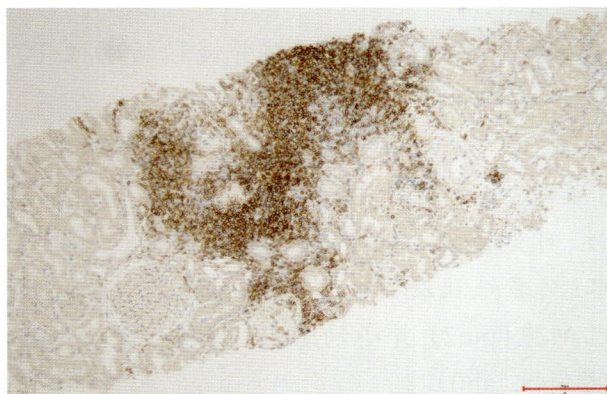

图 5-1-3　肾间质淋巴细胞浸润（IHC×100）

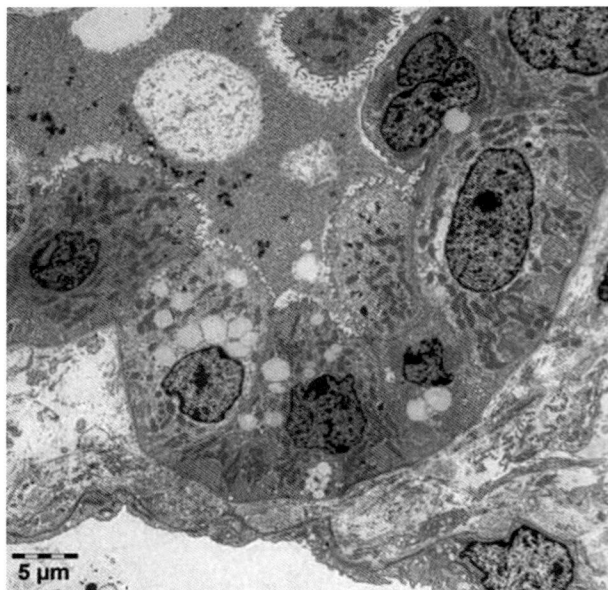

图 5-1-4 肾小管淋巴细胞浸润(电镜 ×2 000)

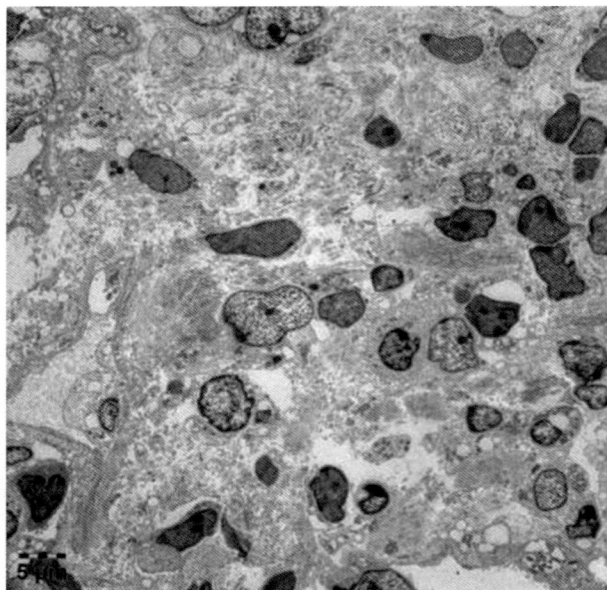

图 5-1-5 肾间质炎症细胞浸润(电镜 ×3 000)

病例 2 慢性活动性 TCMR

1. 现病史 患者男性,48 岁,4 个月前主因"糖尿病肾病、慢性肾功能不全尿毒症期"行同种异体肾移植术(尸体供肾)。术后恢复顺利,吗替麦考酚酯＋环孢素＋泼尼松三联免疫方案,肌酐维持在 150μmol/L 左右,尿蛋白(1+)。2 个月前患者尿中蛋白增多,24 小时尿蛋白定量 2.79g,血肌酐迅速升高至 290μmol/L。为进一步治疗收入院。既往 2 型糖尿病 9 年,肾性高血压病史 4 年,冠状动脉硬化性心脏病 1 年,冠脉支架植入 1 年。

2. 体格检查 移植肾质韧,无压痛,双下肢水肿。

3. 实验室检查 血常规:白细胞 4.1×10⁹/L,淋巴细胞 0.96×10⁹/L,血红蛋白 87g/L,血小板 286×10⁹/L。生化:血肌酐 323μmol/L,尿素氮 16.6mmol/L。环孢素 A C0 186ng/mL,C2 1 250ng/mL,PRA 阴性。尿常规:尿蛋白(2+)1.0g/L,尿比重 1.016,pH 5.5。

4. 影像学检查 移植肾超声:移植肾血流充盈良好,呈树枝状分布,血流达皮质边缘,肾动脉吻合口 PSV 115cm/s,EDV 19cm/s,RI 0.83,主干 PSV 69cm/s,EDV 12cm/s,RI 0.82。肾静脉血流通畅。

5. 病理结果(移植肾穿刺) 病理诊断:移植肾慢性活动性 TCMR Grade Ⅱ,以活动性病变为主。

光镜:内见 31 个肾小球,其中 5 个球性硬化,其余肾小球系膜细胞和基质节段轻度增生(mm0),内皮细胞无明显增生,个别肾小球可见小球炎(g1),基底膜未见双轨形成(cg0)。肾小管上皮细胞空泡变性,可见重度小管炎(t3),伴小管轻度萎缩改变,多灶性小管萎缩(约 40%,ct2)。肾间质明显水肿,多灶状及片状炎症细胞浸润(i3),无明显纤维化。局灶管周毛细血管内可见 1~7 个淋巴细胞(ptc2),肾小动脉内膜水肿,纤维性增厚(c3),可见动脉内膜炎(v2),细动脉未见明显透明变性(ah0)。

免疫组化结果:SV40-T 肾小管上皮细胞核阴性,C4d 管周毛细血管阴性。免疫荧光:

IgM、C3、C1q 均阴性，未见确切免疫复合物沉积。

肾间质局灶水肿，片状淋巴细胞浸润（图5-1-6），肾小管可见明显小管上皮炎性改变，伴多灶萎缩（图5-1-7）；肾小动脉内膜水肿，纤维性增厚，可见单个核细胞浸润（图5-1-8）；电镜下肾小管上皮细胞淋巴单核细胞浸润（图5-1-9），间质较多炎症细胞浸润，管周毛细血管腔内可见炎症细胞（图5-1-10）。

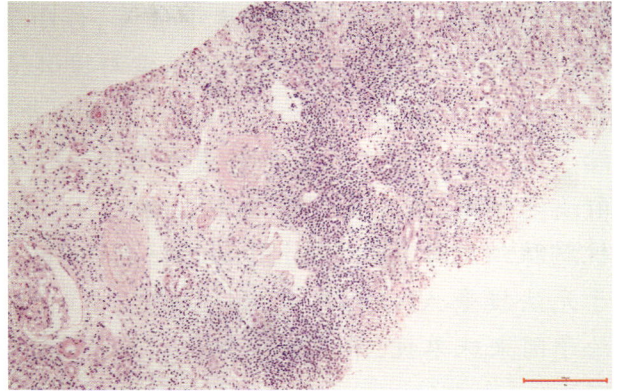

图 5-1-6　肾间质淋巴浸润（HE×100）

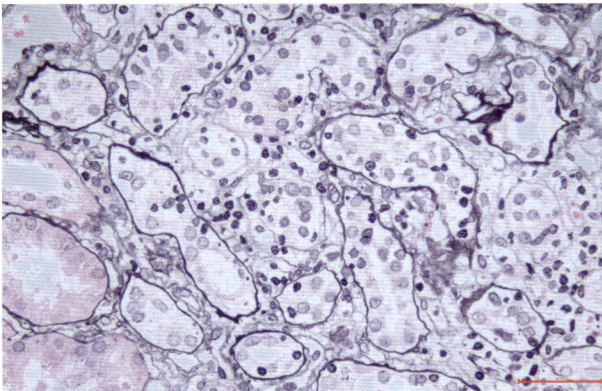

图 5-1-7　肾小管炎性改变（PASM×400）

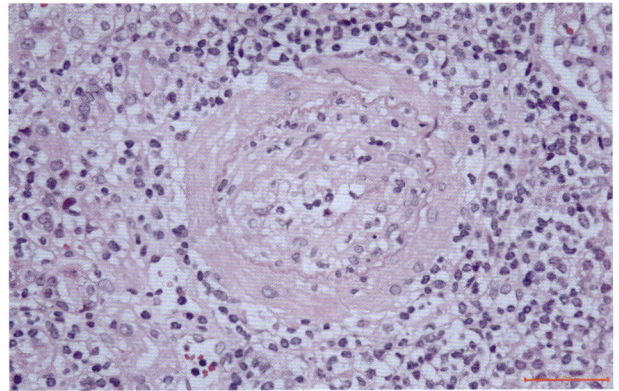

图 5-1-8　肾小动脉内膜（HE×400）

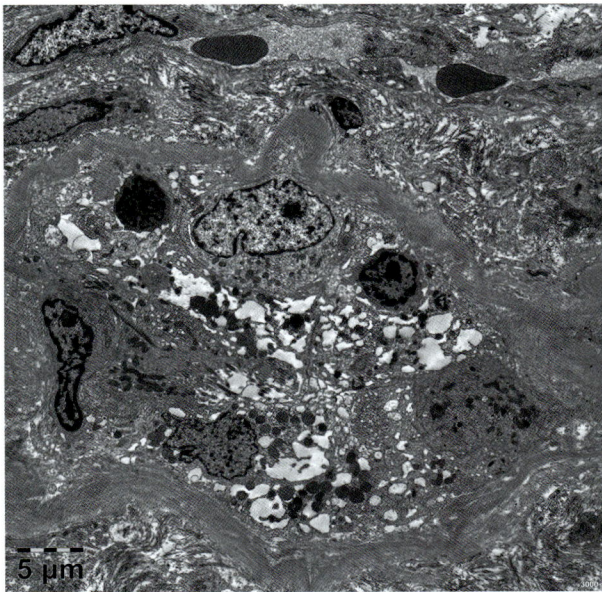

图 5-1-9　肾小管淋巴细胞浸润（电镜 ×3 000）

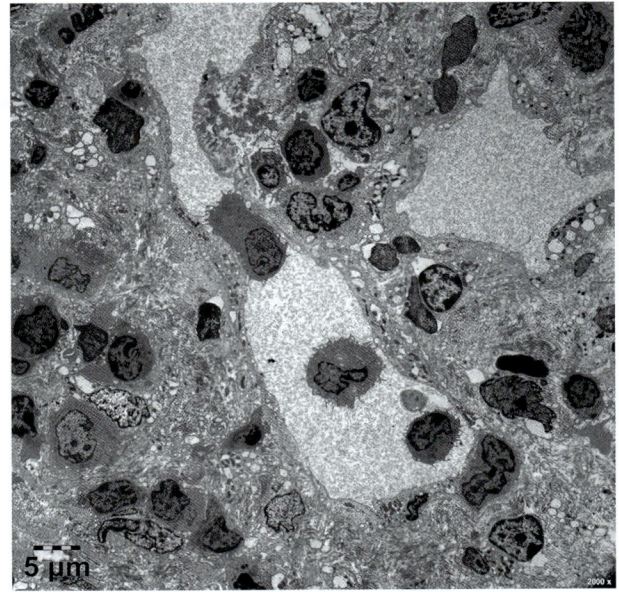

图 5-1-10　肾间质炎症细胞浸润（电镜 ×2 000）

6. 治疗 病理显示重度小管炎,伴小管萎缩,已出现移植肾血管病变,即动脉内膜增厚,单核细胞浸润,内膜纤维化。需与慢性活动性 ABMR 相鉴别,该患者 C4d 阴性,DSA 阴性,因此诊断为慢性活动性 TCMR。予患者甲泼尼龙 240mg+ 环磷酰胺 100mg 静脉注射,连续 3 天。口服方案改为吗替麦考酚酯 +FK506+ 西罗莫司 + 泼尼松四联免疫方案。此后肌酐逐渐下降,维持在 250μmol/L。对于 Banff Ⅱ级的 TCMR,除了激素冲击外,一般还需给予抗胸腺细胞球蛋白(antithymocyte globulin,ATG),剂量为 1.5~3mg/(kg·d),连续 2~5 天。对于无法接受 ATG 的患者,如过敏史、白细胞计数 <2 000/μL 或血小板计数 <75 000/μL,也可给予阿来珠单抗,单次剂量 30mg,并在接受治疗后进行 3 个月的抗病毒预防治疗。

第二节 抗体介导排斥反应

一、概述

抗体介导排斥反应(antibody mediated rejection,AMR)亦称体液性排斥反应,是肾移植术后常见的排斥反应类型,严重影响移植肾的远期预后,约 60% 的移植肾失功与 AMR 有关。AMR 在发病机制上是由抗体、补体等多种体液免疫效应因子参与所致的排斥反应免疫损伤,其在超急性排斥反应、急性排斥反应以及慢性排斥反应中均发挥了重要的致病作用。目前,AMR 的诊断及治疗相对棘手,其明确诊断必须借助移植肾穿刺活组织检查(活检)病理学诊断和精确的抗体检测分析。既往由于 AMR 病变表现程度不一、抗体检测技术水平的局限、C4d 染色方法的稳定性等因素,其免疫损伤机制在很长时间内无法揭示。2005 年,Banff 移植病理学诊断标准(Banff 标准)首次明确提出了 AMR 这一移植肾独立的并发症类型,并将 AMR 分为急性 AMR 和慢性活动性 AMR(chronic active AMR,caAMR),2017 年,Banff 标准在 AMR 的诊断类别命名上进行了更新,取消了急性(acute)的冠名,而采用活动性(active)这一命名,即活动性 AMR(active AMR,aAMR)和 caAMR。2019 年,Banff 标准在 AMR 的病理类别中增加慢性(非活动性)AMR 的类别,即病变已经进展为 caAMR 的终末阶段,出现了慢性移植肾肾小球病和 / 或肾小管周毛细血管基膜多层、在既往的活检病理学诊断中曾经出现过 aAMR 或 caAMR,以及供者特异性抗体(donor specific antibody,DSA)阳性。为了预防 aAMR 和 caAMR 进展到终末期阶段,应密切结合病理学诊断及其病变评分予以积极治疗和早期干预。

二、典型病例

病例1 活动性 AMR

1. 现病史 患者女性,37 岁,于 1 个月前行同种异体肾移植术(亲属供肾),术前检查提示患者存在弱阳性预存 DSA。术前予患者血浆置换、利妥昔单抗脱敏治疗,术后予抗人胸腺细胞免疫球蛋白诱导联合静脉注射免疫球蛋白(intravenous immunoglobulin,IVIG)治疗,移植肾功能逐渐恢复,未发生活动性排斥反应。术后维持免疫抑制方案:他克莫司+吗替麦考酚酯+西罗莫司+泼尼松四联免疫抑制方案。血肌酐基线维持在200μmol/L。2天前患者无明显诱因出现血肌酐升高至350μmol/L,合并白细胞减低、骨髓抑制入院。移植肾超声未见异常,伴尿蛋白(++),入院行进一步治疗及完善超声超引导下移植肾穿刺活检。既往肾性高血压病史11年,肾移植术后1个月余,8年前曾行单侧卵巢囊肿切除术。发现双肾多发囊肿11年,6个月前进展至慢性肾功能不全尿毒症期,开始行血液透析治疗。

2. 体格检查 双下肢水肿,其余无明显阳性体征。

3. 实验室检查 HLA抗体阴性,非HLA抗体:PRKCZ强阳性,荧光值15 000MFI。血常规:白细胞0.83×10^9/L,淋巴细胞0.17×10^9/L,血红蛋白89g/L,血小板74×10^9/L。生化:血肌酐273μmol/L,尿素氮24.36mmol/L。FK506 2.4ng/mL,雷帕霉素3.0ng/mL,PRA阴性。TB淋巴细胞亚群:B细胞0.1%,CD4/CD8比值0.39。尿常规:尿蛋白(2+)1.0g/L,潜血1+,比重1.013,pH 6.5。

4. 影像学检查 移植肾超声:移植肾血流充盈丰富,呈树枝状分布,血流达皮质被膜边缘下,肾动脉吻合口流速PSV 318cm/s,EDV 27cm/s,RI 0.92,主干流速PSV 104cm/s,EDV 24cm/s,RI 0.77。肾静脉血流充盈,流速57cm/s。

5. 病理结果(移植肾穿刺) 病理诊断:移植肾活动性AMR。

光镜:移植肾穿刺组织可见23个肾小球,其中6个肾小球球性硬化。其余肾小球固有细胞轻度增生(mm0),可见空泡样变性,小球炎(g3),未见基底膜双轨形成(cg0)。肾小管上皮细胞轻度空泡变性,可见少量蛋白管型,少数肾小管管腔扩张,上皮细胞脱落,刷毛缘消失,可见轻度小管炎(t1),灶状小管萎缩(10%,ct1)。肾间质灶状纤维化伴炎症细胞浸润(ci1),非纤维化区域可见小灶状炎症细胞浸润(i0)。局灶管周毛细血管轻度扩张,其内见5~8个淋巴细胞(ptc2)。肾小动脉内膜纤维性增厚(cv2),未见动脉内膜炎(v0),细动脉无明显透明变性(ah0)。

免疫组化结果:肾小管上皮细胞SV40-T阴性,C4d管周毛细血管壁阳性比例约30%。免疫荧光:未见确切免疫复合物沉积。电镜超微结构:肾小球毛细血管襻基底膜无明显增厚,足突节段性融合,部分融合明显,未见确切电子致密物沉积,少数ptc节段性增厚、分层(1~3层),部分ptc管腔内可见1~7个炎症细胞。

肾小球毛细血管襻腔内可见淋巴细胞(图5-2-1),ptc扩张,其内可见数个淋巴细胞(图5-2-2),免疫组化显示部分ptc阳性(图5-2-3),电镜下ptc内见炎症细胞,节段性分层(约3层)(图5-2-4)。

6. 治疗 根据移植肾穿刺病理结果及非HLA抗体结果,诊断为移植肾aAMR。予患者血浆置换共计8次,IVIG 100mg/(kg·d),总量1g/kg,辅助以甲泼尼龙240mg冲击治疗连续3天。治疗后期同时给予硼替佐米,在第1、4、8、11天单次给药剂量为$1.3mg/m^2$。同时优化口服免疫抑制方案,增加他克莫司用量,停用吗替麦考酚酯,维持西罗莫司与泼尼松用量。血浆置换过程中患者血肌酐逐渐下降,出院时稳定于210μmol/L,尿蛋白减少为1+。

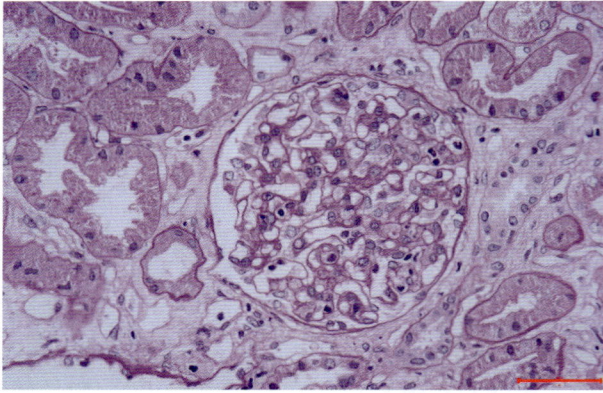

图 5-2-1 肾小球毛细血管内淋巴细胞浸润(PAS×400)

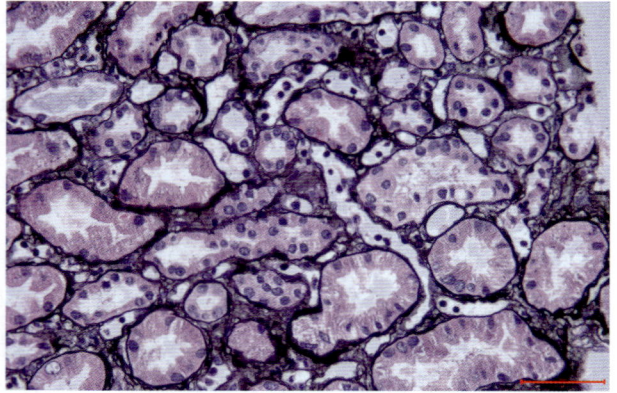

图 5-2-2 PTC 内淋巴细胞浸润(PASM×400)

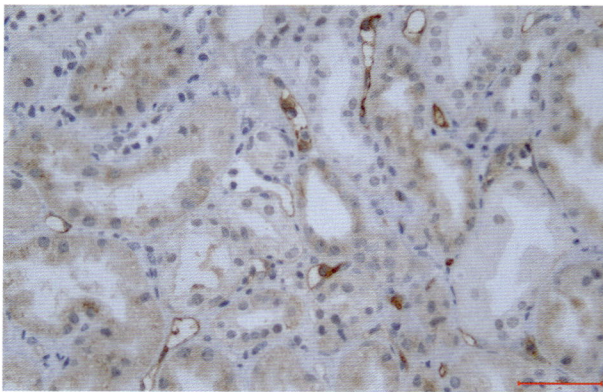

图 5-2-3 PTC 组化(IHC×400)

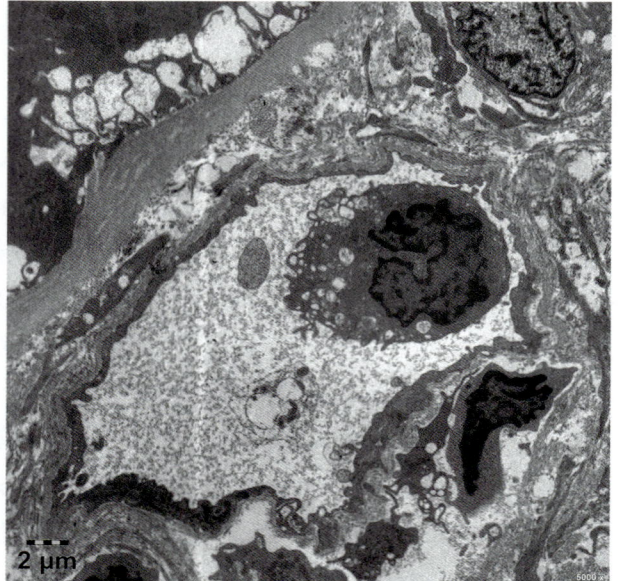

2 μm

图 5-2-4 PTC 内炎症细胞浸润(电镜 ×5 000)

关于 aAMR 的主要治疗原则:①清除抗体;②阻断抗体与补体介导的组织损伤[抗体依赖细胞毒性(antibody dependent cellular cytotoxicity,ADCC)和补体依赖细胞毒性(complement dependent cytotoxicity,CDC)];③阻断 B 细胞与浆细胞的增殖与激活。目前国内外标准治疗方案为:血浆置换/免疫吸附联合小剂量 IVIG,同时辅助以利妥昔单抗或硼替佐米进一步阻断 B 细胞及浆细胞的增殖与激活治疗。本例患者由于移植前已应用利妥昔单抗,为避免后期感染风险,因此选择了血浆置换清除抗体、IVIG 阻断 ADCC 与 CDC 介导的免疫损伤和硼替佐米进一步抑制浆细胞的增殖与激活,阻断抗体的再产生。此外,本例患者为较为少见的因非 HLA 抗体引起的 aAMR,本次治疗后监测患者非 HLA 抗体 PRKCZ 荧光值降低至弱阳性,伴随患者血肌酐、尿量逐渐恢复,骨髓抑制情况好转,显示出该治疗方案对因非 HLA 抗体引起的 aAMR 同样能有较好的治疗效果。

病例2 **慢性活动性 AMR**

1. 现病史 患者男性,57岁,10年前因2型糖尿病所致糖尿病肾病进展至慢性肾功能不全尿毒症期行 DD 供肾同种异体肾移植手术,术后血肌酐基线维持在 100μmol/L,尿量恢复正常。术后维持免疫抑制方案:环孢素+吗替麦考酚酯+泼尼松。患者近半年来血肌酐进行性升高至 180μmol/L,复查尿蛋白阳性,外院考虑患者不除外肾移植后慢性排斥反应,更换免疫抑制方案为:环孢素+西罗莫司+吗替麦考酚酯+泼尼松四联抗排异治疗。规律门诊复查血肌酐未见明显改善,尿蛋白增加伴尿量减少,调整免疫抑制方案为:他克莫司+吗替麦考酚酯+泼尼松。门诊复查因 FK506 浓度较低,伴血肌酐进行性升高至 300μmol/L 入院行相关诊疗。既往肾性高血压病史 10 年余,口服硝苯地平+美托洛尔控制血压及心率。2型糖尿病 20 年,胰岛素控制血糖。

2. 体格检查 双下肢水肿,其余无明显阳性体征。

3. 实验室检查 HLA 抗体:DQA1、DQB1 多个位点强阳性,荧光值:15 000~20 000MFI,PRA Ⅱ类 27%。非 HLA 抗体:PLA2R1、COLLAGEN Ⅱ弱阳性,荧光值:800~1 100MFI。血常规:白细胞 8.64×10^9/L,淋巴细胞 1.16×10^9/L,血红蛋白 73g/L,血小板 214×10^9/L。生化:血肌酐 330μmol/L,尿素氮 17.12mmol/L。环孢素谷浓度 76.5ng/mL,环孢素峰浓度 780.0ng/mL。TB 淋巴细胞亚群:B 细胞 6.76%,CD4/CD8 比值 1.1。尿常规:尿蛋白(3+),潜血可疑,比重 1.008,pH 5.5。24 小时尿蛋白定量 5.4g。

4. 影像学检查 移植肾超声:移植肾血流充盈丰富,呈树枝状分布,血流达皮质被膜边缘下,移植肾动脉血流阻力指数增高。肾动脉吻合口内径 0.5cm,流速 PSV 157cm/s,EDV 13.5cm/s,RI 0.91,主干 PSV 80.7cm/s,EDV 11.6cm/s,RI 0.86。肾静脉血流充盈,流速 33.9cm/s。

5. 病理结果(移植肾穿刺) 病理诊断:移植肾慢性活动性 AMR。

光镜:移植肾穿刺组织可见 19 个肾小球,其中 2 个肾小球球性硬化,冰冻组织可见 19 个肾小球,其中 7 个肾小球球性硬化。非硬化肾小球系膜细胞和基质轻度增生(mm0),可见小球炎(g3)。基底膜双轨形成(cg3),少数肾小球球囊壁增厚伴周围轻度纤维化。肾小管上皮细胞轻度空泡变性,个别肾小管管腔扩张,刷毛缘脱落,上皮扁平,局灶见轻度小管炎(1~3个/小管切面,t1),多灶状小管萎缩(面积约 45%,ct2)。肾间质多灶性纤维化伴炎症细胞浸润(ci2),非纤维化区域无明显炎症细胞浸润(i0)。局灶管周毛细血管扩张(ptc3),肾小动脉内膜纤维性增厚(cv3),未见动脉内膜炎(v0),细动脉透明变性(ah3)。

免疫组化结果:肾小管上皮细胞 SV40-T 阴性,C4d 管周毛细血管襻阳性约 55%(肾髓质弥漫阳)。免疫荧光:未见确切免疫复合物沉积。电镜超微结构:肾小球毛细血管襻基底膜节段性增厚,未见确切电子致密物沉积,少数 ptc 明显增厚、分层(超过 5 层),少数 ptc 管腔内可见 1~6 个炎症细胞。

移植肾动脉血管内膜明显增生增厚,管腔狭窄(图 5-2-5、图 5-2-6),内膜下可见单个核细胞浸润(图 5-2-5);小动脉玻璃样增厚,管腔狭窄闭塞(图 5-2-7);肾小球毛细血管基底膜明显增厚,双轨征形成,襻腔内见单个核细胞(图 5-2-8);管周毛细血管扩张,其内数个单个核细胞(图 5-2-9);免疫组化显示管周毛细血管壁弥漫性 C4d 阳性(图 5-2-10);电镜下肾小球内皮下间隙增宽,足细胞足突弥漫性融合,ptc 多层性增厚(>7 层)(图 5-2-11、图 5-2-12)。

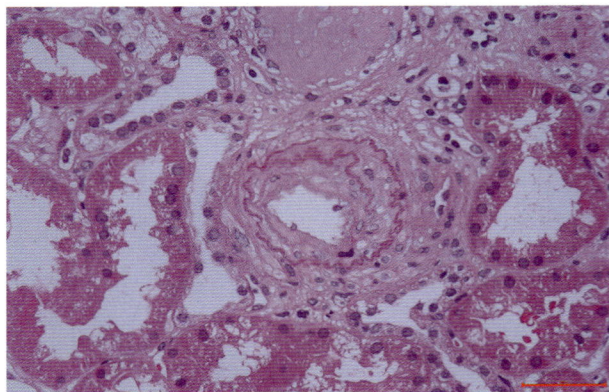

图 5-2-5　肾动脉血管内膜(HE×400)

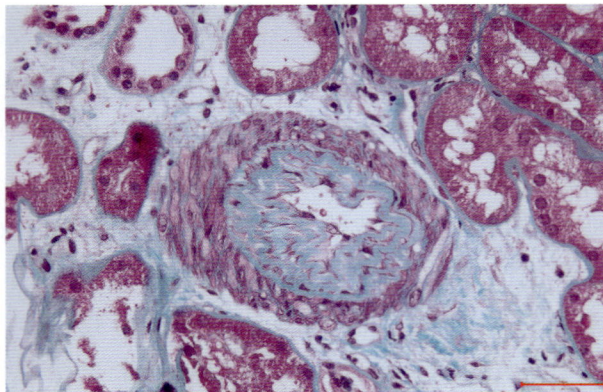

图 5-2-6　肾动脉血管内膜(Masson×400)

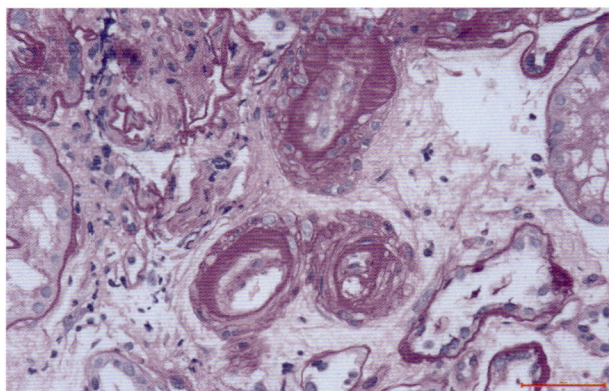

图 5-2-7　小动脉玻璃样变(PAS×400)

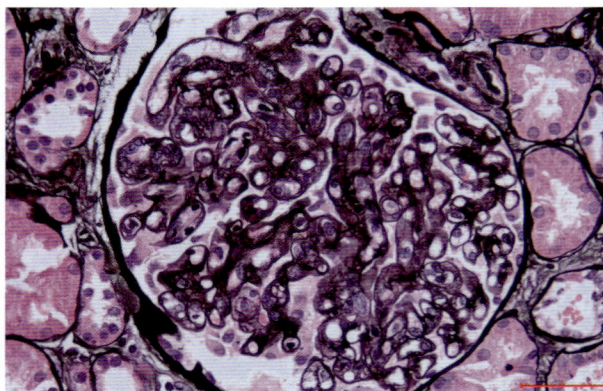

图 5-2-8　肾小球毛细血管(PASM×400)

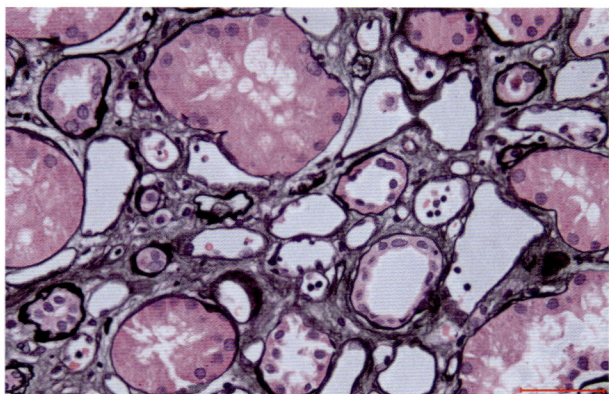

图 5-2-9　管周毛细血管(PASM×400)

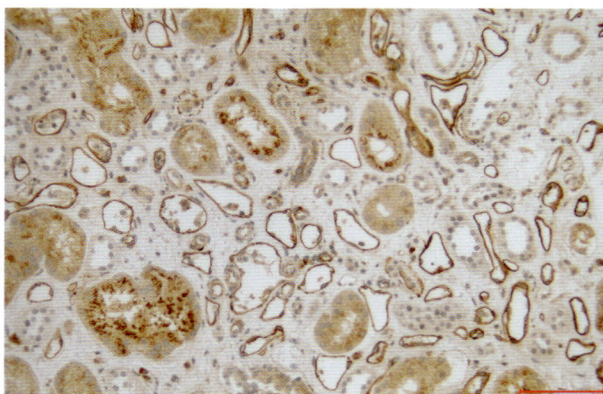

图 5-2-10　管周毛细血管组化(IHC×200)

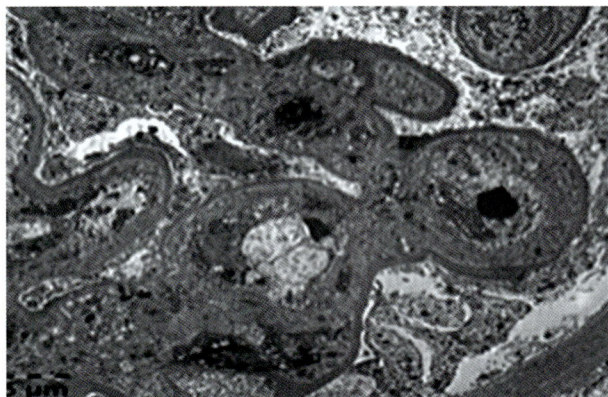

图 5-2-11 肾小球内皮、足细胞(电镜 ×3 000)

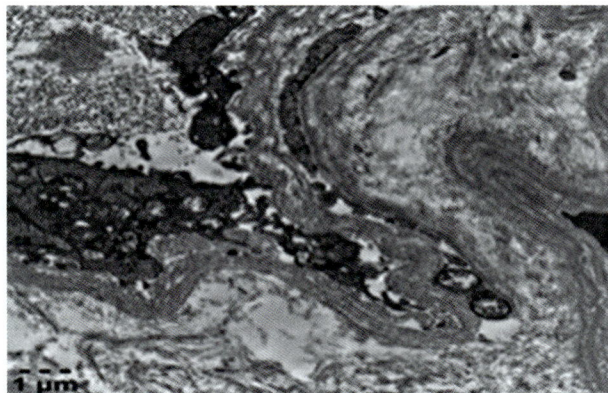

图 5-2-12 肾小球内皮、足细胞(电镜 ×12 000)

6. 治疗 根据移植肾穿刺病理结果及 HLA 抗体明确为 DSA,诊断为移植肾 caAMR。予患者血浆置换共计 6 次,IVIG 100mg/(kg·d),总量 1g/kg,患者血肌酐未见明显改善。后予患者托珠单抗 8mg/kg 单次静脉滴注治疗,出院时患者肌酐逐渐下降至 260μmol/L,尿蛋白减少为 2+。

关于 caAMR 的主要治疗原则:caAMR 是后期 AMR 主要病理表现类型。目前还没有一种治疗方法获得一致性的临床数据证明其对 caAMR 有效,推荐根据患者的不同病情给予个体化治疗,主要包括以下三个方面:①优化免疫抑制方案:稳定基线免疫抑制,必要时对混合的 TCMR 针对性治疗。② DSA 针对性治疗:包括清除循环 DSA 和减少 DSA 的产生。推荐将血浆置换和 IVIG 作为标准基础治疗。每个中心可以根据经验,在此基础上增加一些其他的手段。③支持治疗:包括血压、血糖和血脂等管理和控制蛋白尿。本例患者出现血肌酐进行性升高后于门诊多次调整基线免疫抑制方案,但是效果均不理想。入院后根据患者明确因 DSA 导致 caAMR 的病理特点,予患者标准的血浆置换联合 IVIG 治疗,但是短期内血肌酐未见明显改变,符合 caAMR 难以治愈的特点。在此期间,患者血糖控制不佳,换回以环孢素为基础的免疫抑制方案,同时根据最新国际研究进展,予患者抗 IL-6 受体抑制剂托珠单抗,取得了不错的临床治疗效果。

第三节 局灶性节段性肾小球硬化

一、概述

局灶性节段性肾小球硬化(focal segmental glomerular sclerosis,FSGS)典型的临床表现是蛋白尿,其他临床表现包括高血压及肾功能减退。FSGS 的复发影响移植肾的长期存活,其预后不良将导致移植肾失功。根据发病时间的早晚,可以将 FSGS 分为早期复发与晚期复发。早期复发的患者表现为超大量蛋白尿,可以在肾移植后几小时至数天内复发;晚期复发的患者则在肾移植数月或者数年后呈隐匿性复发。

FSGS 导致终末期肾病患者在接受第一次肾移植后,有 20%~30% 会出现复发。FSGS 复发的危险因素包括:因 FSGS 复发导致首次移植肾失功的患者进行二次肾移植,儿童 FSGS,快速进展的 FSGS,原肾诊断重度系膜增殖,亲属肾移植以及老年供肾等。而 FSGS 复发的保护性因素包括:遗传性 FSGS,某些基因变异引起的 FSGS,既往无肾病综合征等。FSGS 的发病机制不是很清楚,其可能与体内存在的循环因子相关。病理上考虑 FSGS 是一种足细胞疾病,病理表现以肾小球病变为主:系膜增生,肾小球内可见节段硬化,部分有球囊粘连,部分患者足细胞肿胀,电镜下可见足细胞形态学改变(即足突融合、扁平)。

二、典型病例

1. 现病史 患者女性,38 岁,因"肾移植术后 1 年 7 个月,尿蛋白阳性 1 周"入院。原发病"系膜增生性肾小球肾炎"。术后血肌酐维持于 135~150μmol/L,尿常规示尿蛋白(−)。入院前 1 周复查尿常规示尿蛋白(1+)。入院前规律口服他克莫司 3mg/d(联用盐酸地尔硫䓬片 60mg/d)+ 麦考酚钠肠溶片 360mg/d+ 醋酸泼尼松片 10mg/d 抗排斥治疗。既往高血压病史 9 年余,现口服 CCB 类药物控制。

2. 体格检查 无明显阳性体征。

3. 实验室检查 血常规:白细胞 6.92×10^9/L,淋巴细胞 0.64×10^9/L,血红蛋白 134g/L,血小板 176×10^9/L。尿蛋白四项:微量白蛋白 62.50mg/dL,α_1- 微球蛋白 6.01mg/dL,转铁蛋白 2.07mg/dL,免疫球蛋白 IgG6.73mg/dL。生化:血肌酐 132.1μmol/L,尿素氮 10.38mmol/L。FK 4.3ng/mL,PRA 阳性 Ⅰ 类抗体阳性,Ⅱ 类抗体阴性。尿常规:尿蛋白(2+),尿潜血(2+),SG 1.014,pH 6.0。24 小时尿蛋白定量 0.61g。尿蛋白四项:微量白蛋白 62.5mg/dL,α_1- 微球蛋白 6.01mg/dL,转铁蛋白 2.07mg/dL,免疫球蛋白 IgG 6.73mg/dL。

4. 影像学检查 移植肾超声:移植肾位于右髂窝,大小约 10.6cm×5.3cm×4.4cm,移植肾血流充盈良好,呈树枝状分布,血流达皮质边缘,肾动脉吻合口 PSV 63.9cm/s,EDV 14.1cm/s,RI 0.78,主干 PSV 110.4cm/s,EDV 43.4cm/s,RI 0.61。移植肾主干 2 PSV 72.1cm/s,EDV 25.4cm/s,RI 0.65 肾静脉血流充盈,流速 42cm/s。

5. 病理结果 病理诊断:①移植肾局灶性节段性肾小球硬化(FSGS)样改变伴缺血性损伤,需结合受体原发病综合考虑复发或新发;②移植肾轻度微血管炎,建议检查 DSA。

肾小球体积大小不一(图 5-3-1),系膜细胞和基质轻度增生,节段性硬化(图 5-3-2),肾小管灶状萎缩(图 5-3-1),局灶 ptc 扩张,其内可见 1~4 个淋巴细胞(图 5-3-3),电镜下足突部分融合,基底膜尚可(图 5-3-4)。

6. 治疗 根据病理结果,考虑予患者人免疫球蛋白 7.5g/d,共 8 天 60g,第 8 天予患者利妥昔单抗 100mg,1 年后复查血肌酐 122.3μmol/L,尿素氮 8.32mmol/L。尿常规提示尿蛋白阴性(−)。尿蛋白四项提示:微量白蛋白 22.3mg/dL,α_1- 微球蛋白 1.76mg/dL,转铁蛋白 0.79mg/dL,免疫球蛋白 IgG 1.33mg/dL。

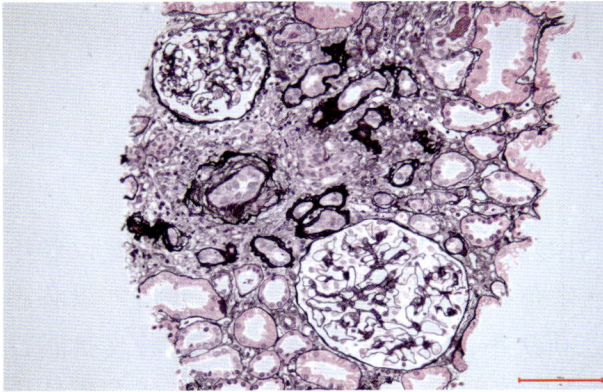

图 5-3-1　肾小球（PASM×200）

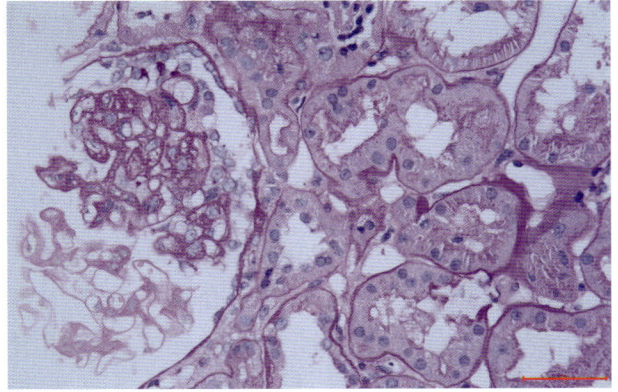

图 5-3-2　节段性硬化表现（PAS×400）

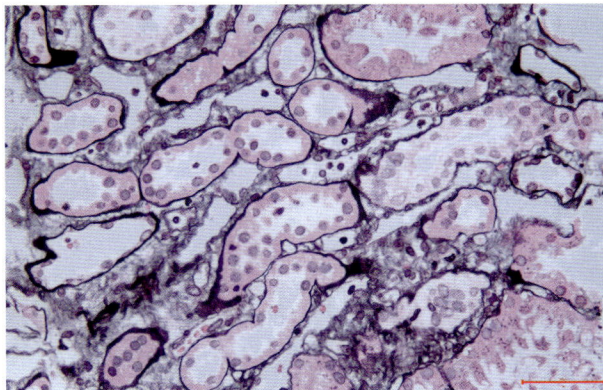

图 5-3-3　肾小管淋巴浸润（PASM×400）

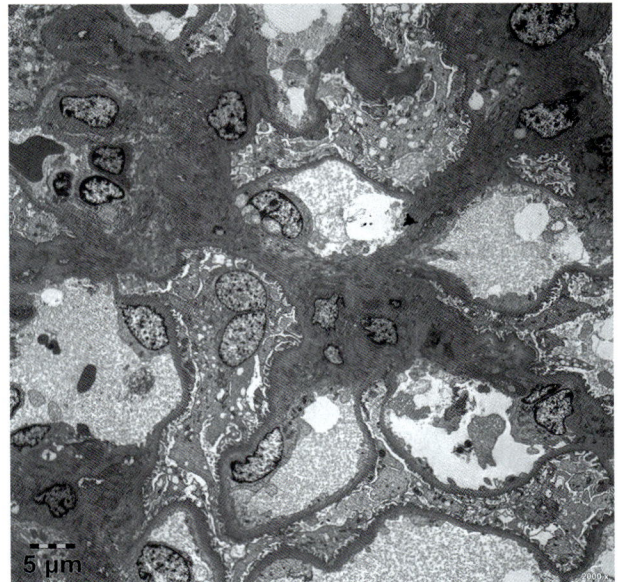

图 5-3-4　足突及基底膜（电镜 ×2 000）

　　FSGS 的治疗原则包括减少致病因子合成和清除循环中的致病因子两个方面。血浆置换与免疫吸附可以清除血浆中的致病因子。部分研究报道，利妥昔单抗用于治疗 FSGS 复发。本病例以移植后蛋白尿为主要表现，病理表现为典型的 FSGS，电镜下可见足突部分融合，治疗方面通过输注人免疫球蛋白吸附体内致病因子，并应用利妥昔单抗。治疗后 1 年复查血肌酐稳定，尿蛋白水平较前明显下降。但是在治疗过程中，应密切监测尿蛋白及肌酐水平变化，必要时再次行移植肾穿刺。

第四节 膜 性 肾 病

一、概述

膜性肾病(membranous nephropathy)是一种引起肾病综合征的常见病理类型,是以肾小球毛细血管襻上皮侧免疫复合物沉积为特征的抗体介导的肾小球疾病。根据病因可以将膜性肾病分为特发性膜性肾病与继发性膜性肾病。2009年,Beck LH Jr 等人发现,特发性膜性肾病与 PLA2R(M 型磷脂酶 2 受体)抗体有关。肾移植术后复发性膜性肾病与新发膜性肾病的发病机制不同。复发性的膜性肾病与诱导自体肾发病的抗体息息相关。早期复发与患者体内存在 PLA2R 抗体相关,而术后远期复发患者体内 PLA2R 抗体多为阴性。移植肾膜性肾病的临床表现多为肾病综合征。移植后复发性膜性肾病常影响移植肾远期存活时间,一旦发现膜性肾病复发,应尽早进行治疗。目前尚没有预防及治疗复发性膜性肾病的指南。

二、典型病例

1. 现病史 患者男性,29 岁,因"同种异体肾移植术后 20 个月,肌酐升高 3 个月,尿蛋白阳性 2 个月"入院。原发病为膜性肾病,术后肌酐维持于 140μmol/L 左右,尿常规示尿蛋白(−)。患者入院前 3 个月复查血肌酐升高至 169μmol/L,入院前 2 个月余尿常规示尿蛋白(3+)。入院前规律口服他克莫司 2.5mg/d+ 醋酸泼尼松片 10mg/d+ 吗替麦考酚酯 1 500mg/d 抗排斥治疗。既往高血压病史 5 年余,现口服 CCB 类药物控制。高脂血症病史,现口服他汀类药物控制。肾性骨病病史,现口服骨化三醇控制。

2. 体格检查 无明显阳性体征。

3. 实验室检查 血常规:白细胞 5.90×10^9/L,淋巴细胞 1.90×10^9/L,血红蛋白 112g/L,血小板 164×10^9/L。生化:血肌酐 136.9μmol/L,尿素氮 7.53mmol/L。FK 6.4ng/mL,PRA 阴性。尿常规:尿蛋白(3+),潜血(3+),SG 1.020,pH 6.5。24 小时尿蛋白定量 6.72g。

4. 影像学检查 移植肾超声:移植肾位于右髂窝,大小约 12.9cm×4.8cm×4.4cm,移植肾血流充盈良好,呈树枝状分布,血流达皮质边缘,肾动脉吻合口 PSV 131.9cm/s,EDV 51.6cm/s,RI 0.61,主干 PSV 137.5cm/s,EDV 39.3cm/s,RI 0.71。肾静脉血流充盈,流速 90.6cm/s。

5. 病理结果 病理诊断:移植肾膜性肾病,结合受体原发病综合考虑为复发或新发。

肾小球系膜细胞和基质轻度增生,PASM 染色下 GBM 明显增厚(图 5-4-1),Masson 染色上皮下可见嗜复红蛋白沉积(图 5-4-2),免疫荧光显示肾小球毛细血管襻 IgG 细颗粒状沉积(图 5-4-3),电镜下足突弥漫性融合,微绒毛样变,上皮下、基底膜内电子致密物沉积(图 5-4-4)。

6. 治疗 结合患者移植肾穿刺病理,诊断为移植肾膜性肾病,予患者利妥昔单抗 200mg,治疗后半年后再次予患者利妥昔单抗 200mg,治疗后复查血肌酐稳定,尿常规提示尿蛋白阳性(+~++)。

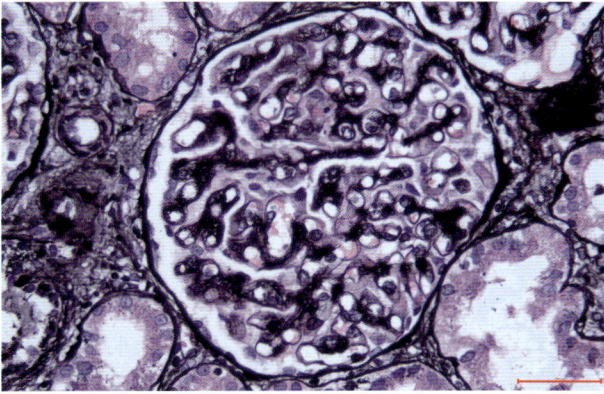

图 5-4-1 肾小球系膜和基质(PASM×400)

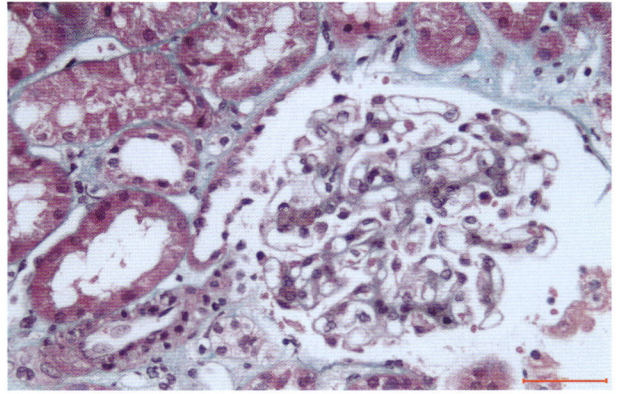

图 5-4-2 嗜复红蛋白沉积(Masson×400)

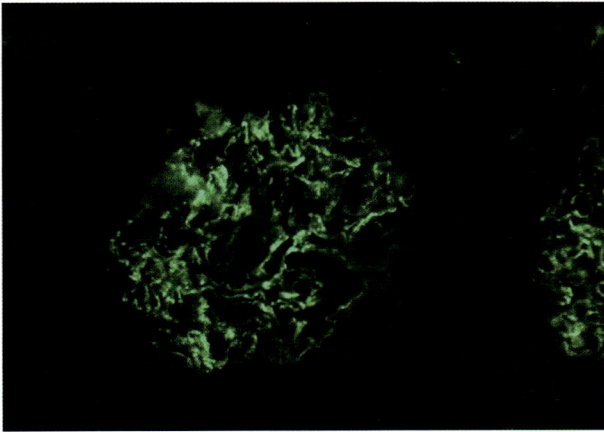

图 5-4-3 肾小球毛细血管襻(IF×200)

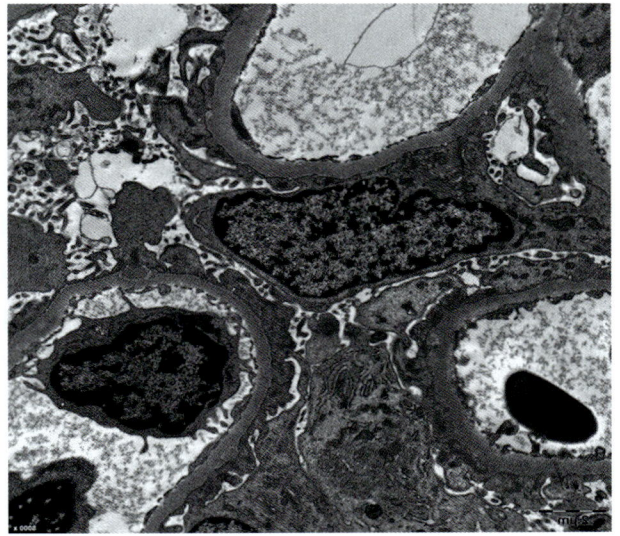

图 5-4-4 足突弥漫性融合(电镜 ×8 000)

膜性肾病的治疗包括通过 ACEI 及 ARB 类药物控制蛋白尿。临床中多应用利妥昔单抗降低体内 PLA2R 抗体滴度,清除体内抗体。此病例通过利妥昔单抗两周期治疗后,蛋白尿较前缓解。但是在应用利妥昔单抗的过程中,应该警惕感染的发生。

第五节 移植肾 IgA 肾病

一、概述

IgA 肾病是国内原发性肾小球肾炎中最常见的病理类型。IgA 肾病的发病机制仍不明确。移植后 IgA 肾病是以 IgA 为主的免疫球蛋白在肾小球系膜和部分毛细血管襻中沉积而引起一系列临床表现及病理改变的一类疾病。移植肾 IgA 肾病的临床表现包括镜下血尿、蛋白尿及移植肾功能减退。移植肾 IgA 肾病复发会影响移植肾存活时间,早期诊断及治疗有助于改善移植肾预后。目前广泛应用的 IgA 病理分型包括 Lee 分级及牛津分型。激素是目前唯一被证实可有效治疗 IgA 肾病的免疫抑制药,IgA 肾病患者肾移植术后维持使用低剂量激素有助于降低 IgA 肾病复发风险。

二、典型病例

1. 现病史 患者男性,50 岁,因"肾移植术后 17 年余,尿蛋白阳性 1 年"入院。患者术后血肌酐稳定于 100μmol/L 左右,尿常规示尿蛋白(−)。患者入院前 1 年前复查尿常规示尿蛋白阳性(1+),肌酐较前无明显变化。入院前 3 个月,尿常规示尿蛋白(2+~3+),24 小时尿蛋白定量 0.74g/L。入院前规律口服环孢素 175mg/d+ 醋酸泼尼松片 15mg/d+ 吗替麦考酚酯 1 500mg/d 抗排斥治疗。既往高血压病史 20 年,现口服 ARB+CCB+β 受体阻滞类药物控制血压。高脂血症病史,口服他汀类药物控制。高尿酸血症病史,现口服非布司他控制。肾性骨病病史,现口服骨化三醇控制。

2. 体格检查 无明显阳性体征。

3. 实验室检查 血常规:白细胞 10.13×10^9/L,淋巴细胞 2.27×10^9/L,血红蛋白 13.4g/L,血小板 218×10^9/L。生化:血肌酐 98.4μmol/L,尿素氮 5.87mmol/L。环孢素 A C0 144.3ng/mL,PRA 阴性。尿常规:尿蛋白(1+)0.3g/L,SG 1.017,pH 6.0。24 小时尿蛋白定量 0.68g。尿蛋白四项:微量白蛋白 25.5mg/dL,α_1- 微球蛋白 0.50mg/dL,转铁蛋白 1.21mg/dL,免疫球蛋白 IgG 2.07mg/dL。

4. 影像学检查 移植肾超声:移植肾位于右侧髂窝,移植肾血流充盈良好,呈树枝状分布,血流达皮质边缘,肾动脉吻合口 PSV 63.9cm/s,EDV 16.2cm/s,RI 0.75,移植肾静脉主干流速约 50.1cm/s。

5. 病理结果 病理诊断:移植肾 IgA 肾病。Lee 分级:Ⅲ级(按照 IgA 肾病牛津分类相当于:M1 E1 S1 T0 C0)。

肾小球体积增大,系膜细胞和基质节段性轻 - 中度增生(图 5-5-1),系膜区嗜复红蛋白沉积(图 5-5-2),肾小管灶状萎缩(图 5-5-3)。免疫荧光显示系膜区 IgA(+++)逗点状沉积(图 5-5-4)。电镜下足突大部分融合,系膜细胞增生,系膜区可见高密度电子致密物沉积(图 5-5-5)。

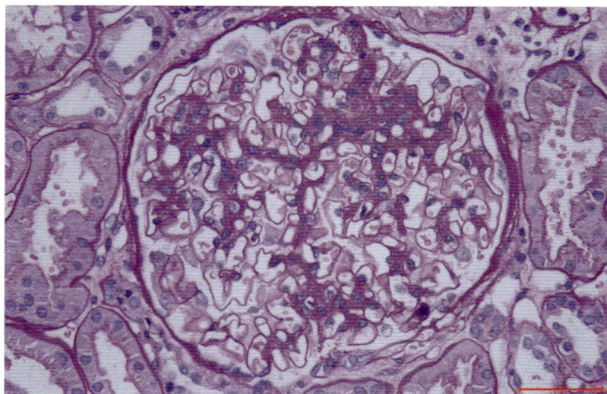

图 5-5-1 肾小球系膜细胞(PAS×400)

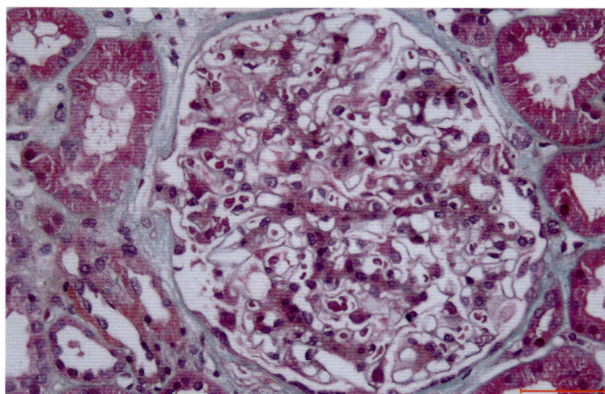

图 5-5-2 嗜复红蛋白沉积(Masson×400)

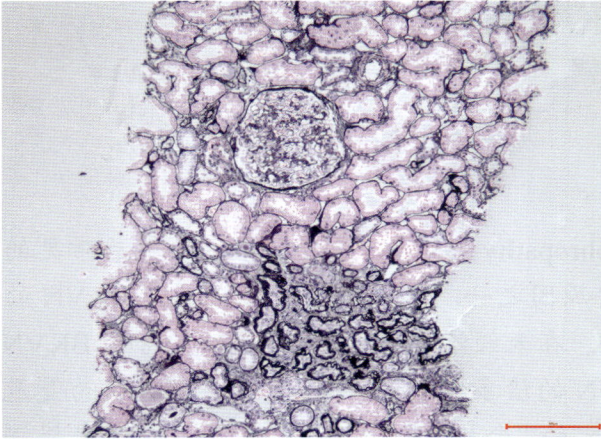

图 5-5-3 肾小管灶状萎缩（PASM×100）

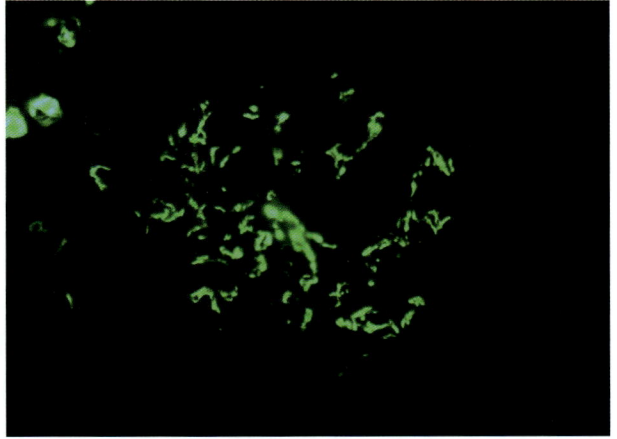

图 5-5-4 系膜区 IgA 沉积（IF×200）

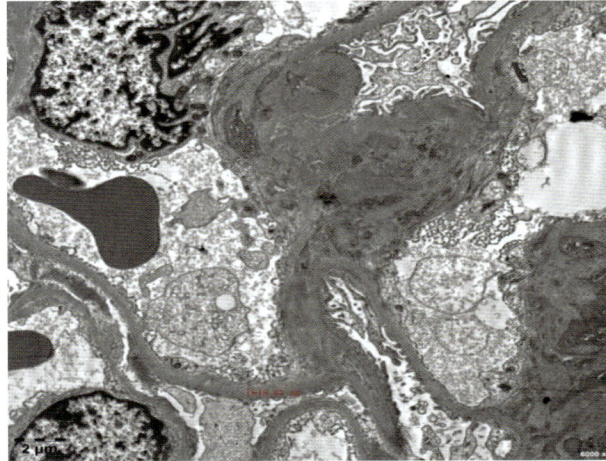

图 5-5-5 足突融合（电镜 ×6 000）

6. 治疗 结合患者移植肾穿刺病理，诊断为移植肾 IgA 肾病，予患者甲泼尼龙（240mg-120mg-120mg）＋环磷酰胺（200mg-100mg-100mg），后口服醋酸泼尼松 30mg/d（每 7 天减 5mg，最终恢复至 15mg/d）。术后 1 年，尿常规提示尿蛋白阴性，血肌酐 103.7μmol/L，尿蛋白四项提示免疫球蛋白 IgG 0.36mg/dL，转铁蛋白 0.22mg/dL，微量白蛋白 1.93mg/dL，α_1- 微球蛋白 0.50mg/dL。

本例患者以蛋白尿为主要临床表现，经过大剂量甲泼尼龙冲击及环磷酰胺治疗后蛋白尿较前缓解。但是在应用大剂量激素冲击后，应该在未来预防感染的发生。有研究表明，扁桃体炎可能是 IgA 复发的原因，扁桃体切除可以改善 IgA 肾病预后。

第六节 多瘤 BK 病毒性肾病

一、概述

多瘤 BK 病毒性肾病(BK polyomavirus nephropathy,BKVN)是肾移植术后较为常见的感染并发症之一,已成为移植肾功能丧失的重要原因之一。既往报道肾移植受者 BKVN 的发生率为 1%~10%,大多数发生在移植后 1 年内。在未经治疗的自然病程中,50% 的 BKVN 最终进展至不可逆的移植肾功能衰竭。在 BKVN 的诸多危险因素中,免疫抑制被认为是最主要的危险因素。组织病理学诊断是确诊 BKVN 的"金标准",目前公认的分期方法是根据组织学表现,将 BKVN 分为 3 期:A 期为病变早期,一般无肾功能改变;B 期病变程度和范围较前加重,会出现移植肾功能减退,但经过积极治疗后部分可转为 A 期;C 期病变程度和范围进一步加重,常伴有移植肾功能衰竭。BKVN 仍是临床面临的重大挑战,目前缺乏治疗多瘤 BK 病毒感染的特异性和强有力的抗病毒药物,因此应紧密结合分子生物学和病理学诊断技术,做到早期诊断和干预,以阻止 BKVN 的进展,改善预后。

二、典型病例

病例1 BKVN(A 期)

1. **现病史** 患者男性,51 岁,因"肾移植术后 5 个月,血肌酐升高 1 个月"入院。患者 5 个月前行同种异体肾移植手术(尸体供肾),移植肾功能恢复顺利,诱导方案采用巴利昔单抗,维持免疫抑制方案采用他克莫司 + 麦考酚钠 + 泼尼松,血肌酐下降并维持在 125μmol/L 左右,尿蛋白阴性,围手术期未发生排斥、感染等并发症。1 个月前无明显诱因出现血肌酐逐渐升高至 188μmol/L,尿蛋白无明显变化,进一步检查发现患者尿 BKV 阳性,入院行超声引导下移植肾穿刺活检。

2. **体格检查** 无明显阳性体征。

3. **实验室检查** 血常规:白细胞 7.82×10^9/L,淋巴细胞 0.48×10^9/L,血红蛋白 112g/L,血小板 169×10^9/L。生化:血肌酐 188μmol/L,尿素氮 11.6mmol/L。他克莫司浓度 10.4ng/mL。抗群体反应性抗体:阴性。尿常规:BLD±,尿蛋白(-)。CMV-DNA 阴性。BKV-DNA:尿液 4.27×10^9copy/mL,血液阴性。

4. **影像学检查** 移植肾超声:移植肾彩色血流充盈良好,呈树枝状分布,血流达皮质边缘被膜下,移植肾动脉吻合口未见狭窄,动脉流速及阻力指数正常,肾静脉血流充盈,流速正常。

5. **病理结果(移植肾穿刺)** 病理诊断:移植肾 PVAN,A 期。

肾间质小灶状是以淋巴细胞、单核细胞为主的炎症细胞浸润(图 5-6-1),髓质区肾小管上皮细胞核增(图 5-6-2)。局灶管周毛细血管襻轻度扩张,其内可见 2 个淋巴细胞(图 5-6-3)。免疫组化可见病毒感染的肾小管上皮细胞核体积增大,呈褐色(图 5-6-4)。

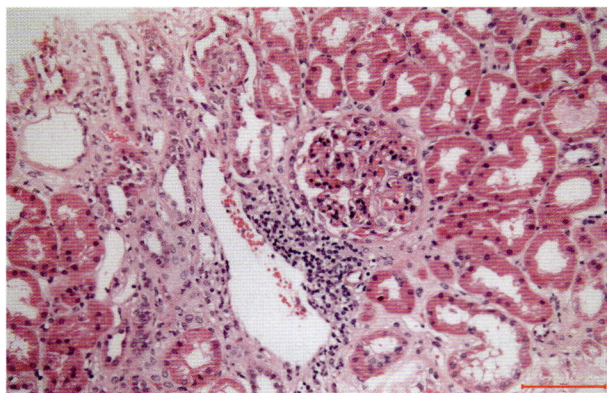

图 5-6-1 肾间质淋巴浸润(HE×200)

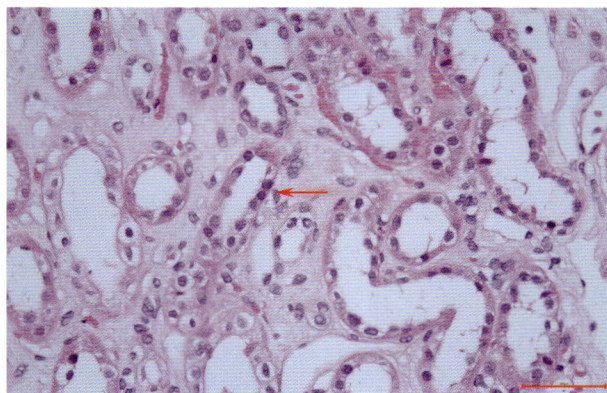

图 5-6-2 髓质区肾小管上皮(HE×400)

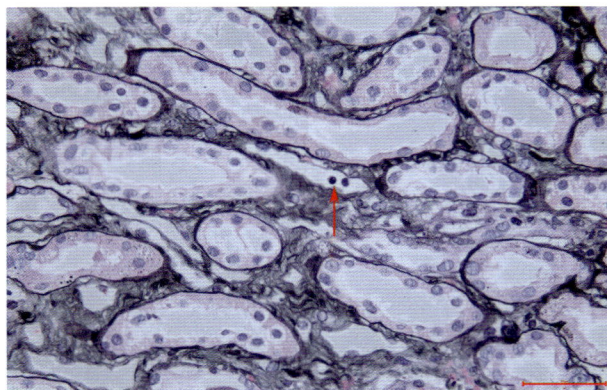

图 5-6-3 管周毛细血管襻(PASM×400)

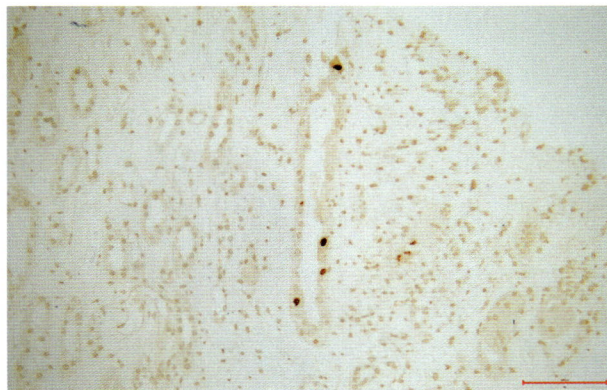

图 5-6-4 肾小管上皮免疫组化(IHC×200)

6. 治疗 首先调整免疫抑制方案,减少他克莫司剂量以降低他克莫司浓度,同时将麦考酚钠更换为低剂量咪唑立宾。其次应用静脉注射用免疫球蛋白治疗。治疗后,患者尿 BKV-DNA 载量显著下降,同时血肌酐下降,稳定在 140μmol/L 左右。

对于已确诊的 BKVN 受者,降低免疫抑制强度为首选干预措施,包括降低免疫抑制剂血药浓度和剂量,以及免疫抑制剂的转换。免疫抑制剂的转换方案多种多样,目前尚无最优方案,应根据患者的具体情况决定。在充分降低免疫抑制强度的基础上,可以考虑加用抗病毒药物,包括应用免疫球蛋白。对于免疫球蛋白的使用剂量和疗程,目前尚未达成共识。本例患者病理显示为 BKVN A 期,虽然病理分期较早,但是仍然出现肾功能的改变(一般多见于 B 期),这可能与穿刺部位局限性导致的分期误差有关,在经过及时的干预后,BKV 得到有效控制和清除,同时移植肾功能明显改善。

病例 2 BKVN(B2 期)

1. 现病史 患者男性,69 岁,因"肾移植术后 5 个月余,血肌酐升高 3 个月"入院。患者 5 个月前行同种异体肾移植手术(尸体供肾),移植肾功能恢复顺利,诱导方案采用巴利昔单抗,维持免疫抑制方案采用他克莫司＋麦考酚钠＋泼尼松,血肌酐下降并维持在 90μmol/L

左右,尿蛋白阴性,围手术期未发生排斥、感染等并发症。3个月前无明显诱因出现血肌酐进行性升高,1个月前升至178μmol/L,尿蛋白无明显变化,进一步检查发现患者血、尿BKV均阳性,患者入院行超声引导下移植肾穿刺活检。

2. 体格检查 无明显阳性体征。

3. 实验室检查 血常规:白细胞$6.44×10^9$/L,淋巴细胞$2.7×10^9$/L,血红蛋白113g/L,血小板$232×10^9$/L。生化:血肌酐178μmol/L,尿素氮8.6mmol/L。他克莫司浓度8.2ng/mL。抗群体反应性抗体:阴性。TB淋巴细胞亚群:$CD4^+$ 29.45%,$CD8^+$ 45.73%,CD4/CD8比值0.64,$CD19^+$ 5.49%。尿常规:BLD(-),尿蛋白(-)。CMV-DNA:阴性。BKV-DNA:尿液$1.52×10^9$copy/mL,血液$7.28×10^5$copy/mL。

4. 影像学检查 移植肾超声:移植肾彩色血流充盈良好,呈树枝状分布,血流达皮质边缘被膜下,移植肾动脉吻合口未见狭窄,动脉流速及阻力指数正常,肾静脉血流充盈,流速正常。

5. 病理结果(移植肾穿刺) 病理诊断:移植肾PVAN,B2期。

肾间质多灶状是以淋巴细胞、单核细胞为主的炎症细胞浸润(图5-6-5),肾小管上皮细胞核增大,核内包涵体形成(图5-6-6)。局灶可见重度小管炎(图5-6-7),局灶管周毛细血管襻轻度扩张,其内可见5个淋巴细胞(图5-6-8)。免疫组化可见病毒感染的肾小管上皮细胞核体积增大,呈褐色(图5-6-9、图5-6-10)。

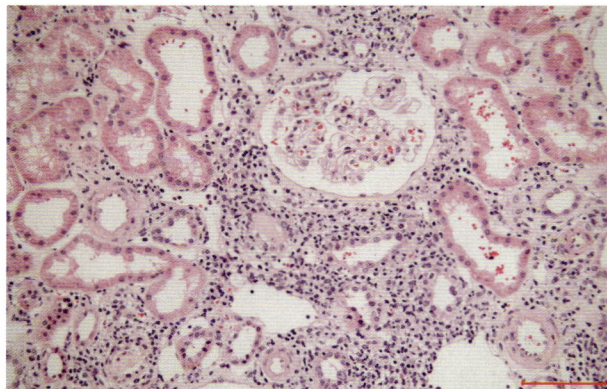

图 5-6-5 肾间质淋巴浸润(HE×200)

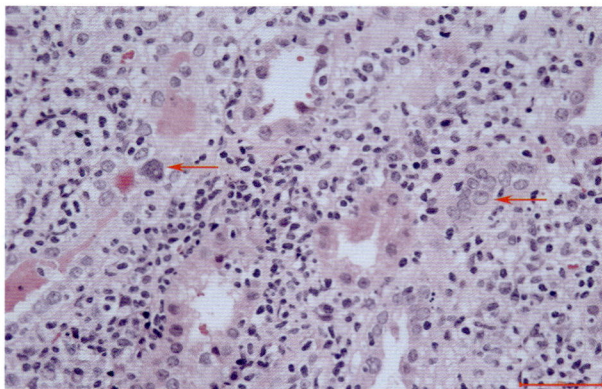

图 5-6-6 肾小管上皮(HE×400)

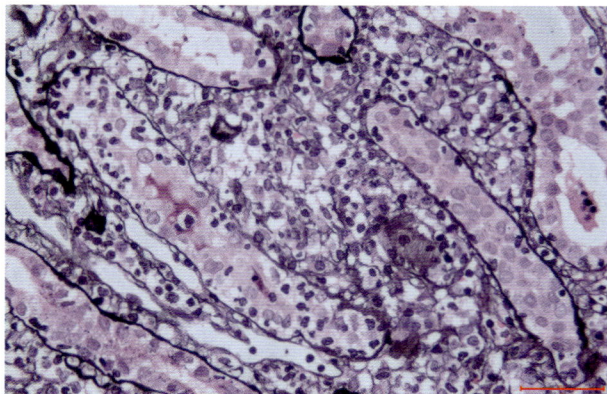

图 5-6-7 局灶小管炎(PASM×200)

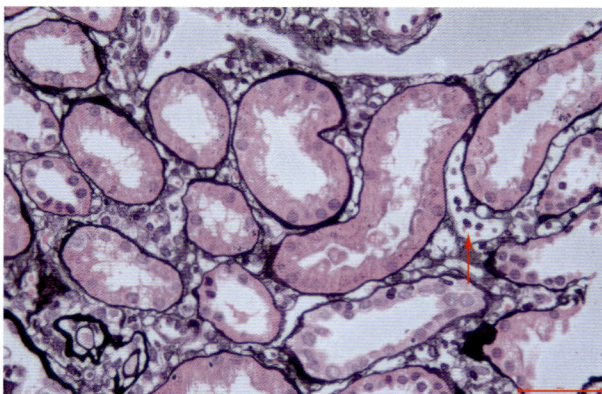

图 5-6-8 管周毛细血管襻(PASM×400)

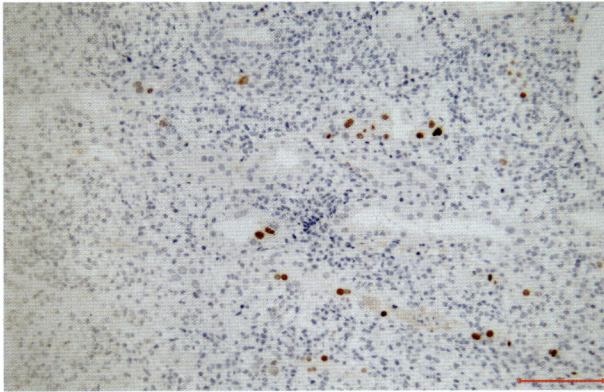

图 5-6-9　肾小管上皮组化（SV40,IHC×200）

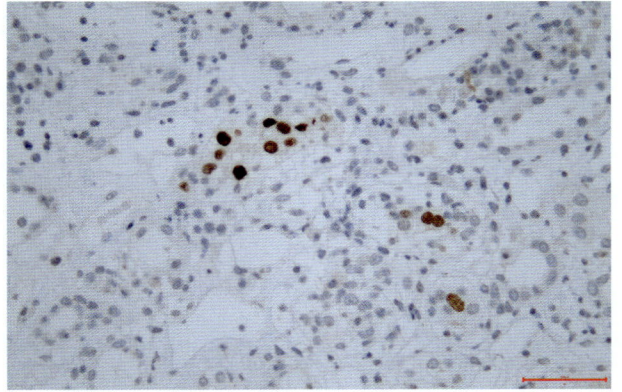

图 5-6-10　肾小管上皮组化（SV40,IHC×400）

6. 治疗　患者在发现 BKV 血症和尿症后,即于门诊减少他克莫司和麦考酚钠剂量,入院后应用静脉注射用免疫球蛋白治疗。治疗后,患者血、尿 BKV-DNA 载量显著下降(血 BKV 转为阴性,尿 BKV-DNA 维持在较低水平),同时血肌酐逐渐下降,稳定在 150μmol/L 左右。

BKVN 病理分期 B 期的患者往往已经出现不同程度的移植肾功能下降,但经过积极治疗后,部分患者可转为 A 期,移植肾功能有所恢复,及时的干预治疗是防止病情恶化的关键。此外,研究显示,BKVN 与尿液、血液中的 BKV-DNA 载量有密切关系,当尿液 BKV-DNA 载量>$1.0×10^7$copy/mL,且血液 BKV-DNA 载量>$1.0×10^4$copy/mL 时,病变发展为 BKVN 的风险极高。因此,对于同时存在"高水平病毒尿症"和"病毒血症"的患者,在充分评估感染和排斥风险后,应尽早给予干预治疗。

（朱一辰　尚东浩　石铭俊）

第六章

泌尿系统结核

第一节 肾 结 核

一、概述

肾结核是最常见的肺外结核,其发病率在肺结核高发地区达73%,常发生于20~40岁人群,男性多见。肾结核病原菌结核分枝杆菌绝大多数来自肺结核,经血源性播散。早期肾皮质病灶可自行愈合,往往不出现临床症状,难以察觉。肾结核的典型症状有尿频、尿急、尿痛、血尿、腰痛、脓尿、发热和盗汗等。早期出现膀胱刺激征时,50%~70%的患者可在尿液中找到抗酸杆菌,及时且多次行尿沉渣抗酸染色有望早期诊断肾结核,但易和其他抗酸杆菌如包皮垢杆菌、枯草杆菌混淆。X线诊断肾结核的价值有限(晚期稍明显),CT根据肾结核发展阶段的不同而表现各异,MRI表现类似CT,对晚期病灶的诊断价值极高。该病可以培养出结核分枝杆菌,组织病理检查发现结核性干酪样坏死可作为诊断的"金标准"。

二、典型病例

病例1

1. **现病史** 患者男性,37岁,1年前无明显诱因出现右腰部酸胀感,未予重视。近半年出现尿频,日间7~8次,夜间2~3次,无尿急、尿痛,无肉眼血尿,无脓尿,无低热盗汗。否认肺结核病史,平素无胸痛、咳嗽、咯血,无明显消瘦等,未行特殊治疗。患者2021年7月完善腹盆CT示,右肾输尿管改变,多考虑为结核可能;PPD试验阳性、红细胞沉降率(血沉)72mm/h、尿红/白细胞满视野、结核抗体IgG弱阳性、尿液找抗酸杆菌阳性;完善肾ECT:左肾GFR 58.9mL/min,右肾GFR 32.2mL/min,提示右肾结核诊断明确,右输尿管受累不除外,遂予以四联抗结核治疗(乙胺丁醇+吡嗪酰胺+利福平+异烟肼),药物总疗程5个月至今,整体耐受较好,肝肾功能可。治疗期间分别于2021年8月复查CT示右肾病灶同前,右肾盂及腹段输尿管积水扩张较前新出现;于2021年12月7日复查CT(图6-1-1)示右肾病灶较前变化不大,右肾盂及腹段输尿管积水扩张较前稍进展,右输尿管末段可见钙化灶。既往体健,否认高血压、心脏病史,否认糖尿病、脑血管病、精神疾病史。否认肝炎史、结核史、疟疾史。手术史:无。过敏史:无。输血史:无。预防接种史:无。传染病史:无。其他系统回顾无特殊。

2. **体格检查** 无明显阳性体征。

3. **实验室检查** 尿常规:红细胞909个/HPF,白细胞153个/HPF。结核T细胞阳性;血常规+C反应蛋白:白细胞12.90×10⁹/L,中性粒细胞绝对值9.62×10⁹/L,单核细胞绝对值(MO)0.61×10⁹/L,血小板压积0.24%,C反应蛋白48.12mg/L;生化:总蛋白64.3g/L,白蛋白37.5g/L,葡萄糖8.47mmol/L,肌酸激酶532U/L;红细胞沉降率72mm/h。

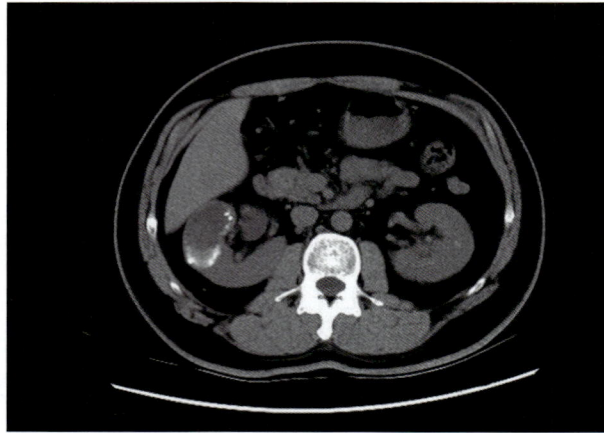

图 6-1-1 腹盆 CT 平扫

4. 影像学检查

双肾 B 超（图 6-1-2）：右肾多发强回声及混合回声，考虑肾结核。

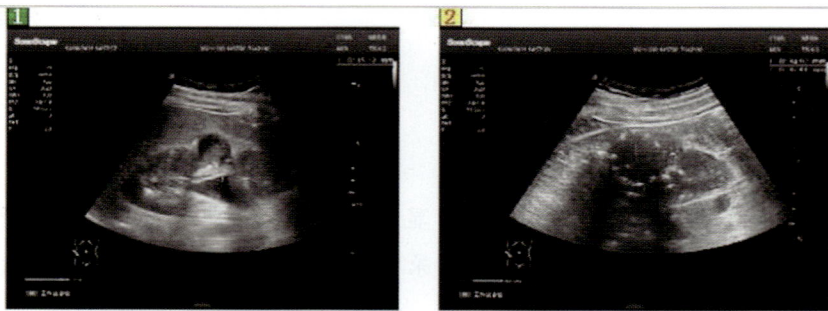

检查所见：

左肾大小正常，右肾形态失常，回声正常，血流信号丰富。右肾可见多发混合回声团，大者约3.8cm×3.5cm，周边可见散在点状强回声，部分内部可见絮状回声，均未见血流信号。右肾另可见散在强回声，大者约1.6cm。右肾中盏肾盂分离，宽约1.5cm。左肾上极见无回声，大小约1.0cm×0.6cm，内可见强回声，径约0.4cm。

左侧肾盂、肾盏及双侧输尿管未见扩张。

膀胱略充盈，腔内未见明显占位。

前列腺：3.1cm×2.3cm×2.2cm，回声：不均匀，内可见点状强回声。

超声提示：右肾多发强回声及混合回声，结合病史，考虑肾结核
右肾盂分离
左肾囊肿伴囊内钙化
前列腺钙化灶

图 6-1-2 双肾 B 超

双肾 ECT：左肾 GFR 65.2mL/min，右肾 GFR 41.8mL/min。

5. 治疗 行腹腔镜下右肾切除术

6. 病理结果 提示肾实质内可见多灶干酪样坏死性肉芽肿形成，伴多核巨细胞反应，

倾向肾结核改变（图 6-1-3）。周围肾小球玻璃样变及纤维化，肾间质淋巴细胞、浆细胞浸润。输尿管呈慢性炎，伴水肿；未见明确坏死性肉芽肿性炎。输尿管断端黏膜呈慢性炎，伴水肿，淤血，未见被覆上皮。

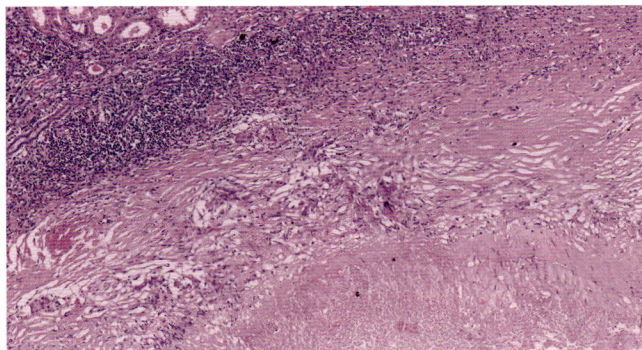

图 6-1-3 病理结果（HE×100）

第二节 膀胱结核

一、概述

膀胱结核属于泌尿系统结核的一部分，症状类似。因为多数膀胱结核来源于肾结核，所以早期病变可能在肾脏，往往没有任何临床症状。随着病情发展，膀胱刺激征较为明显，表现为尿频、尿急、尿痛，往往是患者就诊时的主诉。膀胱结核的患者，尿频更加严重，因为病变蔓延形成结核性膀胱炎。膀胱结核多表现为血尿，脓尿也较为常见。多为终末血尿。严重膀胱结核时，可造成肾积水，可出现慢性肾功能不全的症状，比如浮肿、贫血、恶心、呕吐、少尿甚至突然无尿。膀胱壁的结核溃疡向邻近器官穿透可形成结核性膀胱结、肠瘘或膀胱阴道瘘，穿通腹腔时尿液流入腹腔出现急腹症的临床表现。

二、典型病例

1. 现病史　患者女性，62 岁，3 个月前无明显诱因出现尿频症状，无尿痛，无发热及腰痛。当地医院就诊，口服药物治疗不佳。1 周前出现血尿症状，来我院就诊。既往高血压病史 10 余年，口服缬沙坦、比索洛尔治疗控制 130/80mmHg。冠心病病史 20 余年，口服单硝酸异山梨酯治疗。糖尿病病史 7 年，口服格列吡嗪、伏格列波糖。否认脑血管病、精神疾病史。否认肝炎史、结核史、疟疾史。否认手术、外伤、输血史。否认食物、药物过敏史。预防接种史不详。其他系统回顾无特殊。

2. 体格检查　无明显阳性体征。

3. 实验室检查　淋巴细胞培养＋干扰素测定 A 92SCFs/106PBMC；淋巴细胞培养＋干

扰素测定 B >120SCFs/106PBMC；尿常规：红细胞 729 个 /HPF，白细胞 7 333 个 /HPF；血常规：白细胞 4.66×10^9/L，中性粒细胞绝对值 3.07×10^9/L，单核细胞绝对值 0.27×10^9/L，血小板压积 0.23%；生化：总蛋白 77.5g/L，白蛋白 41.4g/L，肌酸激酶 62U/L。

4. 影像学检查　CTU（图 6-2-1）：右肾及输尿管病变，膀胱右后壁增厚，考虑感染性病变可能，结核待除外。

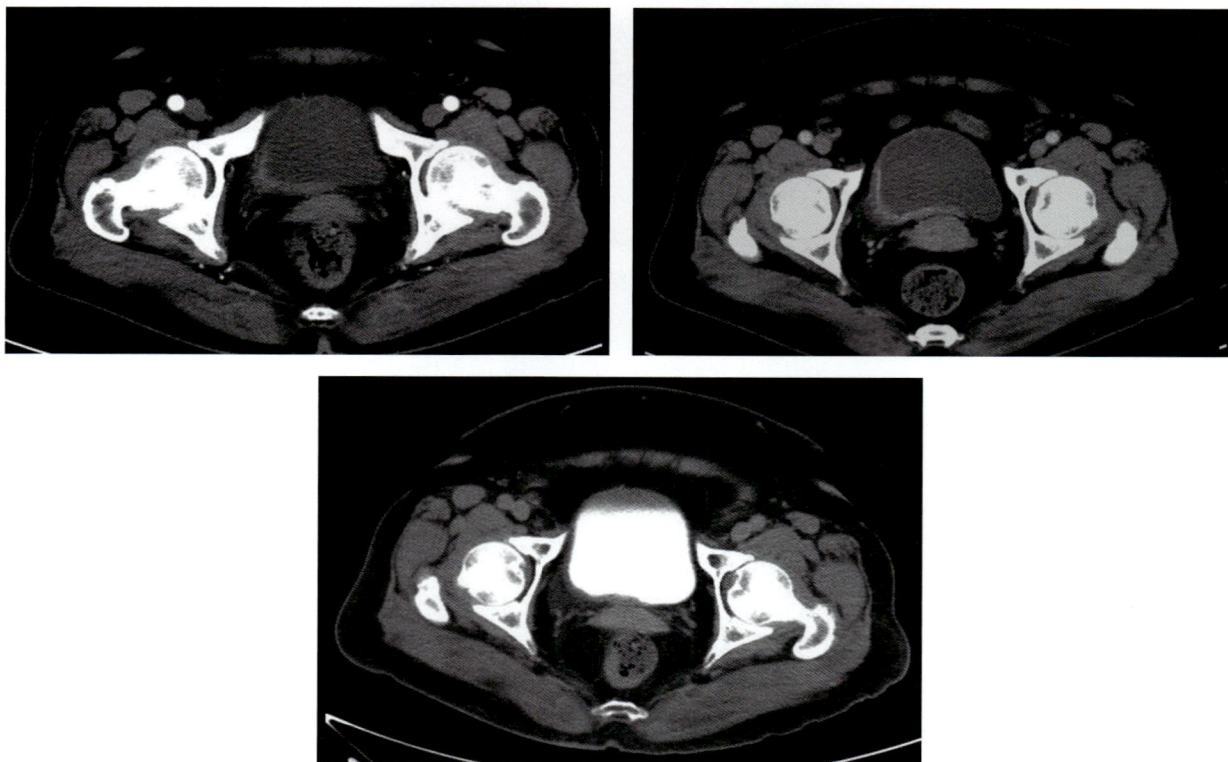

图 6-2-1　CTU 结果

5. 治疗　行经尿道膀胱肿瘤电切术。

6. 病理结果　提示表面糜烂伴肉芽组织形成，固有层胶原变性，考虑膀胱结核（图 6-2-2）。

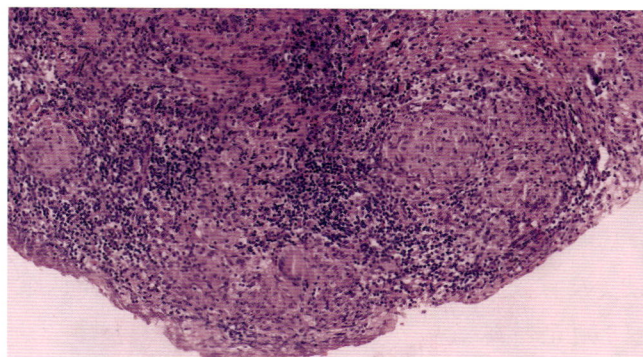

图 6-2-2　病理结果（HE×200）

第三节　附睾结核

一、概述

常见的肺外结核有胸膜结核、淋巴结结核、骨关节结核与泌尿生殖系统结核等。其中，泌尿生殖系统结核占肺外结核的14%~41%，同时，超过60%的生殖系统结核患者合并泌尿系统结核。附睾结核与前列腺结核是最常见的男性生殖系统结核，附睾结核若不及时诊治，可能导致男性不育，还可能通过性传播传染给女性伴侣。

二、典型病例

1. 现病史　患者男性，66岁，2周前患者无明显诱因出现右附睾肿物，触痛明显，无发热，无尿频、尿急、尿痛等不适，无腰痛等不适。既往体健。

2. 体格检查　双侧睾丸触诊清，右附睾可触及大小约1.0cm×1.0cm肿物，触痛明显，睾丸抬举痛(−)。

3. 实验室检查　尿常规：红细胞223个/HPF，白细胞733个/HPF；血常规：白细胞$5.13×10^9$/L，中性粒细胞绝对值$4.01×10^9$/L，单核细胞绝对值$0.31×10^9$/L，血小板压积0.21%；生化：总蛋白70g/L，白蛋白38.3g/L。

4. 影像学检查　阴囊附睾B超：提示右侧附睾头肿大，内见多发低回声团（图6-3-1）。

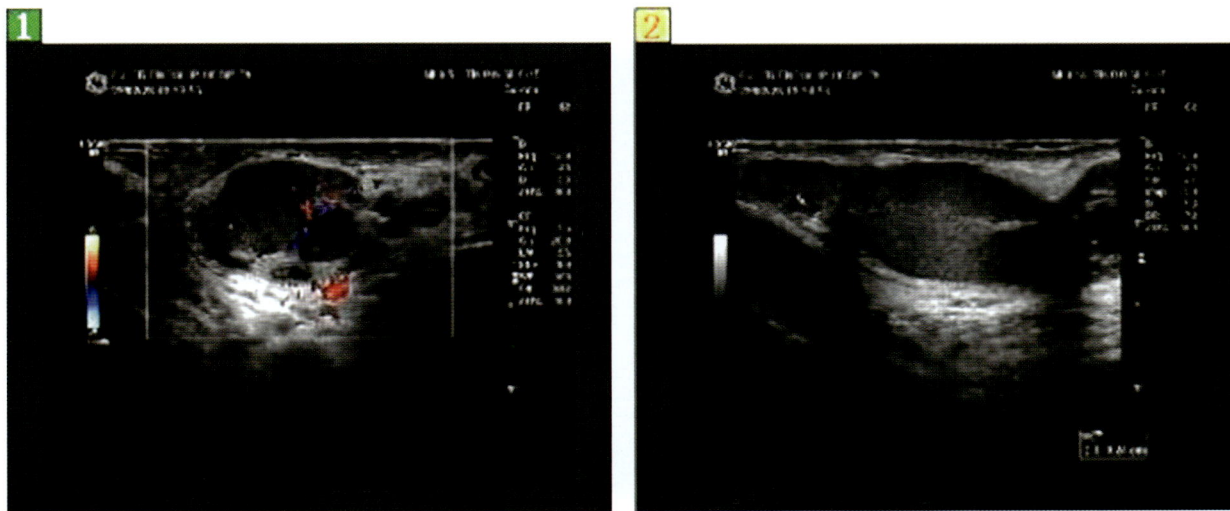

图6-3-1　阴囊B超

5. 病理结果　穿刺病理（图6-3-2）提示干酪样坏死，可见多核巨细胞。

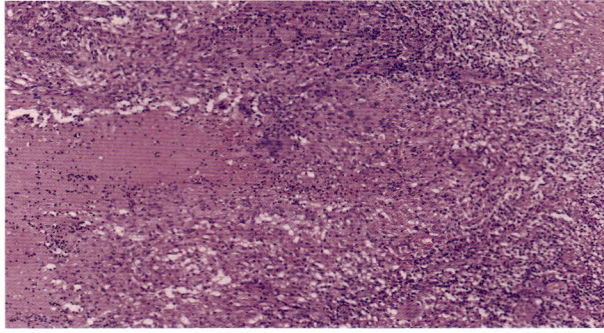

图 6-3-2　病理结果（HE × 100）

（胡新一　王大业　关晓娇）

第七章

泌尿、生殖系统损伤

泌尿生殖系统损伤是指肾脏、输尿管、膀胱、尿道及外生殖器等部位受到的开放性或闭合性损伤所致病变,发病率<1%。其中,尿道损伤发病率最高,多见于男性,以青壮年居多。肾损伤仅次于尿道损伤,位于第二位,占所有外伤的1%~5%,占腹部损伤大约10%。输尿管损伤相对少见,医源性的输尿管损伤是造成输尿管损伤的主要原因。外界暴力因素造成输尿管损伤时通常合并其他严重损伤。膀胱损伤可以根据膀胱受损的原因分为外伤性破裂、医源性破裂、自发性膀胱破裂和锐器所导致的膀胱穿通伤,其中外伤性破裂最常见。该章将逐一讲述泌尿系统的各种损伤。

第一节 肾 损 伤

一、概述

肾损伤在泌尿系统损伤中的发病率较高,绝大部分是由撞击、车祸、高处坠落、暴力攻击等因素导致的闭合性腹部损伤。肾脏是腰腹部闭合性损伤易受损器官中的第二位,仅次于脾脏。大部分肾脏的闭合性损伤程度较轻,但是由锐器损伤、枪弹伤等因素引起的肾脏开放性损伤,其损伤程度较重,67%可为Ⅲ级和Ⅲ级以上的损伤,并且90%以上有穿通伤的病例合并有邻近器官损伤。根据美国创伤外科协会损伤定级委员(AAST)制定的肾损伤分级见表7-1-1。

表 7-1-1 肾损伤分级

分级	类型	表现
Ⅰ	挫伤	镜下或肉眼血尿,泌尿系统检查正常
	血肿	包膜下血肿,无实质损伤
Ⅱ	裂伤	肾实质裂伤深度不超过1.0cm,无尿外渗
	血肿	局限于腹膜后肾区的肾周血肿
Ⅲ	裂伤	肾实质裂伤深度超过1.0cm,无集合系统破裂或尿外渗
	对于Ⅲ级损伤,如双肾损伤,应评定为Ⅳ级	
Ⅳ	裂伤	肾损伤贯穿肾皮质、髓质和集合系统
	血管损伤	肾动脉、静脉主要分支损伤伴出血
Ⅴ	裂伤	肾破裂
	血管损伤	肾门血管撕裂、离断伴肾脏无血供

根据肾损伤的深度和范围,损伤后有无包膜破裂,有无血管损伤等情况,将肾损伤程度由轻到重分为四部分:肾挫伤、肾部分裂伤、肾全层裂伤和肾蒂损伤。

病史是诊断肾损伤的重要依据,包括受伤史、救治史、既往史等。肾损伤的主要临床表现有:血尿、疼痛、肿块、休克、多脏器损伤等。

血尿：是肾损伤最常见，也是最重要的临床症状。大多数为肉眼血尿，少部分为镜下血尿，但有些情况，如肾蒂损伤或断裂，可无血尿的发生。因此，血尿的严重程度并不完全与肾损伤的程度一致，不能以血尿的严重程度评价肾损伤的严重程度。

疼痛：疼痛往往是患者受到外伤后最早出现的临床症状。上腹部的钝痛可能是由于软组织的挫伤；若是肾绞痛，则可能是输尿管内有血凝块刺激所致。疼痛也可能是由于尿液渗入腹腔对腹膜造成刺激或者合并其他脏器损伤引起了腹膜刺激症。

肿块：因出血或者尿液的渗漏在肾周积存会形成腰部的肿块。其大小受出血量和尿外渗量影响，若肿块较大，也可能导致肾包膜张力增大，从而引起肾区及上腹部的钝痛。

休克：一般轻度肾损伤不会引起休克，重度肾损伤或者开放性肾损伤的休克发生率较高，其中开放性肾损伤的休克发生率可高达 85%。肾损伤导致的休克可以是失血性休克，也可以是创伤性休克。

多脏器损伤：其他脏器的损伤可能会导致临床症状与典型的肾损伤症状不符；例如，当临床表现主要以出血为主且腹腔内抽出不凝血时，多合并肝脏、脾脏及大血管损伤；以腹膜刺激征为主要临床表现时，多合并胃肠道的损伤。

入院监测生命体征的同时，要进行严格的、全面的体格检查，以确定有无合并伤、有无腰部伤口或者瘀斑、肿块；有无腰部疼痛和不规则增大的肿块；有无肋骨骨折等。还需检查血常规、尿常规，并且进行肾功能检查。例如，血红蛋白及血细胞比容持续降低提示有活动性出血的可能；肾动脉栓塞或者输尿管离断时，可以无尿、无血尿；反映受伤前的肾功能情况可以以伤后 1 小时内的肌酐测定结果作为依据，若是出现氮质血症，可能是因为尿液持续漏入了腹腔。

诊断肾损伤的影像学检查：超声、泌尿系统腹部平片（KUB）及静脉肾盂造影（IVP）、CT、MRI、肾动脉造影、核素扫描；其中增强 CT 扫描是肾损伤影像学检查的"金标准"，也是将肾损伤进行临床分级的重要依据，同时还可以了解对侧的肾功能，肝脏、脾脏以及胰腺等内部脏器和大血管的情况。

肾损伤的治疗目的：保存现有肾功能并且降低死亡率。绝大多数肾损伤的患者首选非手术治疗，90% 及以上肾脏闭合性损伤的患者，可以通过非手术治疗的方式治愈。以往文献研究表明，绝大多数非手术治疗的肾损伤患者，其近期和远期并发症相比于手术治疗并没有明显增加，因此，非手术治疗是降低肾脏切除风险的重要方式。手术治疗方式包括肾修补术、肾部分切除术、肾切除术、肾血管修补术、介入治疗等。

肾外伤治疗的重点：①维持生命体征，抗休克治疗；②明确肾外伤的类型，确认有无合并其他脏器损伤；③尿外渗及感染的控制；④受伤侧肾脏功能的保护；⑤高血压等后期合并症的治疗。

非手术治疗的指征：①Ⅰ级和Ⅱ级肾损伤；②Ⅲ级肾损伤倾向于非手术治疗；③少数Ⅳ级和Ⅴ级肾损伤患者可进行非手术治疗；④刺入点位于腋后线到腋前线之间的绝大多数开放性肾损伤，可进行非手术治疗。

非手术治疗的过程：①绝对卧床休息 2 周以上，留置导尿管，以便观察尿液的颜色；②补充血容量，维持水、电解质平衡；③密切观察生命体征的变化，即血压、脉搏、呼吸及体温变化;④应用广谱抗生素以预防感染;⑤使用止血药,必要时应使用镇痛、镇静药物;⑥定期复查血、尿常规及B超,如有必要,可重复CT检查;⑦如果发现腰部肿块,应准确测量并记录大小,以进行前后对比明确病情变化。

肾损伤的并发症发生率为3%~33%,主要包括:尿外渗(肾损伤中最常见的并发症)、迟发性出血或再次出血、肾周脓肿、肾外伤后出现肾积水、肾萎缩、肾功能不全、损伤后的高血压等。

二、典型病例

病例1

1. **现病史** 患者男性,42岁。1小时前自高处(约4米)坠落后出现左腰腹部持续性剧烈疼痛,伴有血压下降,伴有肉眼血尿,无尿频、尿急、尿痛,左腹部可见皮肤挫伤,可扪及大小约10.0cm×10.0cm肿物,压痛明显。入院后完善各项辅助检查,考虑:左肾破裂出血、失血性贫血、弥散性血管内凝血、脾脏破裂出血、腰$_2$椎体横突骨折、左肱骨远端开放性骨折、腹部闭合性损伤。

2. **体格检查** 左腹部可见皮肤挫伤,可扪及大小约10.0cm×10.0cm肿物,压痛明显。

3. **实验室检查** 血常规:白细胞27.85×10⁹/L,血红蛋白116g/L,血小板238×10⁹/L;生化:肌酐66μmol/L;凝血功能:凝血酶原时间(PT)12.7s,活化部分凝血活酶时间(APTT)20.1s,D二聚体(D-Dimer)18.9ng/L。

4. **影像学检查**

B超:脾及左肾异常回声,脾周及左肾周积液,脾及左肾损伤可能性大(图7-1-1)。

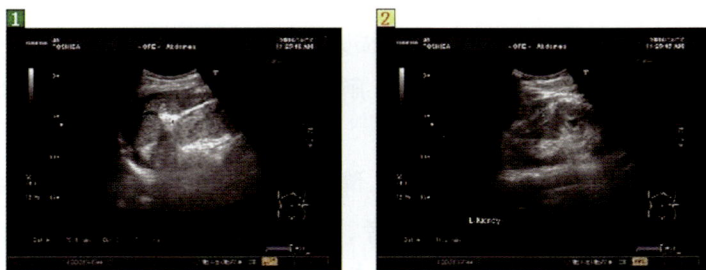

检查所见:

　　肝大小正常,实质回声:欠均匀,肝下缘见极微量游离性液性暗区,宽约0.3cm,肝内血管走行正常,肝内胆管未见扩张。门静脉宽1.0cm。
　　胆囊大小正常,壁不厚,尚光滑,胆囊腔内未见异常回声,胆总管宽0.5cm。
　　胰腺大小正常,回声尚均匀,胰管未见扩张。
　　脾厚3.6cm,脾实质回声不均匀,脾周液性暗区,较宽约2.0cm。
　　右肾大小正常,右肾结构清晰,右肾回声正常。左肾结构紊乱,被膜不清,肾周见低回声包绕,较宽约1.7cm。

超声提示:脾及左肾异常回声,脾周及左肾周积液,脾及左肾损伤可能性大,建
　　　　　议进一步检查
　　　　　肝周少量积液

图7-1-1 肾脏B超

血管造影：左肾中上极破裂出血可能（图7-1-2）。

5. 治疗 入院后行剖腹探查＋左肾切除术＋脾切除术＋左肱骨远端伤口清除术，左肾可见明显破裂出血（图7-1-3）。患者术后随诊B超示，脾已切除，左肾已切除，右肾大小、回声正常，结构清楚。

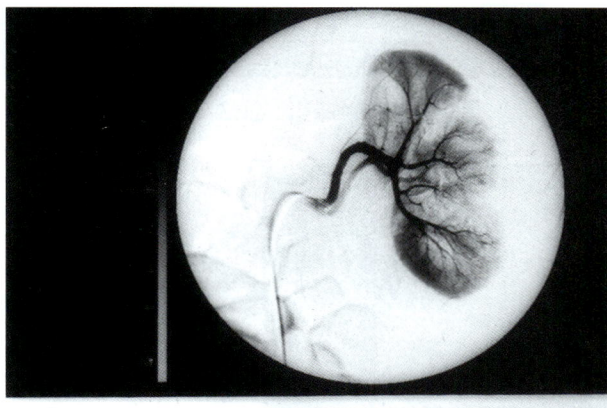

图7-1-2 血管造影

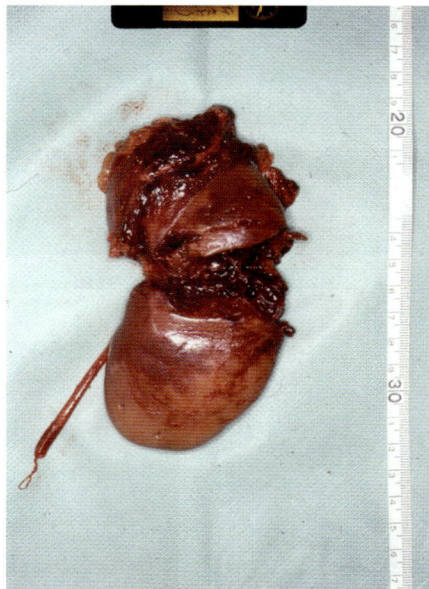

图7-1-3 标本大体

病例2

1. 现病史 患者男性，25岁，外伤后出现左腰腹部疼痛2小时，表现为持续性钝痛，阵发性加重，予以留置尿管，尿色鲜红。患者于外院保守治疗，因血红蛋白持续性降低，遂来我院，完善实验室、影像学检查，考虑左肾撕裂伤，遂行急诊介入左肾动脉栓塞。

2. 体格检查 导尿管留置状态，左腰部剧烈疼痛。

3. 实验室检查 红细胞2.16×10^{12}/L，血红蛋白63g/L，红细胞压积18.4%，红细胞体积分布宽度38.5fL，血小板94×10^9/L。

4. 影像学检查

CT平扫：左肾撕裂伤；左侧肾周血肿；左侧肾周间隙、腹膜后间隙、脾胃间隙、脾、腹腔周、盆腔及直肠后方间隙积液；脾脏小楔形低密度影，考虑脾损伤；腹腔干起始段明显变窄（图7-1-4）。

CT平扫：左肾周围血肿较前增大（图7-1-5）。

左肾动脉造影：发现4个动静脉瘘，行肾动脉栓塞术（图7-1-6、图7-1-7）。

5. 治疗 入院后考虑左肾撕裂伤，因患者血红蛋白持续性降低，遂行急诊介入左肾动脉栓塞。术后嘱患者卧床休息，并给予患者抗感染、补液、补充血容量、止血、止痛等对症支持治疗。栓塞术后复查静脉肾盂造影显示左肾萎缩（图7-1-8）。入院1周后复查CT，提示血肿较前略有减小（原血肿10mm×9mm减小为5mm×4mm），且患者血色素稳定，复查血红蛋白 109g/L,考虑无活动性出血,准许出院。

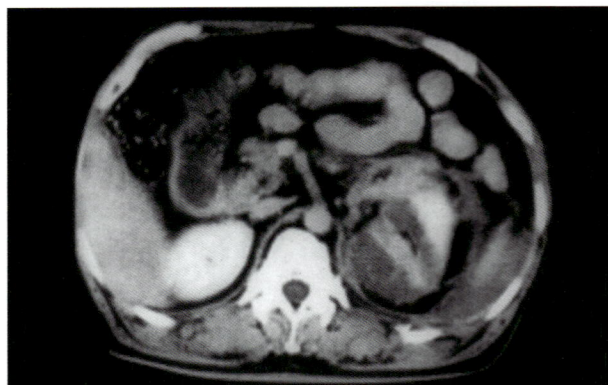

图 7-1-4　腹盆 CT(平扫)

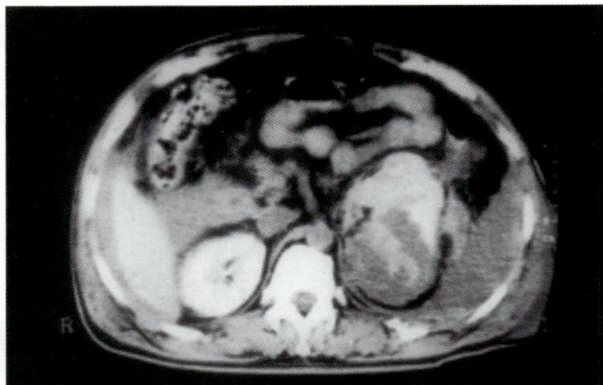

图 7-1-5　腹盆 CT(平扫)

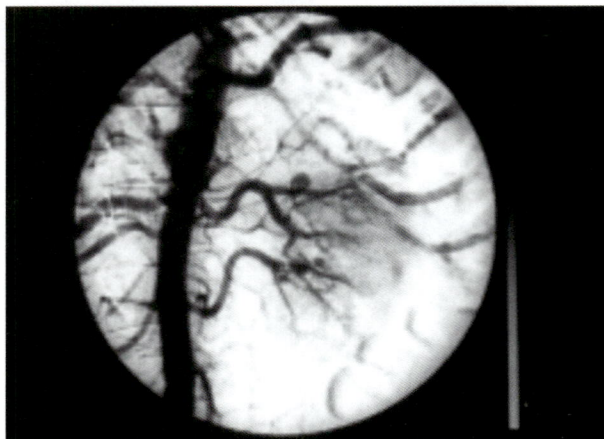

图 7-1-6　肾动脉造影

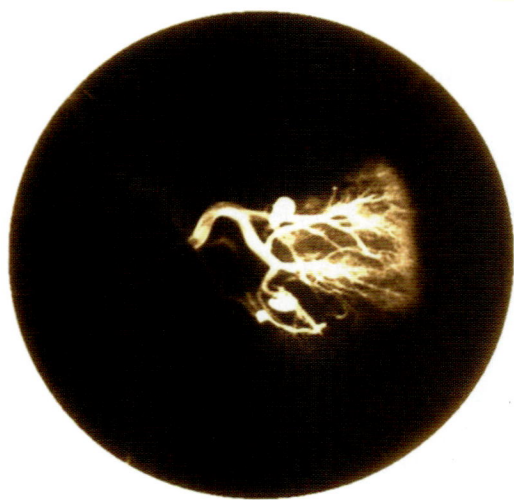

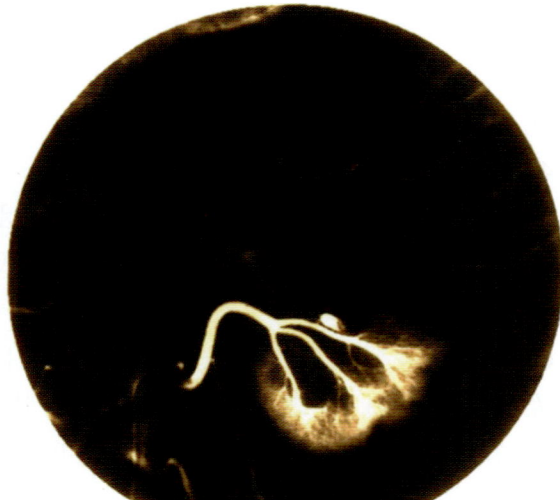

图 7-1-7　肾动脉造影

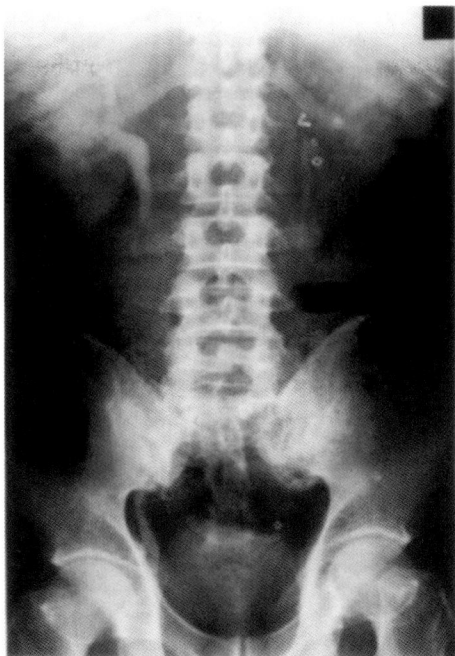

图 7-1-8　静脉肾盂造影

病例 3

1. **现病史**　患者男性，55 岁，7 小时前从高处坠落后，右腰部着地，当即感右腰部剧烈疼痛，不伴有肉眼血尿，未触及明显腰部肿块，于当地医院急诊完善腹部 CT 提示：右肾挫裂伤；右肾周积液。胸部 X 线提示右侧第 10、11 肋骨骨折。遂转于我院行保守治疗 1 个半月余，治疗期间间断发热，体温最高可达 39℃，予以抗感染治疗，血尿 2 次，尿色呈鲜红色。保守治疗病情无明显好转，遂全麻下行开放右肾切除术，手术顺利。出院后回家休养 1 个月余，右肾引流管持续引流尿液，考虑尿外渗，完善 CT 检查提示右肾残留可能。入院考虑：右侧残留肾、右肾破裂右肾切除术后、右侧第 10、11 肋骨骨折、右侧肾上腺损伤。

2. **体格检查**　右侧腰腹部可见斜行切口瘢痕，长约 18cm；保留右肾窝引流管一根。

3. **实验室检查**　血常规：红细胞 4.32×10^{12}/L，血红蛋白 67g/L，红细胞压积 14.4%，红细胞体积分布宽度 36.8fL，血小板 77×10^9/L。生化：肌酐（酶法）133.0μmol/L，总蛋白 34.0g/L。

4. **影像学检查**　泌尿系统彩超：右肾部分切除术后，残余部分大小 4.9cm×5.1cm×3.1cm，集合系统内似可见引流管回声，左肾大小正常，回声正常，血流信号丰富。双侧肾盂、肾盏未见扩张。右肾引流术后。（图 7-1-9）

5. **治疗**　入院后行腹腔镜下右肾区探查＋右侧残肾切除术中转开放。术后予以抗炎、止痛、止血等对症治疗。

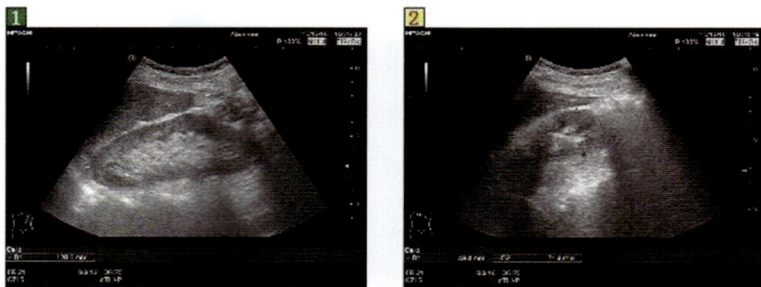

检查所见：

    肝大小正常，实质回声：欠均匀。肝内血管走行正常，肝内胆管未见扩张。门静脉不宽。

    胆囊大小正常，壁不厚，尚光滑，胆囊腔内未见异常回声，胆总管不宽。

    胰腺大小正常，回声尚均匀，胰管未见扩张。

    脾大小正常，脾实质回声均匀，脾门处脾静脉不扩张。

    右肾部分切除术后，残余部分大小约4.9cm×5.1cm×3.1cm，集合系统内似可见引流管回声，左肾大小正常，回声正常，血流信号丰富。双侧肾盂、肾盏未见扩张。

超声提示：右肾部分切除术后，右肾引流术后

图 7-1-9　泌尿系统彩超

病例 4

1. **现病史**　患者男性，58岁，1天前由高处坠落，外院完善 CT 提示：肝破裂？左肾破裂，脊柱骨折。就诊于我院急诊时意识模糊，急性病容，完善 CT 提示：①肝破裂，范围增大；肝包膜下积血增多；脾脏破裂出血可能，较重可能；腹腔积血局部略加重。②左肾破裂，左肾周积血；双肾周围渗出或积血，略加重。③肾上腺血肿形成可能大。④胰腺周围模糊。⑤腰$_1$～腰$_4$左侧横突骨折。⑥骶前软组织增厚、密度较高，较前显著，不除外合并出血改变。入院考虑诊断：腹部多脏器损伤，肝破裂，脾破裂，左肾破裂，双肾上腺血肿？胰腺破裂？腰$_1$～腰$_4$左侧横突骨折。

2. **体格检查**　意识模糊，急性病容；左肾周有明显包块，大小 10cm×5cm；被动体位。腹软，全腹压痛、无反跳痛，肝脾肋下未及，肠鸣音 3 次 /min。

3. **实验室检查**　血气：乳酸盐 4.4mmol/L，总血红蛋白浓度 12.60g/dL。生化：白蛋白 28.0g/L，钾 3.12mmol/L，渗透压 311.0mosm/L，肌红蛋白 64.6ng/mg，NT-proBNP 6 007ng/L，谷丙转氨酶 225U/L，谷草转氨酶 63.1U/L，肌酐（酶法）95.7μmol/L，尿素 9.24mmol/L。

4. **影像学检查**　CT：①肝 S6、S7 形态、密度异常，考虑肝破裂，肝包膜下积血；脾脏异常强化，脾脏破裂出血可能。②左肾破裂，左肾周积血；双肾周围渗出。③双肾上腺形态、密度异常，肾上腺血肿形成可能大。④腰$_1$～腰$_4$左侧横突骨折。⑤腹盆腔积血。（图 7-1-10）

5. **治疗**　入院行剖腹探查＋肝破裂修补术＋腹腔血肿清除术＋脾脏切除术＋左肾根治性切除术＋肾上腺血肿清除术。术后给予患者抗炎、补液等治疗，病情平稳后出院。

6. **病理结果**　肉眼所见：(左肾) 切除一侧肾脏(大小 130mm×70mm×60mm) 及输

尿管(长40mm,直径5mm),肾被膜容易剥离。肾皮质厚7mm,髓质厚9mm。输尿管未见明显变化。肾周脂肪内可疑肾上腺大小15mm×10mm×1mm。肾组织内见一血肿,大小70mm×70mm×60mm(图7-1-11)。病理诊断:(左肾)肾实质部分破裂伴多量出血、血肿形成;肾被膜下血肿形成。肾组织、肾上腺组织、肾盂黏膜及输尿管断端未见明显变化。

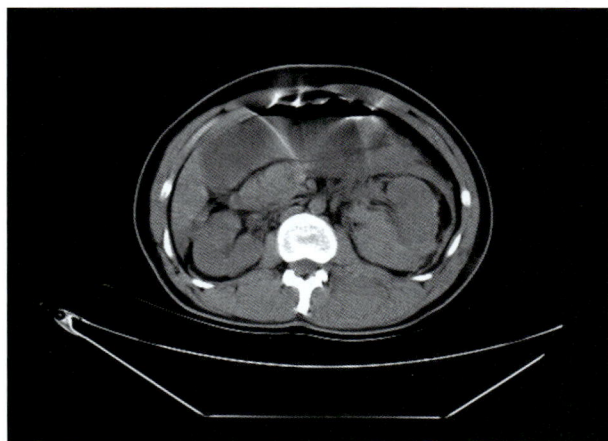

图7-1-10　腹盆CT

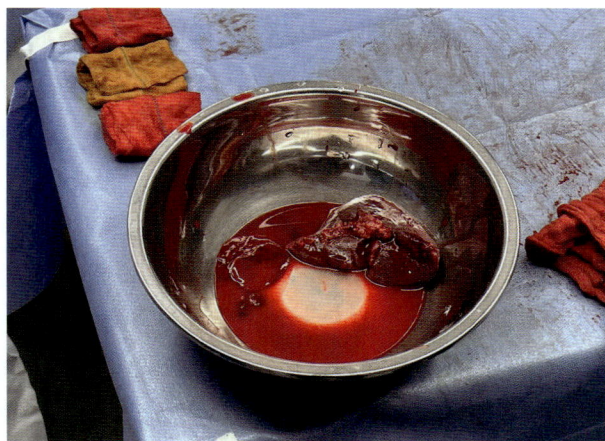

图7-1-11　标本大体

第二节　输尿管损伤

一、概述

输尿管是由肌肉黏膜构成的、连接肾盂和膀胱的细长管型器官,由于位于腹膜后间隙,其周围有脊柱、椎旁肌肉、腰部肌肉和腹部器官等,受到这些组织器官的保护,且自身拥有一定的活动度。因此,由于外界暴力因素造成的输尿管损伤较为少见。相比之下,由于临床上腹部、盆腔手术或者妇科、泌尿外科腔镜检查及手术而造成的输尿管损伤即医源性的输尿管损伤较为常见,是造成输尿管损伤的主要原因。这种损伤可能是因为手术中的一些外科操作导致,如结扎、钳夹、切开、切断、撕裂及部分切除。但是,直至手术结束后出现漏尿或者因双侧输尿管均损伤而发生无尿时,才能被术中发现。术中输尿管下段的损伤较常见,但经皮肾镜手术有时会损伤输尿管上段。输尿管损伤的临床症状多被合并的其他内脏损伤症状所掩盖,故大多数的输尿管损伤在手术探查时才被发现。

输尿管损伤的临床表现主要有尿外渗、血尿、感染、尿路梗阻。医源性损伤或者外伤性损伤均可导致输尿管穿孔、裂伤甚至离断等,这些情况均可导致尿外渗的发生。如尿液渗入腹膜后腔,可导致腰背部及腹部疼痛;如尿液渗入腹腔,可导致腹膜炎,出现腹膜刺激征的症状。血尿的出现仅占输尿管损伤患者的50%~75%,并且患者血尿的严重程度与输尿管损伤的严重程度也不完全一致,输尿管完全断离的患者可能导致轻度血尿甚至不出现血尿的情况。输尿管损伤引起的尿液外渗常伴有局部或者全身的感染症状。局部感染可表现为局部疼痛、发热、脓肿形成等；全身感染可因局部感染未能及时控制而引起全身症状，患者可出现寒战、高热、神经精神症状等尿源性脓毒症表现，严重者甚至出现感染性休克。最后，完全性尿路梗阻可出现患侧肾盂、肾盏积水、梗阻上段输尿管扩张、腰部胀痛等，甚至会出现患侧肾功能的严重受损，若是双侧输尿管完全梗阻，则可出现无尿和肾功能衰竭等症状。

外源性的输尿管损伤常合并其他腹部及盆腔脏器的损伤，并且大多数外源性输尿管损伤为穿透性创伤，输尿管损伤通常很轻微。以血尿来判断是否存在输尿管损伤并不可靠，多数患者发生上尿路梗阻、腹膜刺激征等症状时才被发现输尿管损伤。若术中诊断发现并且处理得当，大多数的患者预后较好，若未被识别或处理不当的输尿管损伤可能导致严重的并发症，包括尿性囊肿、脓肿、输尿管狭窄以及同侧肾脏的潜在损失甚至死亡。

泌尿系统增强 CT 或者静脉尿路造影是主要的影像学诊断方式，通常在肾积水、腹水、输尿管扩张等情况下才能在影像学检查中发现明显病灶。

输尿管损伤的治疗原则为抗感染、抗休克、充分引流，恢复输尿管的连续性，保护患侧肾功能。①若损伤时间短，损伤较轻，可以不做特殊处理；若是出现肾绞痛，可于患侧输尿管内置入双 J 管，并保留 2 周。②若损伤时间长，且损伤较重，可切除该段受损的输尿管，并行输尿管端端吻合术，并留置双 J 管。根据损伤情况的不同，留置时间可为 2 周~6 个月不等。对于部分损伤较重的患者，还可以考虑输尿管膀胱再植。避免术野不清、粗暴操作，是避免医源性输尿管损伤的重要方式。

二、典型病例

病例 1

1. **现病史** 患者男性，76 岁，因腹膜后肿物于我科行经腹腹腔镜中转开放后腹膜肿物切除术，病理提示高分化肉瘤。后因腹膜后积液行经尿道逆行肾盂造影＋输尿管镜检查，因输尿管黏膜水肿，未能成功置管，考虑左侧输尿管损伤漏尿可能。

2. **体格检查** 左腰部可见引流管，引流色清。腹部可见 L 形切口，纱布覆盖，敷料干洁。

3. **实验室检查** 血常规：红细胞 3.54×10^{12}/L，血红蛋白 66g/L，血小板 89×10^9/L。生化：肌酐（酶法）126.9μmol/L。

4. **影像学检查**

超声：左肾下极下方可见范围约 11.8cm×7.7cm 低回声区，边界尚清、规则，其内可见中低回声团（图 7-2-1）。

超声：超声引导下腹膜后积液穿刺置管引流术（图 7-2-2）。

5. **治疗** 入院后，因患者有腹膜后积液，遂行超声引导下腹膜后积液穿刺置管引流术，引流出淡黄色清亮液体。后全麻下行经皮肾造瘘＋输尿管镜检查＋C 臂下输尿管支架管置入术。术后予抗炎补液治疗。拔除导尿管、后腹腔引流管及肾造瘘管后，肌酐恢复正常出院。

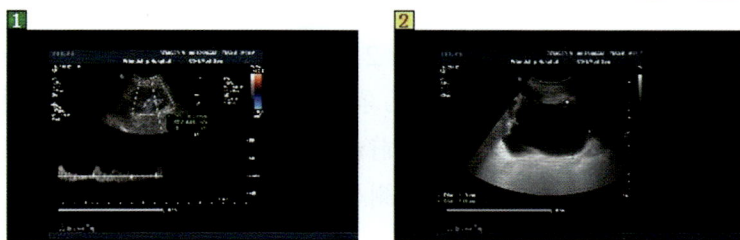

检查所见：

　　胃肠胀气，探查受限。

　　双肾结构清晰，血流信号丰富。

　　右肾：9.5cm×5.4cm，RI：0.74。

　　左肾：10.2cm×5.5cm，RI：1.0。

　　左肾下极下方可见范围约11.8cm×7.7cm低回声区，边界尚清，规则，内可见中低回声团。

　　双肾静脉主干血流充盈尚可。

图 7-2-1　肾脏 B 超

左肾下极可见低回声尿外渗区

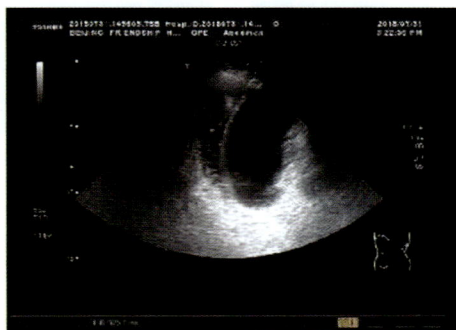

操作记录：

　　患者因腹膜后积液，于超声引导下行腹膜后积液穿刺置管引流术。1%利多卡因局麻穿刺点，用18G（PTC）针穿刺腹膜后液性暗区，拔出针芯，送入金属导丝，沿导丝置入一次性引流管。术程顺利，置管成功后，引流出淡黄色清亮液体，保留引流管，术毕。术中患者无特殊不适，术后安返。

诊断：术后保持穿刺点清洁，避免感染

　　　　保持引流管通畅

图 7-2-2　肾脏 B 超（穿刺置管引流术）

病例 2

1. 现病史　患者男性，32岁，10余天前车祸伤及腹部，伴有腹痛、腰痛，后疼痛进行性加重，无法排尿，于当地医院就诊，行B超提示脾下极挫伤，腹部CT提示左肾挫伤伴肾周渗出,左 8 肋、第 2 腰椎左侧横突骨折,予以留置尿管,引出暗红色尿。转入我院后复查 B 超及 CT,提示左肾下极肾周液性区逐渐增大,约 2.8cm×4.6cm,考虑"肾周血肿",于 B 超引导下向左肾周液性暗区置入引流管,引出淡黄色尿,考虑"左肾尿外渗",手术置入输尿管支架管。后复查 B 超及 CT 提示左肾下极渗出较前减少,但左肾周每天引流 1 500~2 000mL,持续保守治疗。复查泌尿系统增强 CT 提示左侧输尿管支架管上端位于肾盂外,排泄期见左肾周对比剂,考虑左输尿管离断。

2. 体格检查　左肾肾周可触及包块,约 2.5cm×4.5cm。

3. 实验室检查　生化:肌酐(酶法)177.0μmol/L

4. 影像学检查　超声:左肾积水,左肾增大,左肾下极旁低至无回声,积液、血肿可能。（图 7-2-3）

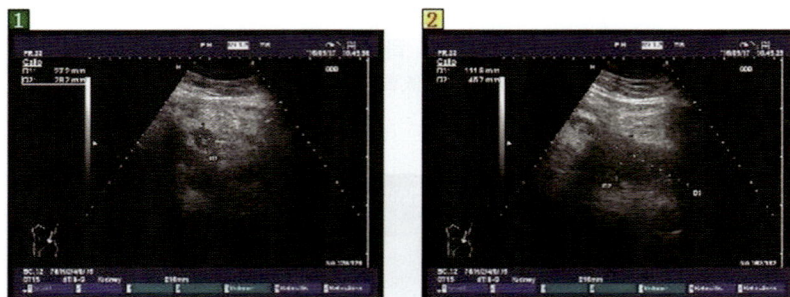

检查所见:
　　双肾:右肾大小11.9cm×4.7cm,左肾大小约13.0cm×5.8cm,回声正常,肾血流尚丰富。
　　右侧肾盂、肾盏及输尿管未见扩张。
　　左肾盂见液性暗区,宽约1.1cm。
　　左肾下极旁可见范围约11.2cm×4.7cm低至无回声团,其边缘可见引流管水囊回声。

超声提示:左肾积水,左肾增大
　　　　　左肾下极旁低至无回声,积液? 血肿?

图 7-2-3　肾脏 B 超

5. 治疗　患者入院完后全麻下行经皮肾造瘘术。后行 DSA 下肾盂输尿管会师＋输尿管支架管置换,左肾内留置支架管。患者术后留置左肾造瘘管及尿管 1 个月后拔出。

第三节　膀 胱 损 伤

一、概述

根据膀胱受损的原因,膀胱损伤分为外伤性破裂、医源性破裂、自发性膀胱破裂和锐器所致的膀胱穿通伤,其中最常见的是外伤性破裂。膀胱损伤也可以根据膀胱破裂口与腹膜的关系分为腹膜外破裂、腹膜内破裂和混合性破裂。膀胱位于骨盆的深部,一般情况下很难损伤。外源性膀胱损伤多因膀胱处于充盈状态时骨盆骨折或者下腹部受外力撞击引起;医源性损伤多见于妇产科手术;自发性膀胱破裂的患者多数存在病理性膀胱因素,如结核、肿瘤等。根据膀胱损伤分级分为 5 级,如表 7-3-1 所示:

表 7-3-1　膀胱损伤分级

分级	类型	表现
I	挫伤	膀胱壁血肿
	裂伤	未穿透膀胱壁
II	裂伤	腹膜外膀胱壁裂口<2cm
III	裂伤	腹膜外膀胱壁裂口>2cm 或腹膜内膀胱裂口<2cm
IV	裂伤	腹膜内膀胱壁裂口>2cm
V	裂伤	腹膜外或腹膜内膀胱壁裂口扩大至膀胱颈或输尿管口

分型:根据膀胱破裂部位与腹膜的位置关系,可分为腹膜内膀胱破裂、腹膜外膀胱破裂和混合性膀胱破裂。膀胱破裂的临床表现主要有血尿和排尿困难、腹痛、腹胀、尿瘘、休克和氮质血症等。膀胱损伤患者的主要症状是肉眼血尿,占82%~95%,而膀胱破裂患者只有5%~15% 出现镜下血尿。当腹膜外膀胱破裂时,尿液从膀胱开口渗出,积聚在盆腔的松散组织间隙之间,表现为下腹疼痛,程度比急腹症轻,但范围更广;如果发生腹膜内膀胱破裂,尿液流入腹腔引起的腹膜刺激起初是轻微的,后续可能由于疾病的进展而发生感染,导致感染性腹膜炎引起剧烈腹痛。尿瘘是闭合性损伤引起尿外渗后导致感染和破裂所致。膀胱损伤引起的休克可以是出血性休克,也可以是感染控制不力引起的感染性休克。最后,由于腹膜的吸收能力很强,当腹膜内发生膀胱破裂时,大量尿液通过膀胱破裂进入腹腔并被吸收,患者可以在短时间内出现氮质血症症状。

膀胱损伤患者常有明确的外伤史,有膀胱结核、肿瘤等原发性疾病史,有经尿道的手术操作、腹腔镜检查、妇产科手术史及难产等病史。膀胱挫伤患者可能无明显体征。腹膜外膀胱破裂时,体检可发现膀胱空虚,局部可有瘀斑,直肠指诊有触痛及前壁饱满感。腹膜内膀胱破裂时,则有全腹疼痛及肌紧张,伴压痛及反跳痛,并有移动性浊音。

膀胱破裂时导尿仅流出少量血尿或无尿液流出。经尿管注入 300mL 无菌生理盐水,5 分钟后回抽,若抽出量与抽入量相差悬殊,则提示膀胱破裂。此法简便易行,但容易出现一定的假阳性或假阴性，因此导尿试验只能作为膀胱损伤的辅助诊断方法。膀胱造影是非医源性膀胱损伤及怀疑发生术后医源性膀胱损伤的首选诊断方法。膀胱镜检查是诊断术中发生膀胱损伤的首选方法。超声检查仅能提示腹膜内外的穿孔，并不能诊断膀胱损伤。

膀胱损伤往往伴有其他器官损伤，治疗过程应首先关注危及生命的合并损伤。根据膀胱损伤的机制和膀胱破裂的类型选择具体的治疗方法，如多数腹膜外膀胱破裂虽然有广泛腹膜后或阴囊尿液渗出，但仅给予 2 周的导尿管留置即可；但若伴随直肠损伤，则必须进行手术治疗，建议缝合损伤的膀胱以减少感染，如膀胱周围脓肿的形成。通常情况下，腹膜内膀胱破裂均需要进行手术治疗，以免腹腔内的尿液渗出导致腹膜炎甚至脓毒症的发生。如果没有合并其他严重损伤及并发症，可行腹腔镜下膀胱腹膜内破裂缝合修补术，根据情况留置导尿管。不合并其他脏器损伤的膀胱损伤，如果可以得到及时的诊断和治疗，患者的预后一般较好；如是膀胱异物，可采用膀胱镜取出异物；如果失败，可尝试进行膀胱切开术。出现膀胱缺损时，直接缝合膀胱会导致缝合处张力过大，使得修补的膀胱壁缺血坏死。因此，在修补缺损较大的膀胱壁时，应该使用膀胱补片。膀胱损伤的并发症有腹盆腔脓肿、膀胱造瘘管脱出、膀胱痉挛。

二、典型病例

病例 1

1. **现病史** 患者男性，35 岁，摔伤 2 小时。摔伤后出现下腹胀痛，不能排尿，无其他不适。入院完善各项检查后，考虑：膀胱破裂（腹膜外破裂）。
2. **体格检查** 留置导尿管，保持导尿状态，尿色暗红，膀胱区无隆起，压痛（+）。
3. **实验室检查** 无明显异常。
4. **影像学检查**
膀胱造影：膀胱内见不规则高密度影充盈（图 7-3-1）。
泌尿系统腹平片：导尿管留置状态（图 7-3-2）。

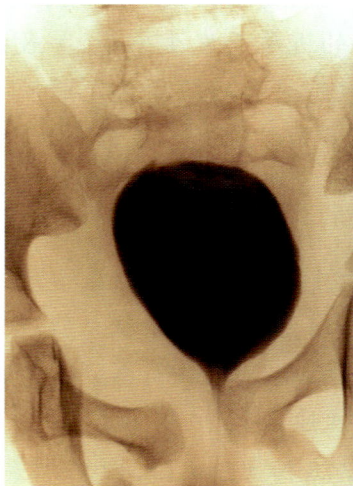

图 7-3-1 膀胱造影

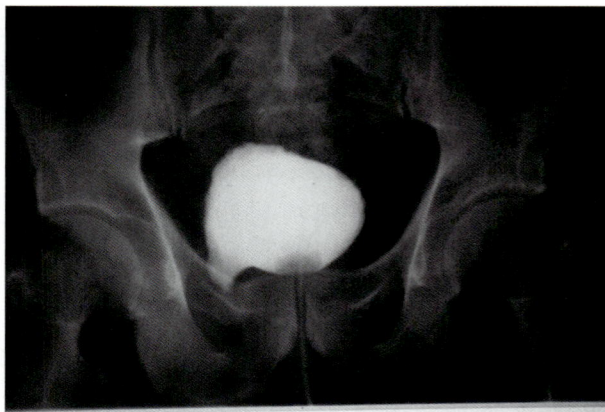

图 7-3-2 泌尿系统平片

5. 治疗　患者入院后行保守治疗,予患者抗炎、补液等对症支持治疗,2周后病情好转出院。

> **病例 2**

1. 现病史　患者男性,24岁,金属物品顺尿道塞进膀胱内后,难以取出。遂来我院急诊,入院后考虑:膀胱异物。

2. 体格检查　膀胱区无隆起,压痛(+)。

3. 实验室检查　无。

4. 影像学检查　泌尿系统腹部平片(KUB):膀胱内见高密度的阴影,形状规则(图 7-3-3)。诊断为膀胱异物 - 金属物品(图 7-3-4)。

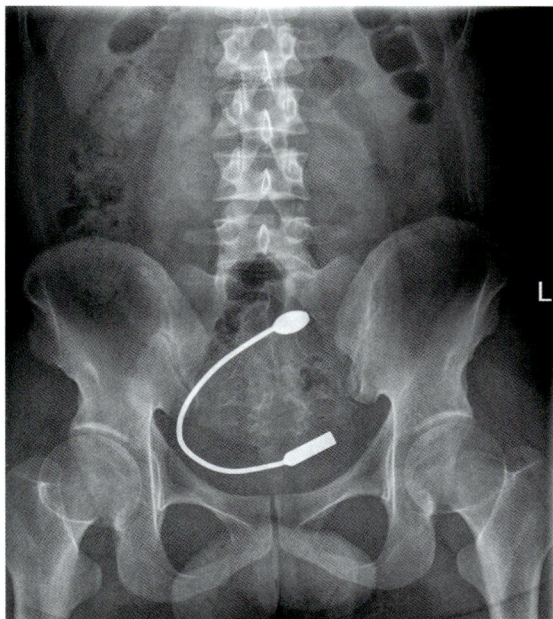

图 7-3-3　泌尿系统腹平片

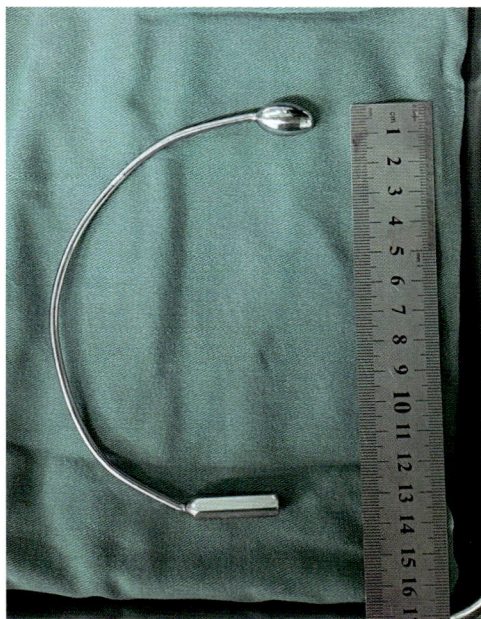

图 7-3-4　膀胱异物

5. 治疗　急诊行膀胱镜检查 + 膀胱异物取出术,顺利取出膀胱内金属异物。

> **病例 3**

1. 现病史　患者男性,42岁,摔伤后2小时,伴有腹痛,腹胀,不能排尿,无其他不适。入院完善各项检查后,考虑:膀胱破裂(腹膜内破裂)。

2. 体格检查　膀胱区无隆起,压痛(+)。

3. 实验室检查　红细胞 3.99×10^{12}/L,血红蛋白 78g/L,血小板 88×10^9/L。

4. 影像学检查　膀胱造影:呈火焰状(图 7-3-5)。

5. 治疗　因尿液进入腹腔引起腹膜炎,急诊行剖腹探查 + 膀胱修补术。

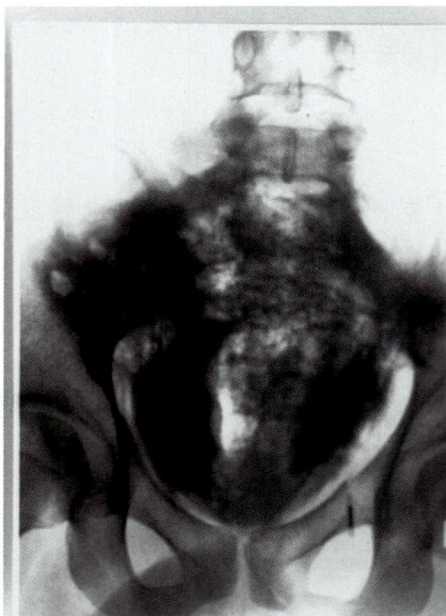

图 7-3-5 膀胱造影

第四节 尿道损伤

一、概述

由于解剖学上男性尿道较女性长,故尿道损伤多发生于男性。根据尿道损伤的部位和机制可分为:后尿道损伤、前尿道损伤、悬垂部尿道损伤、尿道异物和膀胱异物损伤等。后尿道损伤的机制主要是骨盆骨折压迫后引起的尿道损伤。由于膜性尿道主要固定在耻骨联合下方,骨盆骨折脱位后,后尿道因撕裂膜性尿道而受伤。前尿道损伤最重要的机制是骑跨伤,骑跨伤直接压迫前尿道,导致尿道损伤,这种损伤在男性中更常见。尿道悬垂部损伤比较罕见,主要是由于阴茎折断和医源性损伤。

尿道损伤症状的主要临床表现有:尿道外口出血,排尿困难,会阴部血肿。可根据外伤史,直肠指诊(前列腺移位,血肿),试行导尿,逆行尿道造影诊断尿道损伤。尿道损伤的治疗根据损伤发生的不同部位采取相应的治疗。

1. 前尿道不完全断裂(尿道黏膜损伤,尿道假道形成)

(1)导尿:忌用蛮力,忌用硬质导尿管,容易造成损伤进一步加重。

(2)内镜引导下导尿:膀胱镜,输尿管镜(少数容易出现尿道狭窄)。

2. 前尿道完全断裂 建议一期吻合。

3. 后尿道损伤 常常合并骨盆损伤,需一期膀胱穿刺造瘘,二期再行尿道成形术。

4. 常见合并症 尿道狭窄、尿失禁等。

二、典型病例

病例1

1. 现病史　患者男性,41岁,会阴部骑跨伤后2小时,伤后出现会阴和尿道疼痛,尿道口流血,会阴部未及明显血肿,小便有梗阻感,伴疼痛、血尿,遂就诊于我院急诊,给予导尿,导尿管无法置入膀胱。入院考虑:尿道损伤。

2. 体格检查　尿道口流血。双侧睾丸正常,双侧腹股沟淋巴结未触及肿大,双侧锁骨上淋巴结未触及肿大。

3. 实验室检查　红细胞 5.02×10^{12}/L,血红蛋白 77g/L,红细胞压积 13.4%,红细胞体积分布宽度 35.8fL,血小板 68×10^9/L。

4. 影像学检查　阴囊睾丸 B 超:右侧睾丸大小 3.3cm×1.6cm,血流正常,附睾头厚 0.7cm。左侧睾丸大小 3.3cm×1.6cm,血流正常,附睾头厚 0.7cm。双侧精索静脉未见明确异常(图 7-4-1)。

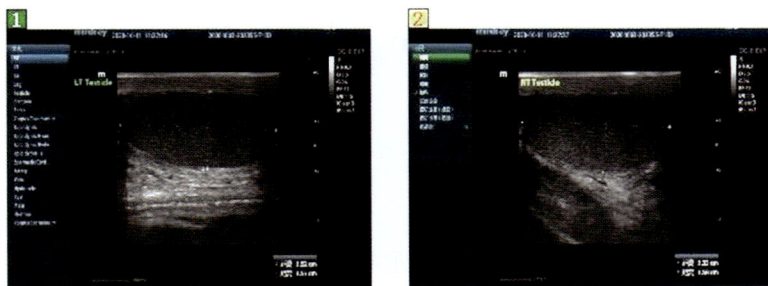

检查所见:
　　右侧睾丸大小3.3cm×1.6cm,血流正常,附睾头厚0.7cm。
　　左侧睾丸大小3.5cm×1.6cm,血流正常,附睾头厚0.7cm。
　　双侧精索静脉未见明确异常。

诊断:双侧睾丸,附睾未见占位

图 7-4-1　阴囊睾丸 B 超

5. 治疗　入院后于全麻下行输尿管镜检＋导尿管置入术,留置置入 F22 三腔尿管一枚。术后予抗炎、补液等对症支持治疗。

病例 2

1. **现病史** 患者男性，37 岁，骑跨伤后 1 小时，伤后出现会阴部疼痛伴破裂出血，伤口约 5cm，就诊于当地医院诊断为会阴部外伤伴输尿管损伤，予以伤口清创缝合、导尿。1 周后拔除导尿管，当时患者排尿可，无尿频、尿急、尿痛，而后患者逐渐出现排尿困难，表现为尿流变细，排尿时间延长，再次就诊于当地医院诊断为尿道狭窄，予以尿道狭窄扩张术，效果不佳，后就诊于我院，诊断为尿道狭窄、会阴部骑跨伤。

2. **体格检查** 会阴部压痛，下腹部压痛明显。

3. **实验室检查** 红细胞 4.45×10^{12}/L，血红蛋白 89g/L，红细胞压积 15.4%，红细胞体积分布宽度 37.2fL，血小板 88×10^9/L。

4. **影像学检查** 无。

5. **治疗** 入院完全麻下行尿道镜检查＋尿道扩张术，术后留置 24F 三腔导尿管，并持续膀胱冲洗。

第五节 外阴损伤

一、概述

阴茎海绵体损伤是最常见的外阴损伤。近年来自残案例增多（阴茎切割、金属环套入），导致阴茎海绵体损伤的发病率增加。但是，绝大多数都是因为剧烈的性生活导致阴茎出现断裂，这种情况会有突发性的阴茎疼痛，阴茎疲软，阴茎表面紫色血肿形成。损伤机制为阴茎从阴道滑出后，撞击了耻骨联合或者会阴部，发生阴茎折断，尤其是体位为女上位时，阴茎折断可能性更大。阴茎海绵体损伤后，会导致阴茎的白膜破裂出血，出血逐步增大会导致阴茎血肿。如果没有及时处理，可能导致动静脉瘘，最终出现阳痿，不能进行正常的勃起，不能完成性生活。阴茎海绵体损伤早期到医院进行急诊手术治疗，可以取得很好的治疗效果。其他外阴损伤包括睾丸损伤、睾丸扭转、包皮嵌顿等。

阴茎损伤的临床表现：①阴茎折断时，往往伴有突然开裂的声音、剧烈疼痛和阴茎疲软。发生折断后，因血肿的扩大，阴茎体的局部肿胀迅速加重。疑似阴茎折断的患者，通过海绵体造影、超声或 MRI 可以识别白膜是否撕裂或者用以鉴别白膜的完整性。MRI 是比超声更加优越的诊断阴茎折断的方法。②阴囊损伤时，常伴有睾丸的损伤，可表现为阴囊的肿胀、疼痛、出血、皮肤淤血青紫等，其中疼痛与出血是阴囊损伤最主要的表现。当阴囊损伤合并睾丸损伤时，可有疼痛性休克表现。除剧烈疼痛外，还伴有恶心、呕吐、睾丸、附睾的肿大和触痛。B 超对于早期诊断闭合性阴囊损伤具有重要作用，并且对于睾丸损伤的诊断准确率高达 90%~100%，但可因损伤较重时血肿较大，不能对睾丸的损伤进行准确分型。CT 分辨率高，可对阴囊损伤进行准确评估，可作为急性期的检查诊断或作为补充检查，对睾丸损伤的准确率高达 100%。MRI 对软组织分辨率高,是阴囊损伤最准确的评估方法。

阴茎损伤的治疗:诊断为阴茎折断后,应进行手术治疗。手术治疗可有效减少远期并发症的发生。目前,局部纵行切口直达白膜破裂位置或腹侧纵行切口被用于阴茎折断的手术治疗,应使用可吸收线进行白膜缝合。若有尿道损伤,膀胱软镜是可用于确定损伤部位的辅助检查。

睾丸损伤的治疗:原则上首先镇痛,再控制出血、减轻睾丸内张力。对于睾丸的闭合性损伤,可采取非手术治疗,如卧床休息、镇痛、固定、冷敷损伤侧睾丸;但若是睾丸白膜裂伤,早期手术探查干预是治疗睾丸损伤的关键,72 小时内急诊手术探查可以提高损伤睾丸的生存率。若睾丸破裂,则需要清除坏死组织、充分止血后缝合白膜。对于睾丸的开放性损伤:首先清除坏死的组织和异物,再用大量的生理盐水冲洗脱出的睾丸,还纳归位后,缝合阴囊,放置引流。

二、典型病例

病例 1

1. 现病史　患者男性,53 岁,2 小时前不慎摔倒后突发阴茎疼痛,阴茎渐肿胀,尿道外口无鲜血滴出,无血尿,无尿频、尿急,无尿失禁。于当地医院行保守治疗,无明显好转,遂来我院急诊,阴茎肿胀,皮色暗紫。阴茎向背侧成角。入院考虑阴茎断裂。

2. 体格检查　阴茎肿胀,余无特殊。

3. 实验室检查　血常规:红细胞 5.01×10^{12}/L,血红蛋白 99g/L,血小板 89×10^9/L。

4. 影像学检查　无。

5. 治疗　急诊行阴茎海绵体断裂修补术。术后积极抗炎止痛治疗,定期换药。术中所见(图 7-5-1、图 7-5-2)阴茎肿胀,皮色暗紫。

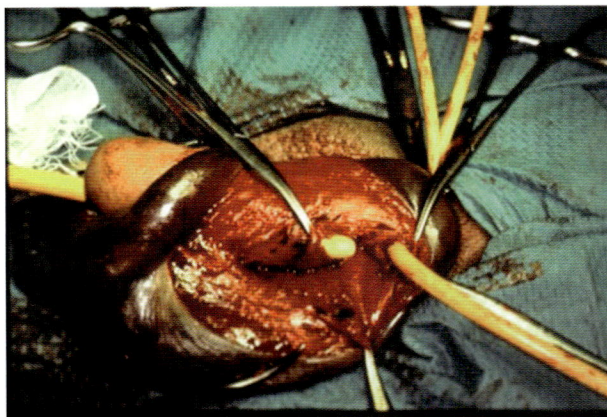

图 7-5-1　阴茎损伤

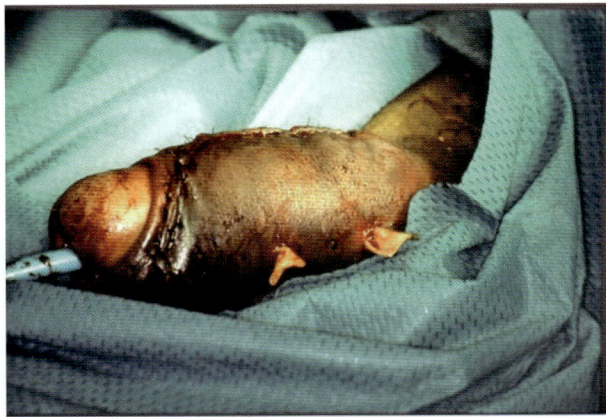

图 7-5-2　阴茎损伤修复后

病例 2

1. 现病史　患者男性,24 岁,3 小时前因交通事故致左侧睾丸外伤,伴睾丸肿胀、疼痛、淤青。遂来我院急诊,考虑"睾丸外伤伴血肿,左侧睾丸破裂?"。

2. **体格检查** 左侧睾丸肿胀、淤青。

3. **实验室检查** 血常规：红细胞 $4.43 \times 10^{12}/L$，血红蛋白 123g/L，血小板 $86 \times 10^9/L$。

4. **影像学检查**

阴囊、睾丸超声：左侧睾丸轮廓不清，左侧睾丸鞘膜腔血肿，左侧附睾头囊肿，双侧阴囊及阴茎皮下弥漫性渗出增厚（图 7-5-3）。

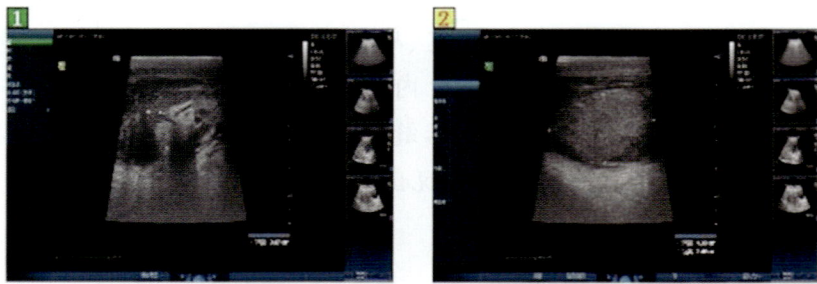

检查所见：

右侧睾丸大小3.6cm×2.1cm，血流正常，附睾头厚0.8cm。
左侧睾丸大小4.3cm×2.5cm，轮廓不清，周围透声不佳，周围可见条索样及云雾样等回声环绕，血流稀疏，附睾头厚0.7cm。附睾头内见大小约0.8cm×0.7cm囊样占位。
双侧阴囊皮下脂肪层弥漫增厚，最厚约0.7cm。
阴茎皮下脂肪层弥漫增厚，最厚约0.8cm。
双侧精索静脉未见明确异常。

诊断：左侧睾丸轮廓不清，考虑睾丸鞘膜外伤后表现
左侧睾丸鞘膜腔血肿
左侧附睾头囊肿
双侧阴囊及阴茎皮下弥漫渗出增厚

图 7-5-3 阴囊睾丸 B 超

盆腔 CT 平扫：左侧睾丸损伤并血肿形成，双侧阴囊增厚（图 7-5-4）。

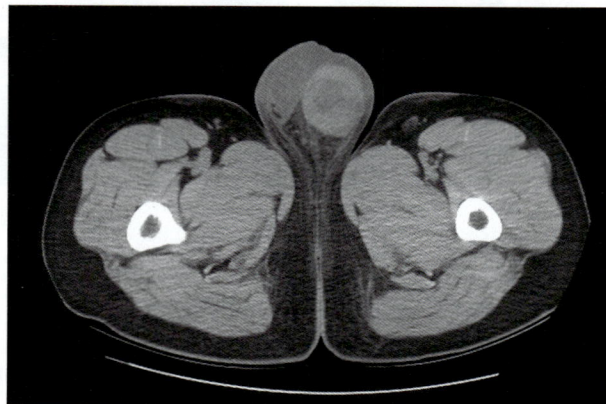

图 7-5-4 盆腔 CT 平扫

5. 治疗　急诊行阴囊血肿清除术＋左侧睾丸破裂修补＋鞘膜翻转术。术后积极抗炎止痛治疗,定期换药。

第六节　睾丸扭转

一、概述

睾丸扭转一般发病急骤,多于睡眠中发病,患者一侧睾丸和阴囊会剧烈疼痛。扭转初期疼痛一般局限在阴囊部位,后期会向下腹和会阴部发展,同时还会伴有呕吐、恶心或发热,阴囊出现红肿、压痛。

治疗:如果发生睾丸扭转,最好的治疗方法就是进行复位。治疗方法包括手术复位和手法复位两种。

1. 手术复位　睾丸扭转诊断后,应争取时间立即手术复位,争取在症状出现6小时内完成手术。将扭转的睾丸复位后观察血运正常,再行睾丸、精索与阴囊内层鞘膜间断缝合固定,以免术后复发。如术中发现睾丸血液循环极差,复位后仍不能恢复,应及时切除睾丸。

2. 手法复位　一般在发病初期可以试行。应先给予镇痛剂及解痉剂,半小时后再将横位并上提的睾丸进行轻柔的手法复位。复位成功后再用丁字带托起阴囊,让患侧睾丸充分休息。但手法复位后不能防止再次复发。

鉴别诊断:

1. 急性附睾炎　患者往往出现发热,尿检可见多量红、白细胞。超声可明确鉴别,附睾及睾丸血流往往增高。

2. 阴囊血肿　此类患者有明确的外伤史。超声提示阴囊内血肿。

3. 鞘膜积液　这是一种慢性发展的疾病,一般情况下不会出现阴囊疼痛,透光试验阳性。

二、典型病例

1. 现病史　患者男性,15岁,主因右侧阴囊疼痛伴肿胀5小时于我院急诊就诊。患者5小时前无明显诱因突发右侧阴囊疼痛,为绞痛感,自觉阴囊肿胀,并伴恶心、呕吐,呕吐物为胃内容物,不含胆汁,未诉尿频、尿急、尿痛等不适。就诊于我院急诊后完善阴囊超声,提示右侧附睾体头部混合回声团,考虑附睾体扭转伴睾丸扭转。

2. 体格检查　阴囊肿胀,表面发红,托举征(＋)。

3. 影像学检查　阴囊、睾丸超声:右侧睾丸呈顺时针扭转,未见明显血流信号,左侧睾丸精索未见异常(图7-6-1)。

4. 治疗　急诊行双侧阴囊探查＋右侧睾丸复位固定＋左侧睾丸固定术。术中见右侧睾丸附睾呈顺时针270°扭转,睾丸为缺血状态,术中照片见图7-6-2。

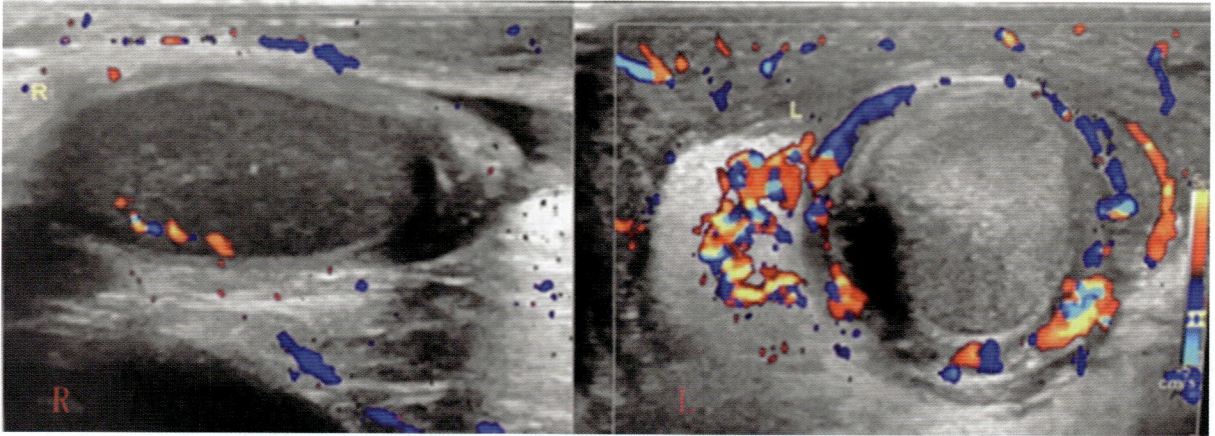

图 7-6-1 睾丸扭转阴囊、睾丸超声

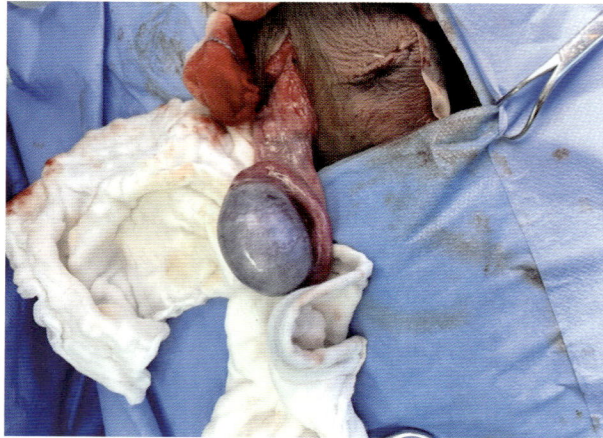

图 7-6-2 睾丸扭转术中照片

（杨博宇 韩天栋 石铭俊）

第八章

性传播疾病

第一节 淋病性尿道炎

一、概述

淋病型尿道炎,又称淋病(gonorrhea),是由淋病奈瑟菌引起的泌尿生殖系统化脓性感染。它是一种经典的性传播疾病,包括淋菌性眼炎、咽炎、直肠炎、盆腔炎、播散性淋球菌感染等,占性传播疾病(STD)的第二位,大约10%的感染者症状隐匿。

病原体为淋病奈瑟菌(Neisseria gonorrhoeae),简称淋球菌或淋菌。淋球菌的形态:呈卵圆形或肾形,常排列成对,革兰氏染色阴性(G⁻)。淋球菌的抵抗力弱,不耐干燥和高温,离体后不易存活。耐药菌株的治疗相对困难,对有条件的医院建议做淋球菌培养和药敏试验,以减少耐药,增加治愈率。一般发生在高危性行为后2~10天(通常为3~5天),有的男性会出现尿道分泌物,同时存在尿痛症状,还伴有尿频、尿急或者尿道刺痒感。

尿道最初会在没有性兴奋的情况下出现少量的黏液性分泌物,之后几天出现大量脓性或脓血性分泌物,尿道口潮红、水肿。严重情况下可出现龟头包皮炎,表现为龟头、包皮内板红肿,有渗出物或糜烂,包皮水肿,可并发包皮嵌顿。还有少数男性可出现后尿道炎,有明显的尿频和会阴部坠胀,甚至在晚上睡觉后阴茎夜间勃起时出现疼痛。

女性感染淋球菌大多没有症状。宫颈黏膜是女性最常见的感染部位。出现症状时,可以有典型的宫颈炎表现,包括阴道瘙痒和黏液脓性分泌物。一些女性也可能出现尿频、尿痛或者前庭大腺周围红肿疼痛的症状。淋球菌感染引起的持续盆腔炎可能导致不孕。

该疾病的诊断以临床症状为主,同时需要做淋球菌涂片和/或淋球菌培养确诊。治疗上以三代头孢如头孢曲松为主,还可以根据药敏试验选择阿奇霉素、米诺环素等治疗。

二、典型病例

病例1

1. **现病史** 患者男性,29岁,尿道口流脓、疼痛2天。与女友同居2周,2天前出现会阴部不适,尿道口流脓,尿痛明显,来院检查。既往无尿道炎。否认高危性行为,患者因为工作关系经常出入酒吧、KTV这些场所。

2. **体格检查** 尿道口轻度红肿,大量黄白分泌物,腹股沟淋巴结未及肿大。内裤上大面积黄白污渍(图8-1-1~图8-1-4)。

3. **实验室检查**

(1)分泌物涂片:多形核白细胞内外可见多个革兰氏染色阴性双球菌(图8-1-5)。

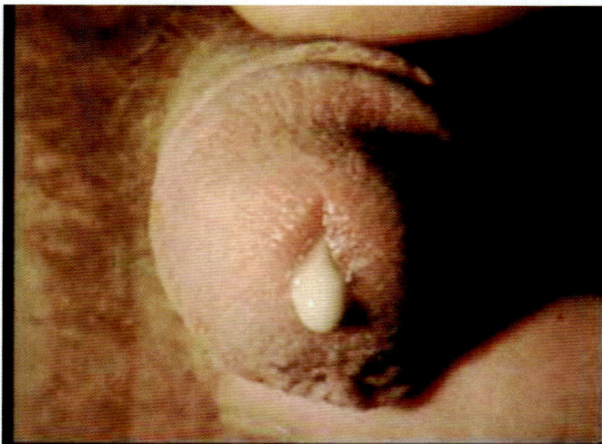

图8-1-1 尿道口分泌物

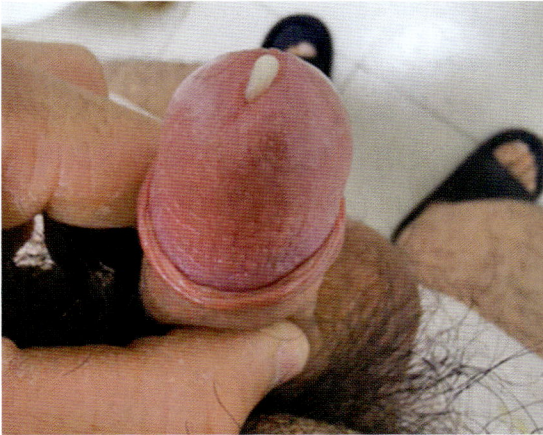

图 8-1-2 尿道口分泌物

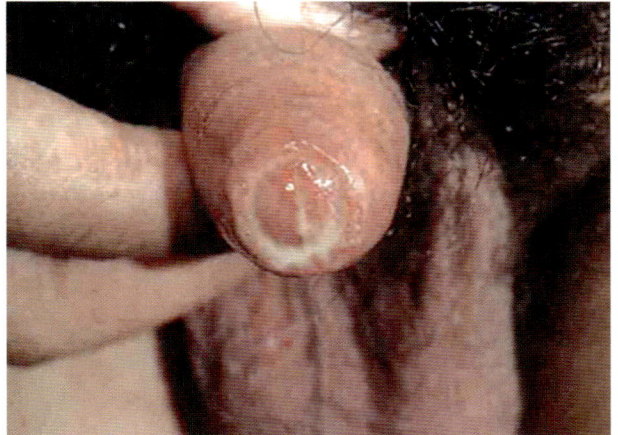

图 8-1-3 尿道口分泌物

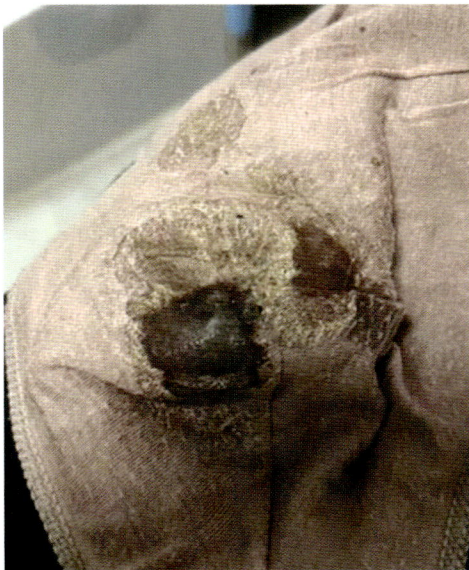

图 8-1-4 内裤上黄白污渍

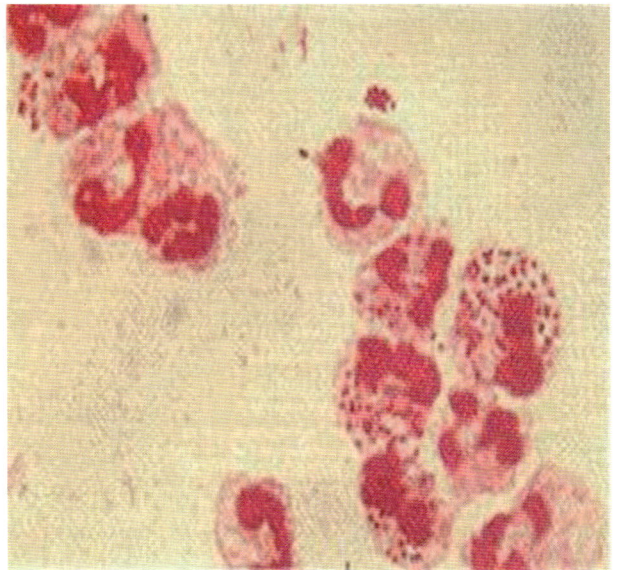

图 8-1-5 尿道口分泌物涂片

（2）淋球菌培养：将分泌物接种在巧克力培养基上，35~36℃条件下培养，24~48 小时，出现典型的菌落，氧化酶试验阳性，镜检可见革兰氏染色阴性双球菌（图 8-1-6）。

4. 临床诊断 男性急性淋病。

5. 治疗 头孢曲松 250mg，1 次肌内注射，2 周后无尿道分泌物，无尿频、尿急、尿痛等尿道刺激症状，3 周后做淋球菌培养阴性，临床痊愈。女方同时检查，诊断淋病，同时伴有前庭大腺炎，同时接受治疗。

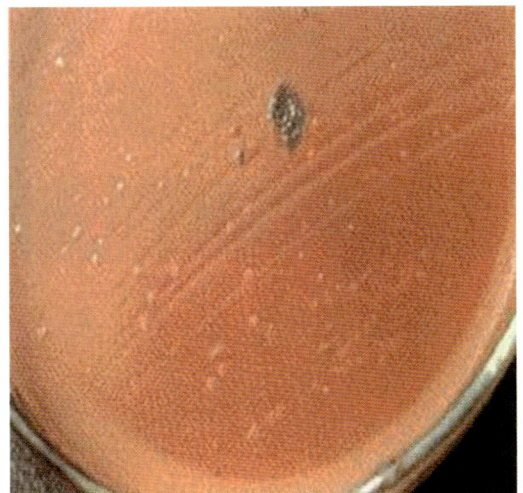

图 8-1-6 淋球菌培养

病例2

1. 现病史　患者女性,32 岁。外阴红肿疼痛,阴道分泌物增多 5 天。患者平时阴道分泌物较多,白带黄绿色,偶有血丝,有痒和疼的症状,尤其是月经期间明显,最近 5 天出现外阴局限性疼痛,用手按压红肿明显,阴道分泌物黄褐色,较以前明显增多。未婚,有性生活史。

2. 体格检查　外阴轻度红肿,黄白脓性分泌物多(图 8-1-7);左侧前庭大腺红肿,疼痛,未见脓肿形成,左侧腹股沟淋巴结未及肿大(图 8-1-8)。宫颈口红肿,有触痛,脓性分泌物多。

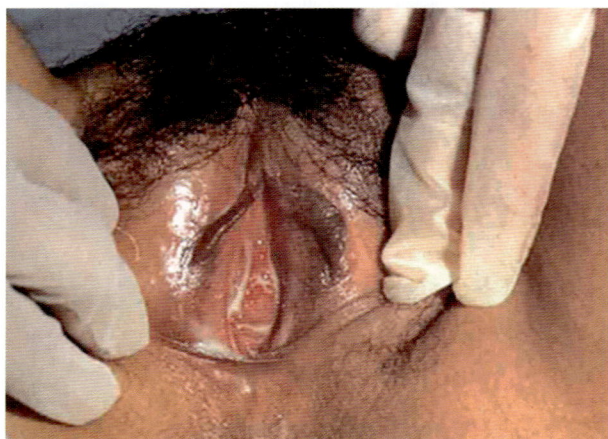

图 8-1-7　女性阴道外观

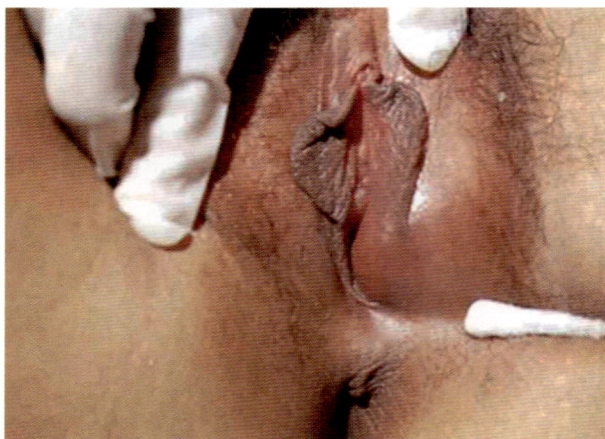

图 8-1-8　前庭大腺红肿外观

3. 实验室检查
(1)分泌物涂片:白细胞较少,G⁻ 双球菌位于白细胞外(图 8-1-9)。
(2)淋球菌培养:将分泌物接种在巧克力或血琼脂培养基上,35~36℃条件下培养,24~48 小时,出现典型的菌落,氧化酶试验阳性,镜检可见革兰氏染色阴性双球菌(图 8-1-10)。

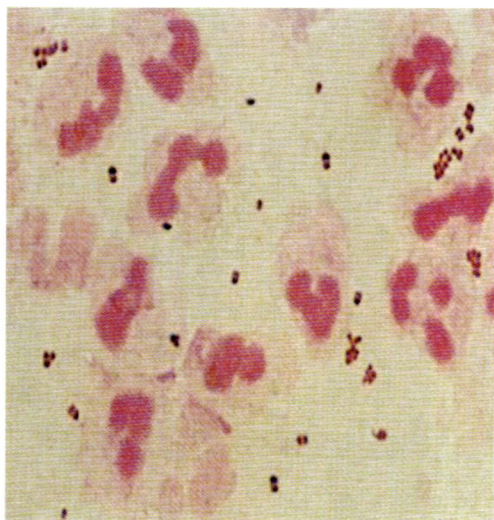

图 8-1-9　分泌物涂片

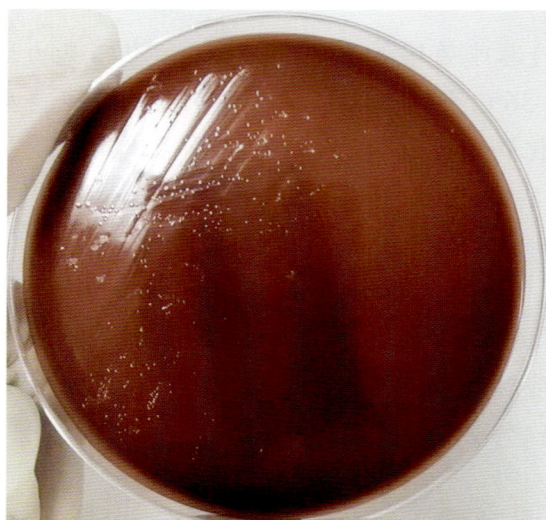

图 8-1-10　淋球菌培养

4. **临床诊断**　女性慢性淋病，女性淋菌性前庭大腺炎。

5. **治疗**　盐酸米诺环素胶囊 100mg，每天 2 次口服，2 周，同时使用皮肤康洗剂，1∶50 稀释后外洗，每天 2 次。停药 1 周复查无外阴红肿、无明显分泌物，无尿频、尿急、尿痛等尿道刺激症状，3 周后做淋球菌培养阴性，临床痊愈。建议治疗期间避免性生活，性伴侣同时检查，必要时，同时治疗。

第二节　非淋病性尿道炎

一、概述

非淋菌性尿道炎（nongonococcal urethritis，NGU）是指通过性接触感染的，有明显的尿频、尿急、尿痛症状和尿道分泌物，但是分泌物中淋球菌阴性的一组感染性疾病。病原体主要是沙眼衣原体（*Chlamydia trachomatis*，CT），其次是生殖支原体（*Mycoplasma genitalium*，MG）和解脲支原体（*Ureaplasma urealyticum*，UU），偶由阴道毛滴虫、单纯疱疹病毒引起。非淋菌性尿道炎多发生在性活跃人群，主要是通过性接触传染，男女均可发病，潜伏期 1~3 周。

非淋菌性尿道炎和淋菌性尿道炎发病类似，但是症状较轻，常见尿道刺痒、尿痛或者烧灼感，部分有尿频尿急等症状，体检可见尿道口红肿，少量的分泌物，一般呈浆液性，晨起有时会发现尿道口有分泌物结成的脓膜或者内裤上有污渍。有半数的患者在初诊时因症状隐匿容易被忽略或误诊，大部分是通过筛查得以发现，10%~20% 的患者同时合并有淋球菌感染。

临床上依赖流行病学和临床表现，并结合衣原体、支原体化验进行确诊。治疗上，针对衣原体，常规抗生素即可；而支原体需要进行药敏试验，根据药敏试验结果选择敏感抗生素治疗，7~10 天作为一个疗程，常用多西环素 100mg，每天 2 次，连服 7~14 天，或者盐酸米诺环素 100mg，每天 2 次，连服 10 天，或者红霉素 2.0g，每天分 4 次口服，连服 7 天。

患者临床症状消失，无尿频、尿急、尿道分泌物，化验尿常规无白细胞，复查病原体转阴，提示临床痊愈。

二、典型病例

病例1

1. **现病史**　患者男性，38 岁，尿道内痒 20 天，晨起尿道口糊口现象。近 20 天逐渐出现尿道内瘙痒，间断性，夜间明显，辛辣刺激后加重，伴尿痛，少量尿道口黄白分泌物。已婚，曾经有高危性行为，爱人情况不明。既往体健，无前列腺病史。

2. **体格检查**　尿道口轻度红肿，挤压尿道口少许黄白分泌物，内裤上少许黄白污渍。腹股沟淋巴结未及肿大（图 8-2-1、图 8-2-2）。

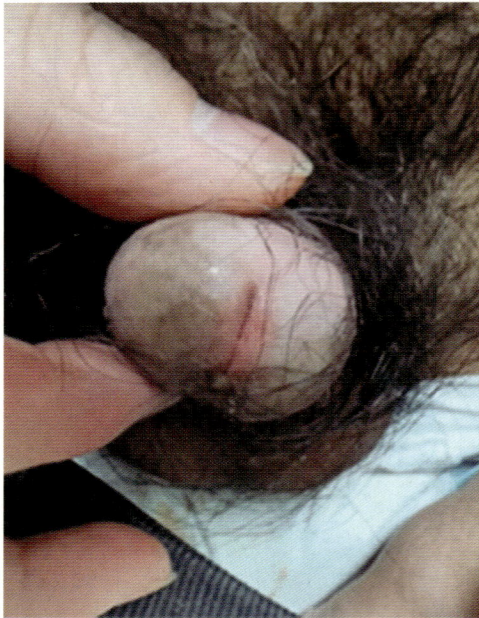

图 8-2-1 尿道口分泌物

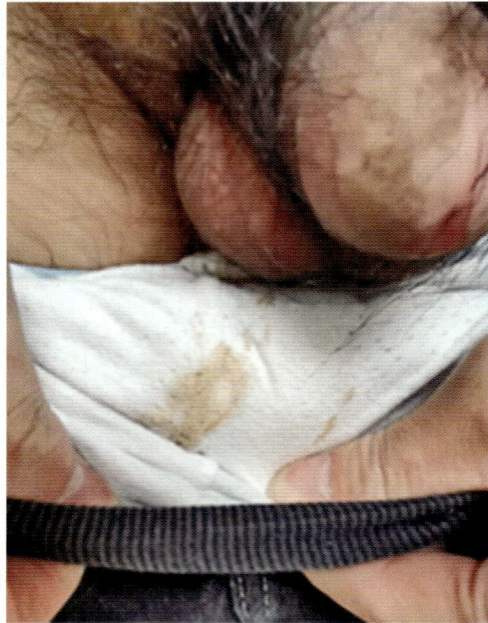

图 8-2-2 分泌物呈黄白污渍

3. 实验室检查

(1) 沙眼衣原体抗原检测：沙眼衣原体抗原阴性（图 8-2-3）。

项目名称	英文缩写	结果	单位	参考范围
沙眼衣原体抗原		阴性		阴性

备注：　　　　　　　　　　　　　　　　　　　　　　　　　签名：

图 8-2-3 衣原体检测

(2) 支原体培养＋药敏试验：解脲支原体阳性（图 8-2-4）。

项目名称	英文缩写	结果	单位	参考范围
1 强力霉素	DOX	敏感（S）		
2 美满霉素	MIN	敏感（S）		
3 交沙霉素	JOX	敏感（S）		
4 阿奇霉素	AZI	敏感（S）		
5 环丙沙星	CIP	耐药（R）		
6 司帕沙星	SPA	耐药（R）		
7 氧氟沙星	OFL	耐药（R）		
8 罗红霉素	ROX	敏感（S）		
9 克拉霉素	CLA	敏感（S）		
10 壮观霉素	SPE	中敏（I）		
11 解脲支原体培养 $\geq 10^4$	Uu	阳性		
12 人型支原体培养 $\geq 10^4$	Mh	阴性		

备注：　　　　　　　　　　　　　　　　　　　　　　　　　签名：

图 8-2-4 支原体检测

4. 影像学检查 无。

5. 临床诊断 解脲支原体感染引起的非淋病性尿道炎。

6. 治疗 根据药敏试验，口服盐酸米诺环素 100mg，每天 2 次，2 周后无尿道分泌物，无尿频、尿急、尿痛等尿道刺激症状，3 周后做支原体培养＋药敏试验，结果阴性，临床痊愈。建议女方来皮肤性病科或者妇科检查，如果有感染，建议一起治疗。

病例 2

1. 现病史 患者女性，33 岁。外阴瘙痒，阴道分泌物增多 4 周。男方在皮肤性病科检查出衣原体阳性，医生建议女方来医院门诊检查，女方外阴瘙痒，尤其是近 4 周阴道分泌物增多，偶有尿频和尿痛的症状，内裤经常有黄白分泌物。月经期间明显，未经治疗，近期无妇科检查，已婚，既往阴道炎病史，使用保妇康栓有缓解。

2. 体格检查 外阴轻度红肿，阴道黄白脓性分泌物多（图 8-2-5）；宫颈潮红，轻度糜烂（图 8-2-6）。内裤黄白分泌物（图 8-2-7）；腹股沟淋巴结未及肿大。

3. 实验室检查

(1) 支原体培养＋药敏试验：阴性。

(2) 淋球菌培养：阴性。

(3) 沙眼衣原体抗原检测：沙眼衣原体抗原阳性（图 8-2-8）。

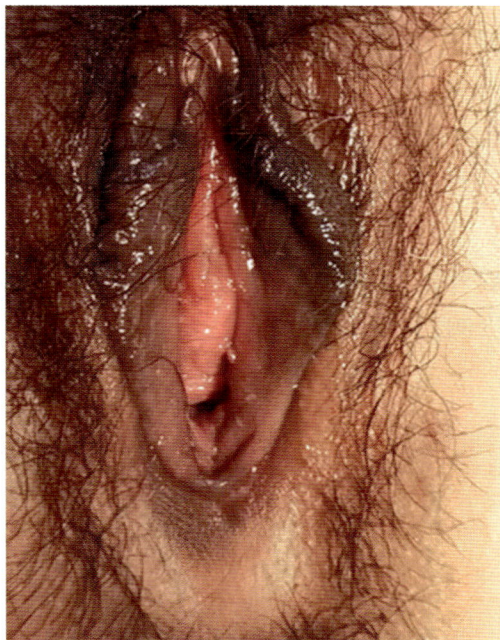

图 8-2-5 阴道分泌物

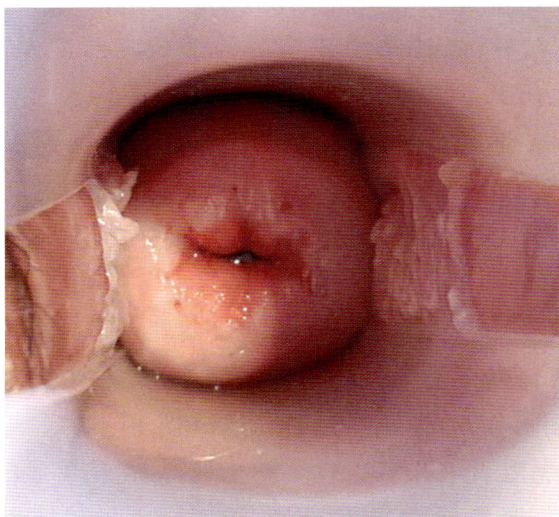

图 8-2-6 宫颈表现

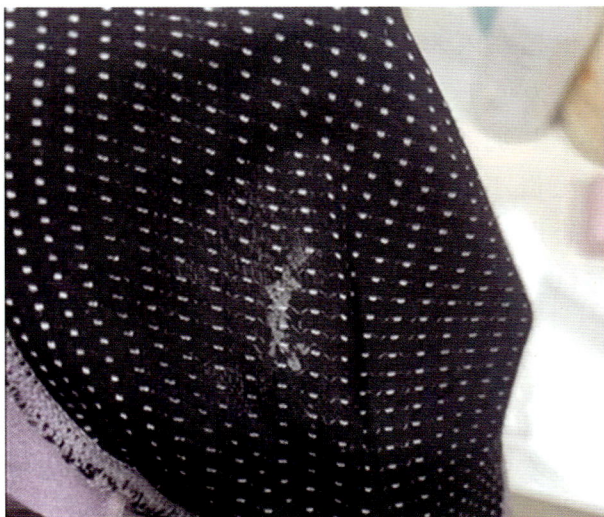

图 8-2-7 分泌物外观

项目名称	英文缩写	结果	单位	参考范围
沙眼衣原体抗原		阳性		阴性

备注：　　　　　　　　　　　　　　　　　　　　　　　签名：

图 8-2-8　衣原体检测

4. 影像学检查　无。

5. 临床诊断　女性慢性衣原体感染,女性非淋菌性阴道炎。

6. 治疗　盐酸多西环素 100mg,每天 2 次,口服 2 周,同时使用洁尔阴洗液,1:50 稀释后外洗,每天 2 次。停药 1 周复查无外阴瘙痒,阴道分泌物正常,3 周后做沙眼衣原体抗原检测阴性,临床痊愈。建议治疗期间避免性生活,性伴侣应同时检查治疗。

第三节　尖 锐 湿 疣

一、概述

尖锐湿疣(condyloma acuminatum,CA)是由人乳头状瘤病毒(HPV)感染所致,以肛门、生殖器部位为主,以疣样增生性损害为主要表现的性传播疾病。尖锐湿疣大多发生在中青年性活跃人群,尤其是有高危性行为、多性伴侣的人群,经过平均 3 个月的潜伏期后发病。免疫力低下如糖尿病、肿瘤放化疗等人群更易发生,而且容易复发。

尖锐湿疣主要通过有皮肤损伤后的性接触传播。比如性行为,由于器官摩擦皮肤产生微小的损伤,这些破损肉眼难以看到,如果一方有病毒,就可以通过破损处进入另一方的皮肤黏膜里。尖锐湿疣也可出现在口腔(图 8-3-1、图 8-3-2)和肛内(图 8-3-3)等特殊部位。

尖锐湿疣皮损开始为淡红色或污红色,粟粒大小赘生物,形态如丘疹状、乳头状、菜花状、鸡冠状等多种多样外观表现,性质细嫩,顶端稍尖,逐渐长大、增多。尖锐湿疣可见于阴茎包皮上(图 8-3-4)、尿道口(图 8-3-5)、肛周(图 8-3-6、图 8-3-7)及外阴(图 8-3-8)。儿童亦有可能通过母体或者受性虐而感染肛周尖锐湿疣(图 8-3-9)。赘生物基底稍宽,表面有颗粒,摩擦刺激后,有的表面湿润会有流血,在颗粒间常继发感染,有脓液,也可散发腐臭气味,加重后可继发化脓。然而生殖器部位隆起型病变,需要与以下各种疾病鉴别,如皮脂腺增生(图 8-3-10)、鳞状细胞癌(图 8-3-11、图 8-3-12)、鲍恩样丘疹病(图 8-3-13)、假性湿疣（图8-3-14）、珍珠样阴茎丘疹（图8-3-15）、皮脂腺囊肿（图8-3-16）、传染性软疣（图8-3-17）、纤维瘤（图8-3-18）、毛囊炎（图8-3-19）、系带旁丘疹（图8-3-20）等，需要在皮肤性病科就诊，在皮肤性病科医生的指导下正确诊断治疗。

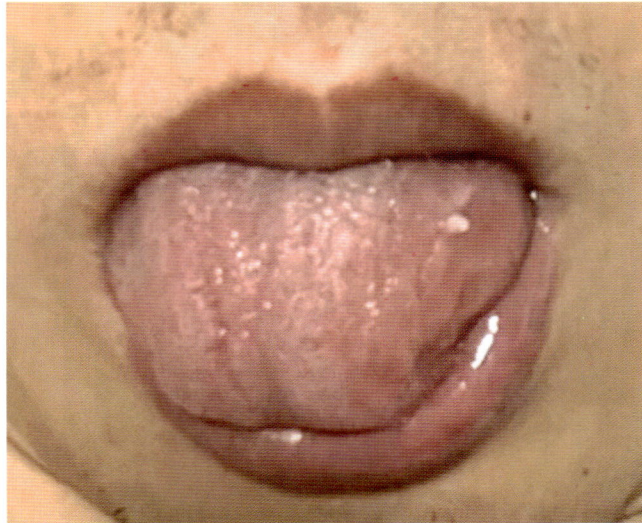

图 8-3-1　口腔内尖锐湿疣

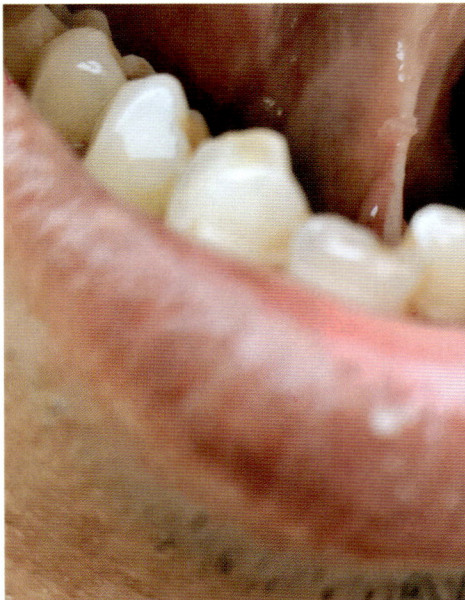

图 8-3-2　口腔内尖锐湿疣

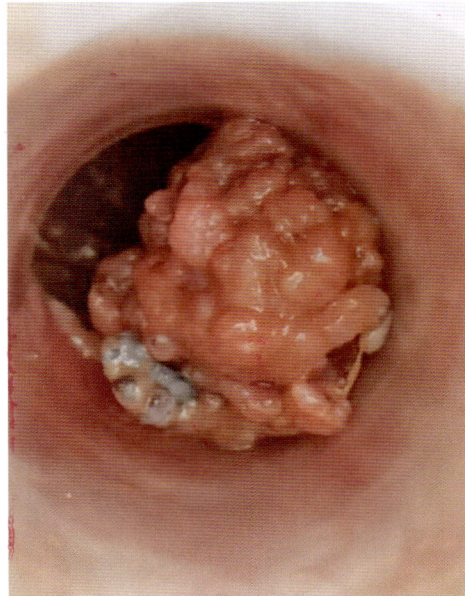

图 8-3-3　肛周尖锐湿疣

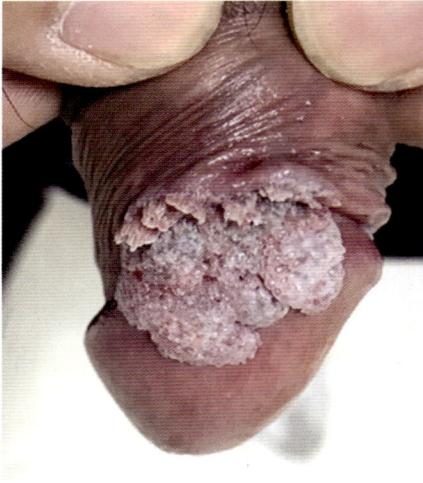

图 8-3-4　包皮上尖锐湿疣

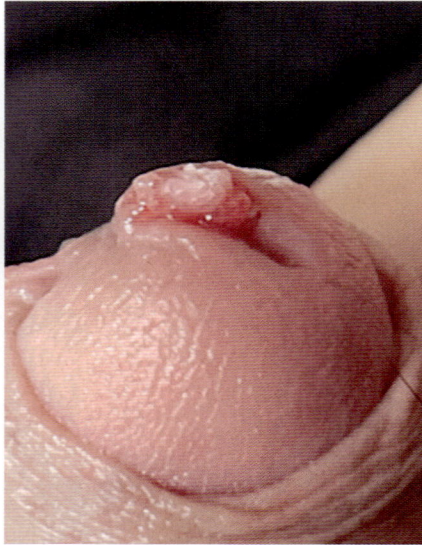

图 8-3-5　尿道口尖锐湿疣

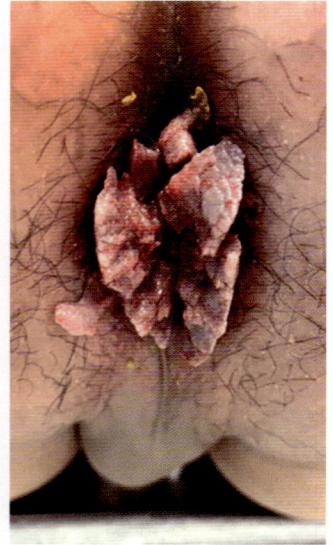

图 8-3-6　肛周尖锐湿疣

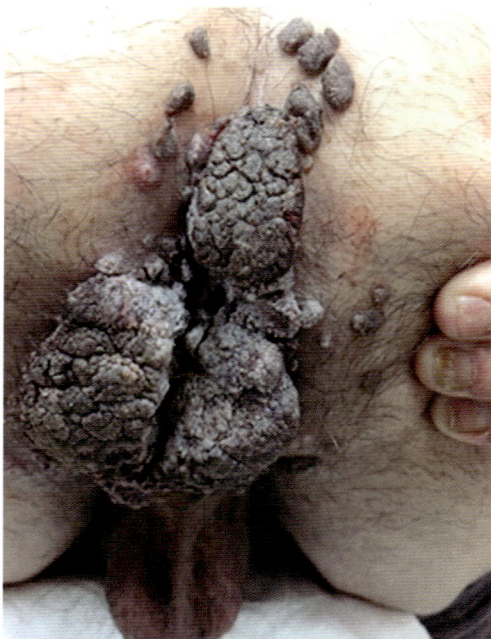

图 8-3-7　肛周尖锐湿疣

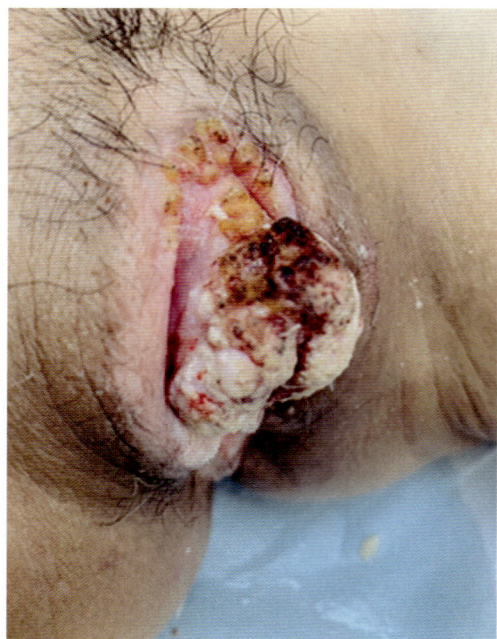

图 8-3-8　外阴尖锐湿疣

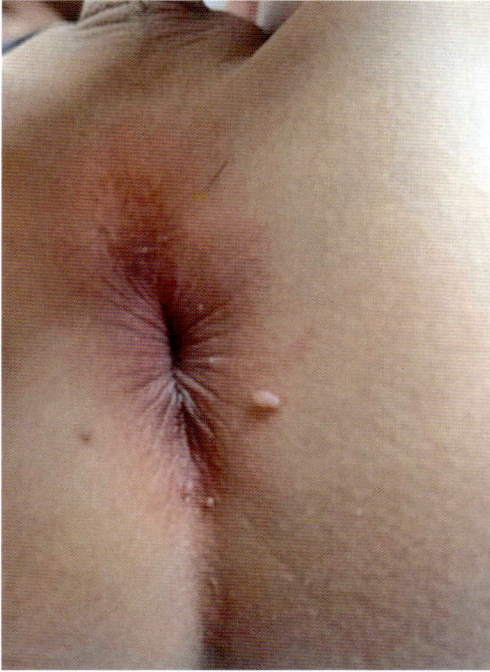
图 8-3-9　儿童肛周尖锐湿疣

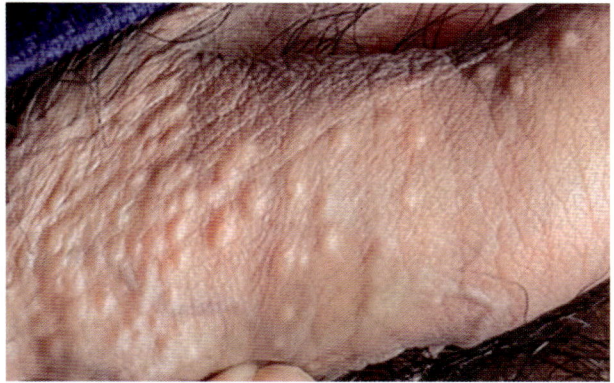
图 8-3-10　皮脂腺增生

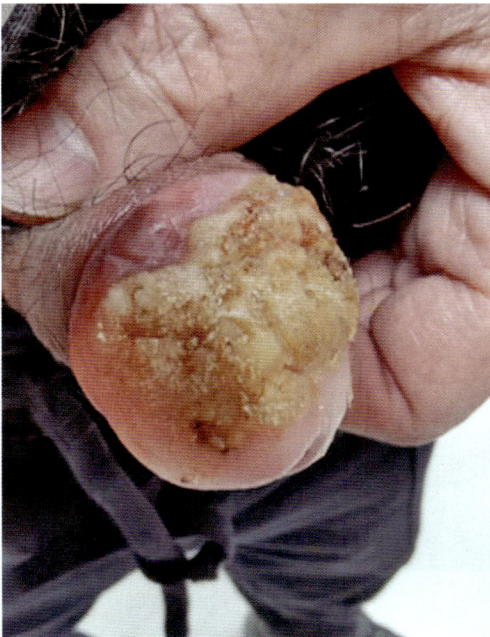
图 8-3-11　鳞状细胞癌

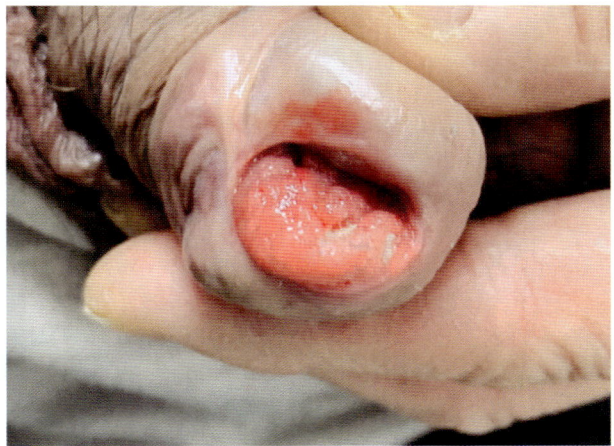
图 8-3-12　鳞状细胞癌

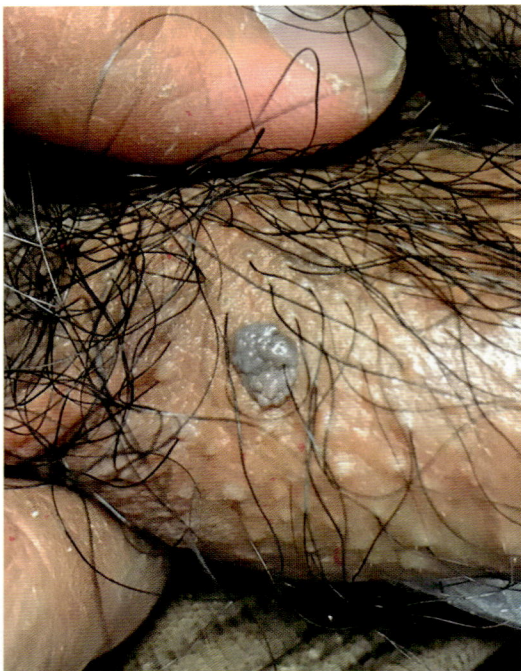

图 8-3-13　鲍恩样丘疹病

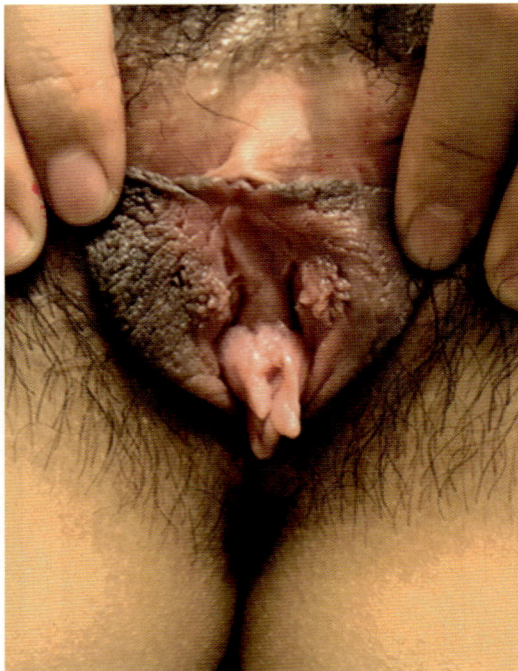

图 8-3-14　假性湿疣

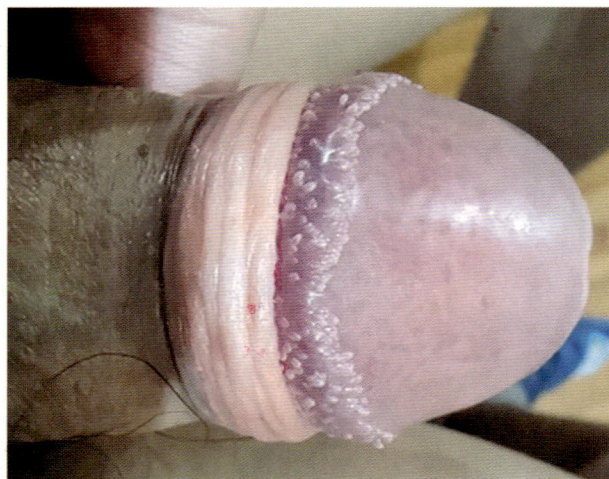

图 8-3-15　珍珠样阴茎丘疹

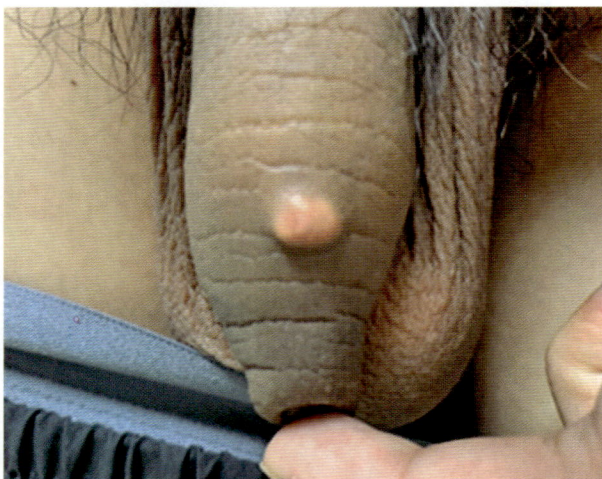

图 8-3-16　皮脂腺囊肿

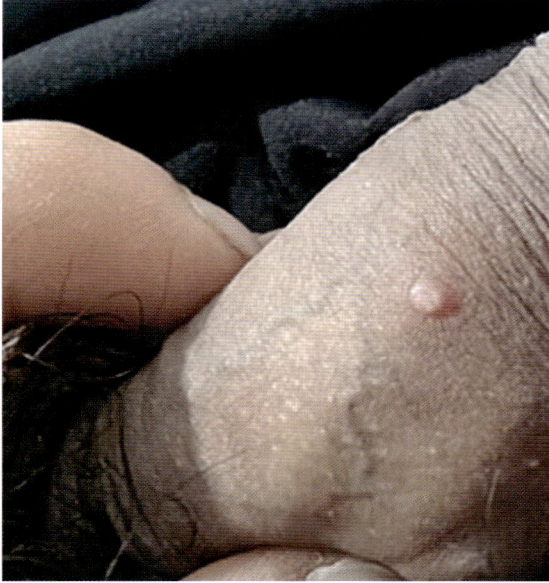

图 8-3-17 传染性软疣

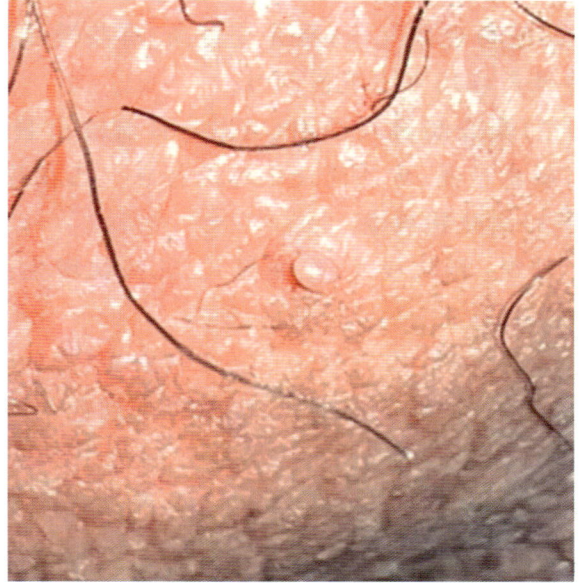

图 8-3-18 纤维瘤

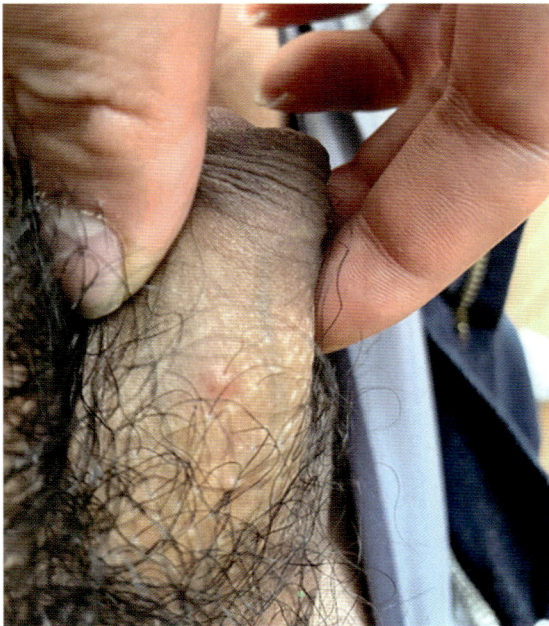

图 8-3-19 毛囊炎

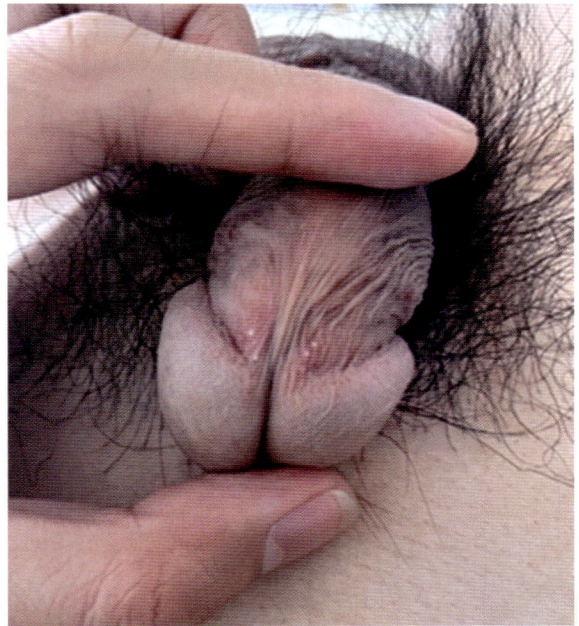

图 8-3-20 系带旁丘疹

1. 临床诊断方法

(1)醋酸试验:用 3%~5% 醋酸液局部外涂或湿敷,3~5 分钟后,HPV 感染区域发白,即所谓"醋酸白现象"。但特异度不高,有些慢性炎症,如念珠菌性外阴炎、生殖器部位外伤和非特异性炎症均可出现假阳性。

(2)聚合酶链反应(PCR):是目前检出 HPV 感染最敏感的方法,又可做型特异度分析,具有敏感度高、方法简便迅速的特点。已在临床上广泛使用。

(3)皮肤镜检查

外观:指状模式、镶嵌模式,乳头状增生,疣状增生,扁平丘疹等,且在同一皮损中,常有两种模式并存。

血管表现:有点状血管/球状血管、弯曲(逗号状)血管,环状血管和发夹状血管等,也有部分角化的皮损无血管表现,但可见到色素沉着。

(4)细胞学检查:用阴道或宫颈疣组织涂片,巴氏染色,可见到两种细胞,即空泡化细胞及角化不良细胞同时存在,对尖锐湿疣有诊断价值。

(5)组织病理检查:表皮乳头瘤样增生,伴有角化不全,颗粒层和棘层上部细胞可有明显的空泡形成,胞质着色淡染,细胞核浓缩深染。在棘层上方及颗粒层出现空泡化细胞,是诊断 HPV 感染的重要证据。

2. 治疗方法

(1)物理治疗:目的是去除肉眼可见的瘤体和亚临床感染。方法包括:激光、微波、冷冻、电灼、手术切除(妇科的 LEEP 刀等)。

(2)免疫疗法:口服或者局部使用免疫增强药物如胸腺肽等提高免疫力,抑制 HPV 繁殖。

(3)光动力疗法:去除 HPV 感染的细胞,减少 HPV 总量等,防止尖锐湿疣复发。

(4)免疫注射、外用抗 HPV 药物等方法综合治疗。

二、典型病例

病例 1

1. 现病史　患者男性,45 岁,肛周赘生物病史 11 个月,复发 3 个月,发现肛内疣体 1 周。患者 11 个月前发现肛周有数枚疣样赘生物(图 8-3-21),在当地医院诊断尖锐湿疣,并外用咪喹莫特 1 个月后痊愈。3 个月前复查发现数枚疣体复发(图 8-3-22),予以微波治疗。1 周前肛周疣体再次复发,肛镜检查见肛内一个指节内约有 10 个疣体(图 8-3-23),再次予以微波治疗。否认高危性行为,否认肛交行为,患者每周都去公共浴池洗澡。既往有克罗恩病,2020 年做过右半结肠切除术。

2. 体格检查　肛周多发性绿豆大小和黄豆大小菜花样赘生物,无融合,醋酸试验(+)。肛门镜下可见肛内疣样赘生物,醋酸试验(+)。

3. 实验室检查

肛周 HPV 分型筛查:HPV6。

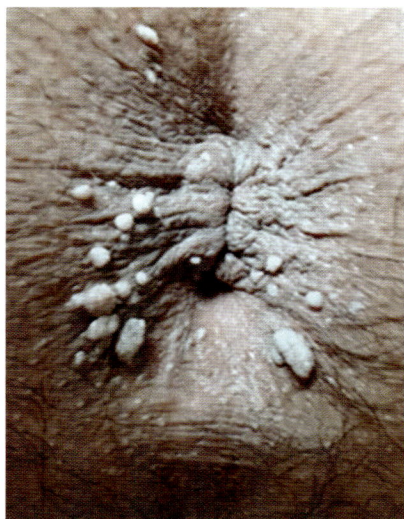

图 8-3-21 初发肛周尖锐湿疣　　　　图 8-3-22 肛周尖锐湿疣复发　　　　图 8-3-23 肛内尖锐湿疣

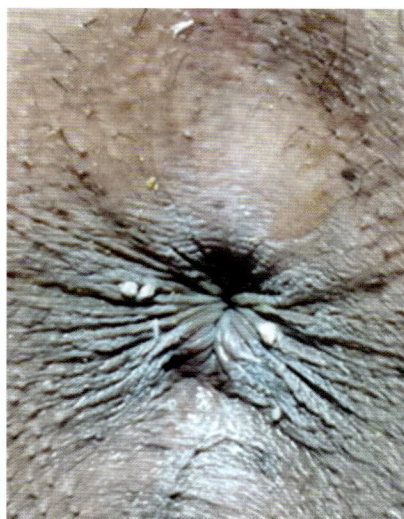

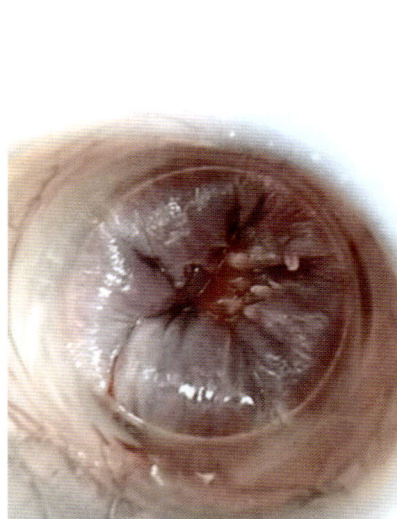

肛内 HPV 分型筛查：HPV6 52。

肛周和肛内赘生物醋酸试验 +。

感染四项：(−)。

淋球菌培养(−)、支原体培养(−)、衣原体(−)。

4. 影像学检查　无。

5. 临床诊断　尖锐湿疣(肛周 + 肛内)。

治疗：醋酸试验 + 激光治疗,因经济原因,拒绝光动力治疗。患者外用抗病毒药物,使用抗 HPV 生物蛋白隐形膜治疗,激光伤口同时使用康复新湿敷,外用抗生素药膏多黏菌素 B 乳膏预防感染,促进伤口愈合,每周复查 1 次。动态随诊治疗。

病例 2

1. 现病史　患者女性,54 岁,外生殖器及肛周起疹、痒 2 年余,皮损增大伴有分泌物和臭味 9 个月。患者 2 年前无明显诱因左侧大阴唇出现一些小而柔软的淡红色丘疹,微痒,针帽至米粒大,未给予特殊处理。此后丘疹逐渐增大,且数量逐渐增多,为乳头状、菜花样、鸡冠样的赘生物,并蔓延至右侧大阴唇、小阴唇、后联合、肛周等处,有的融合形成团块状。9 个月前,疣体增大迅速,彼此融合,呈大块状,表面糜烂、浅溃疡、有分泌物,并有恶臭、轻度痒疼症状,无发热、尿血等不适。遂前往泌尿科门诊就诊,诊断为尖锐湿疣,给予派特灵外用,皮疹无明显好转。今为再次复诊来院。否认不洁性生活史。既往慢性肾功能不全 10 年,5 年前行异体供肾肾移植手术,术后一直服用环孢素胶囊 50mg b.i.d.,醋酸泼尼松 7.5mg q.d.。否认心脏病、糖尿病、肝病、溃疡病史。否认肝炎、结核、伤寒等传染病病史。否认外伤史。否认食物、药物过敏史。

2. 体格检查　大小阴唇、尿道口、后联合、肛周等处被巨大菜花状赘生物覆盖,疣体约 30.0cm×10.0cm×5.0cm,表面有少量脓性分泌物,有腥臭味。周围可见散在绿豆至花生大小的乳头状、菜花样、鸡冠样的赘生物(图 8-3-24、图 8-3-25)。诊为"尖锐湿疣"癌变。

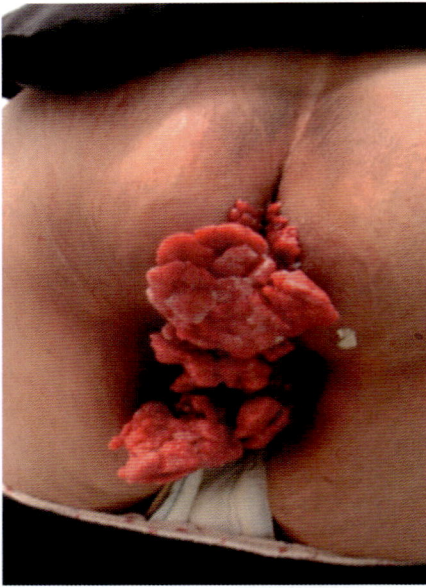

图 8-3-24 尖锐湿疣

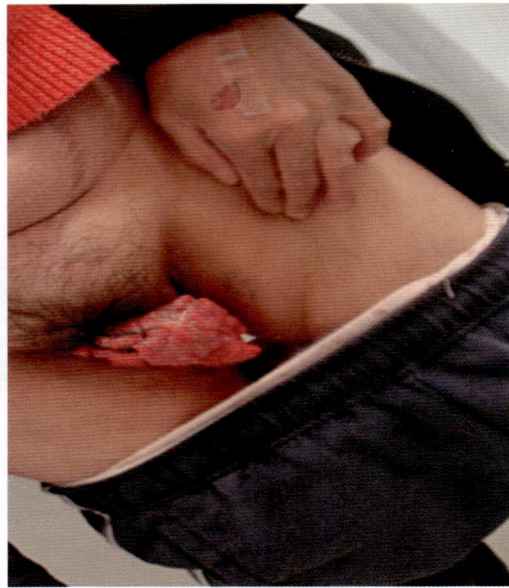

图 8-3-25 尖锐湿疣

3. 实验室检查 快速血浆反应素试验（RPR）、梅毒螺旋体特异抗体（TPHA）检查均为阴性；醋酸试验（+）。

4. 影像学检查 无。

5. 病理结果

外阴部黄豆大小皮损组织病理活检：上皮增生，棘层增生，上皮脚下延，呈假上皮瘤样增生，伴角化不良，上皮中至高度异型增生，未见空泡化细胞。

团块状巨大型术后组织病理（图 8-3-26）：表皮呈乳头状增生，皮突增宽、延长，并有不规则的分支向真皮内延伸，在表皮上部有明显的凹空细胞，真皮水肿，毛细血管扩张充血，其周围有慢性炎症细胞浸润。部分区域可见鳞状细胞癌癌巢，并向真皮浸润，癌巢中散在角化珠（图 8-3-27）。

HPV 分型：高危亚型 16，低危亚型 6。

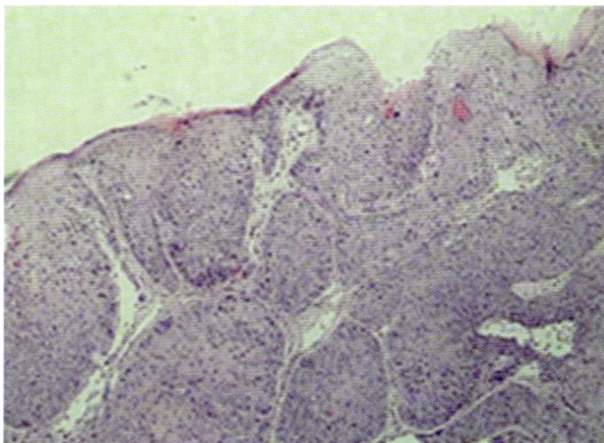

图 8-3-26 病理结果（HE×40）

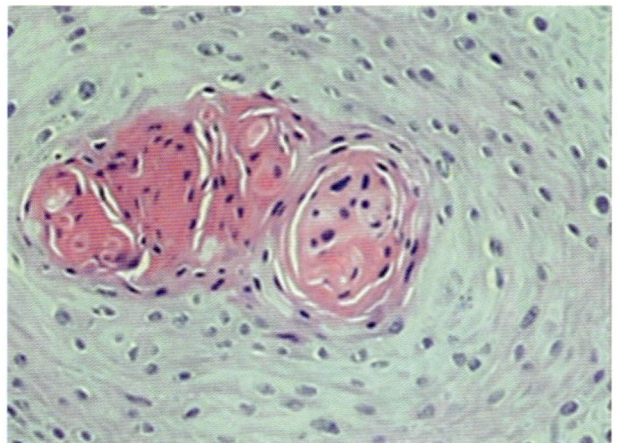

图 8-3-27 病理结果（HE×400）

6.治疗 术前予以通便液、灌肠等清理肠道,局部麻醉下手术切除会阴及肛周异常增生物,手术顺利,切除肿物送病理。术后予头孢美唑抗炎,氨基酸、脂肪乳、平衡液等营养支持治疗,并隔日换药,手术伤口愈合良好,术后7天换药并拆线,无手术并发症。术后病理示高分化鳞状细胞癌,侵及皮下组织。HPV分型:高危亚型16,低危亚型6。患者出院。出院诊断:尖锐湿疣,继发皮肤鳞状细胞癌,肾移植术后。出院后2周来院复查,情况好,给予咪喹莫特外用。随诊未复发。

第四节 念珠菌感染

一、概述

生殖器部位的念珠菌感染,包括外阴阴道念珠菌病(vulvovaginal candidiasis)和念珠菌性龟头包皮炎(candida balanoposthitis),主要是由念珠菌属而且主要是白念珠菌引起的感染,可以引起皮肤黏膜的损害。广谱抗生素的广泛应用、皮质激素及免疫抑制剂的应用、糖尿病、放化疗、过度清洗以及不洁的性接触等都是诱发因素。

女性念珠菌外阴阴道炎表现为外阴潮红,分泌物多,阴道内白带为白色片状,如奶酪状或豆腐渣样,量多,异味感重,瘙痒明显,反复发生可能会导致外阴假性湿疣表现;男性念珠菌性龟头包皮炎表现为阴茎包皮内侧及龟头弥漫性潮红,红斑点,豆渣样的分泌物,同时伴有瘙痒症状。

病变部位直接取材镜检找到菌丝,可以确诊该疾病。对一些少见的,还可以接种于沙式培养基上,进行真菌培养,做菌种鉴定和药敏试验。

治疗原则是尽快去除原发病灶,控制基础病,提高免疫力,保持局部清洁干燥,可以使用皮肤康溶液等清洗,外用抗真菌的药膏如联苯苄唑软膏治疗,必要时可以口服氟康唑150mg,每周1次,或者伊曲康唑胶囊200mg,每天1次等。

二、典型病例

病例1

1.现病史 患者男性,50岁,龟头包皮红斑伴有瘙痒3年,加重2周。患者3年来无明显诱因出现龟头红斑点,伴包皮垢明显增多,性生活以后加重。曾经使用过多种药物治疗,如莫匹罗星软膏、硝酸咪康唑等,有好转但容易反复。近2周较前加重,来诊。既往有糖尿病,性生活后女方有外阴瘙痒症状。

2.体格检查 龟头和包皮内侧潮红,散在红斑点,豆渣样分泌物多,无破溃和糜烂(图8-4-1)。

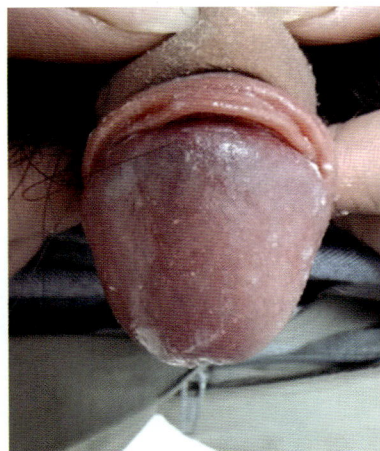

图8-4-1 龟头包皮炎

3. 实验室检查　龟头和包皮内侧脱落细胞培养：白念珠菌。

药敏试验：氟康唑、5-氟尿嘧啶、两性霉素B敏感（图8-4-2）。

真菌培养（其他）+（鉴定药敏）

	缩写	项目名称	结果	结果提示	异常提示	单位	参考范围	辅助诊断	前次结果	危急提示	检验仪器	检测方法	临床意义	
1		微生物鉴定1	白色假丝醇											

白色假丝酵母菌

抗生素名称	缩写	KB（mm）	MIC（μg/mL）	结果	抗生素名称	缩写	KB（mm）	MIC（μg/mL）	结果
氟康唑	FLU		1	敏感	伏立康唑	VOR		0.12	敏感
5-氟胞嘧啶	FCT		4	敏感	伊曲康唑	ITR		0.06	敏感
两性霉素B	AMB		0.5						

图 8-4-2　药敏结果

4. 影像学检查　无。

5. 治疗　口服氟康唑片150mg，每周1次，外用皮肤康洗液1:50稀释后外洗，每天1~2次，外用抗真菌药膏环吡酮胺乳膏，每天1~2次治疗，2周后有明显好转。4周后仍有反复，建议内分泌科就诊，控制血糖，最终痊愈。

病例2

1. 现病史　患者女性，32岁，外阴潮红，白带多瘙痒加重2天。已婚，7天前未采取安全措施发生性生活，2天前突感会阴部瘙痒，白带增多，豆渣样，腥臭味重，无尿频、尿急、尿痛感。此外，男方龟头脱皮，有红斑，刺痒感，既往无相同病史。

2. 体格检查　外阴和阴道黏膜红肿潮红，白带多，豆渣样分泌物有腥臭味，宫颈糜烂潮红，阴道壁和宫颈乳酪样分泌物（图8-4-3、图8-4-4）。

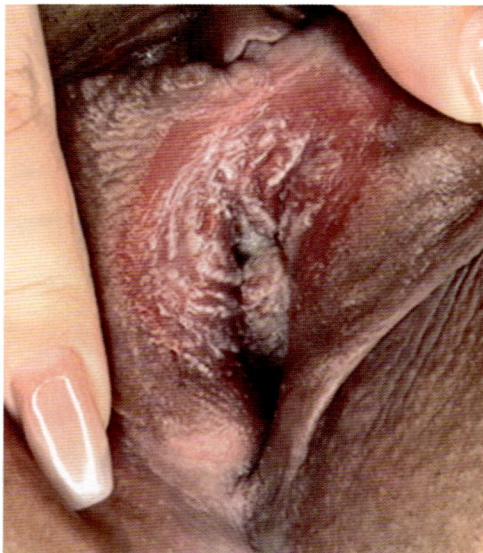

图 8-4-3　外阴部感染

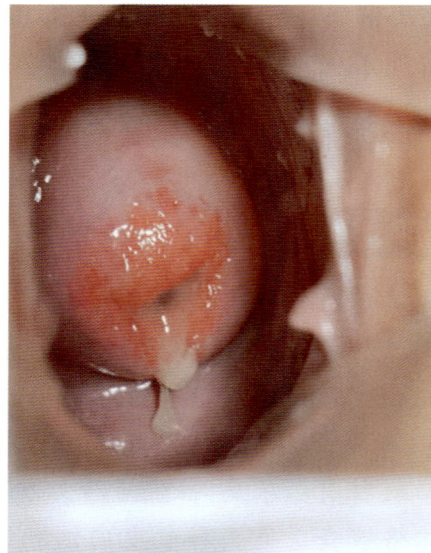

图 8-4-4　宫颈部感染

3. 实验室检查　支原体、衣原体和淋球菌检测阴性。念珠菌镜检：镜下见菌丝和孢子。

4. 影像学检查　无。

5. 治疗　口服伊曲康唑胶囊 200mg，每天 1 次，饭后口服，同时阴道内使用硝呋太尔 - 制霉菌素栓，每晚 1 枚，治疗期间注意卫生，避免性生活。1 周后无瘙痒症状，检查分泌物正常，镜检未见菌丝和孢子，临床痊愈，同时建议男方同步检查治疗。

第五节　梅　毒

一、概述

梅毒是由苍白螺旋体感染引起的慢性传染性疾病，主要是通过性接触和血液传播，是一种严重的性病。梅毒危害极大，可侵犯全身各个组织器官，还可以通过胎盘传播，引起胎儿流产、早产、死产和胎传梅毒。梅毒早期侵犯生殖器和皮肤，晚期侵犯全身器官，并可能出现多种多样的症状和体征，也可以无症状而潜伏感染。根据传播途径不同，分为获得性梅毒（后天梅毒）和胎传梅毒（先天性梅毒）；根据梅毒感染的时间长短又可分为早期梅毒和晚期梅毒，获得性梅毒根据梅毒损害的发展过程分为一期梅毒、二期梅毒和三期梅毒。

一期梅毒主要表现为外生殖器部位的圆形无痛性溃疡，境界清楚，直径 1~2cm 的硬下疳和同侧硬化性淋巴结炎。

二期梅毒主要表现为全身的玫瑰疹，手脚掌跖有特征性的绿豆或者黄豆大小铜红色浸润性斑疹或者斑丘疹，常有领圈样脱屑，具有特征性表现——二期梅毒疹，还有发生在肛周的扁平湿疣（图 8-5-1）以及梅毒性脱发等，还可以表现在口腔黏膜（图 8-5-2）。

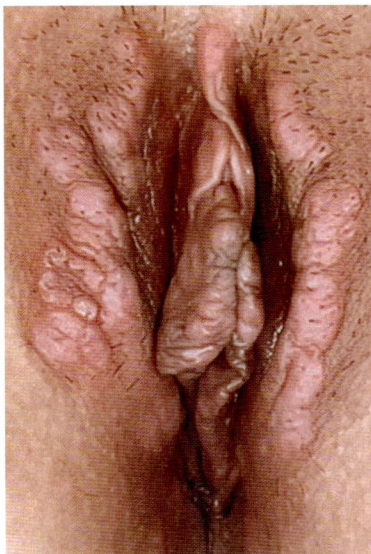

图 8-5-1　肛周的扁平湿疣

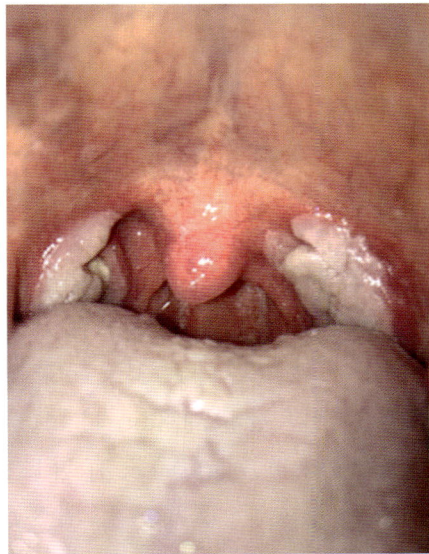

图 8-5-2　梅毒口腔表现

三期梅毒有皮肤结节型梅毒疹和梅毒性树胶肿,还可能发生心血管梅毒和神经梅毒。

先天性梅毒分为早期先天性梅毒,晚期先天性梅毒和先天性潜伏梅毒。目前我们国家严格实行孕妇艾梅乙丙感染4项筛查,孕妈发现梅毒并进行阻断治疗,先天性梅毒基本上罕见(图8-5-3)。凡有梅毒感染史,无症临床症状或者临床症状已经消失,除了梅毒血清化验外无任何阳性体征,并且脑脊液检查正常称为潜伏梅毒,2年之内的称为早期潜伏梅毒,超过2年的称为晚期潜伏梅毒。

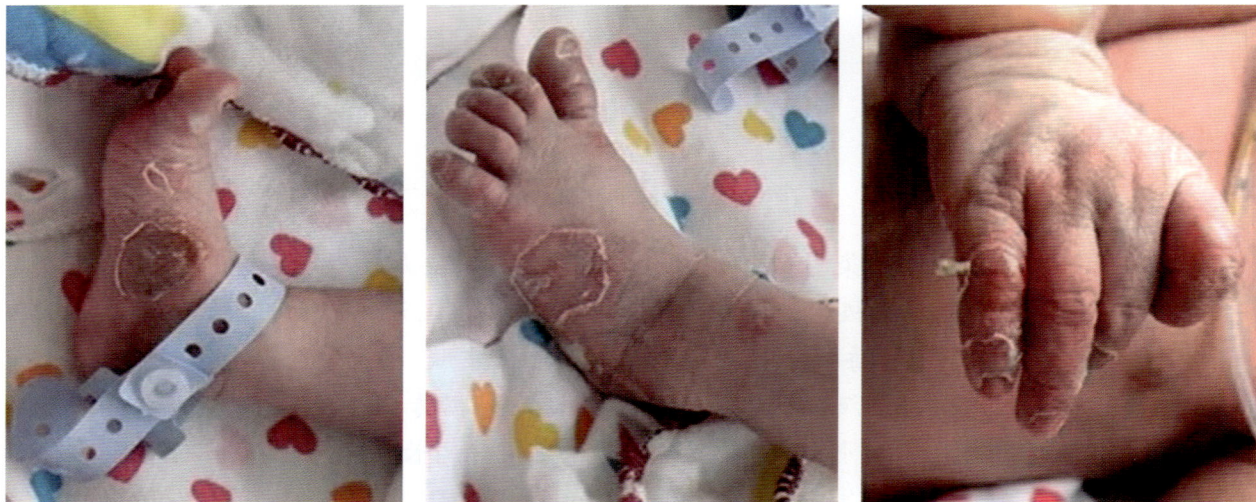

图 8-5-3 先天性梅毒

实验室检查:①非梅毒螺旋体抗原试验:RPR试验、TRUST试验。②梅毒螺旋体抗原试验:FTA-ABS试验、TPPA试验、TPHA试验。③皮肤病理:表皮中央变薄或出现溃疡,内皮细胞肿胀和增生;显著的血管周围浸润,以淋巴细胞为主,常伴有浆细胞、上皮样组织细胞和多形核巨细胞形成的肉芽肿样浸润。

治疗包括青霉素治疗特效药,尤其是长效青霉素:苄星青霉素治疗;对青霉素过敏的可以选用多西环素或者红霉素等。

二、典型病例

病例1

1. 现病史　患者男性,38岁,阴茎冠状沟处红肿破溃,无明显疼痛2周,同侧淋巴结肿大3天。患者4周前曾有婚外无保护性行为,2周前发现龟头冠状沟处红肿,逐渐出现浅溃疡,未治疗,同侧淋巴结出现肿大3天而来医院就诊。

2. 体格检查　阴茎冠状沟3cm暗红斑,形成硬结,边缘清楚,周边水肿、隆起,基底层肉红色,触碰具有软骨样硬度,表面没有明显分泌物(图8-5-4);左侧腹股沟淋巴结肿大,有质地较硬的隆起,表面无破溃,压痛(−)(图8-5-5)。

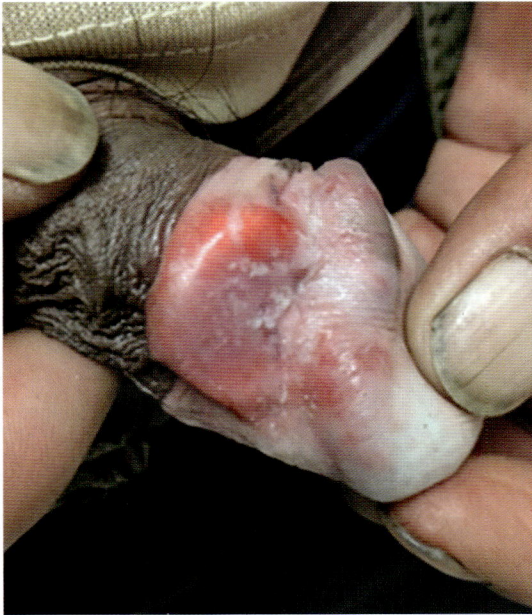

图 8-5-4 梅毒一期硬下疳

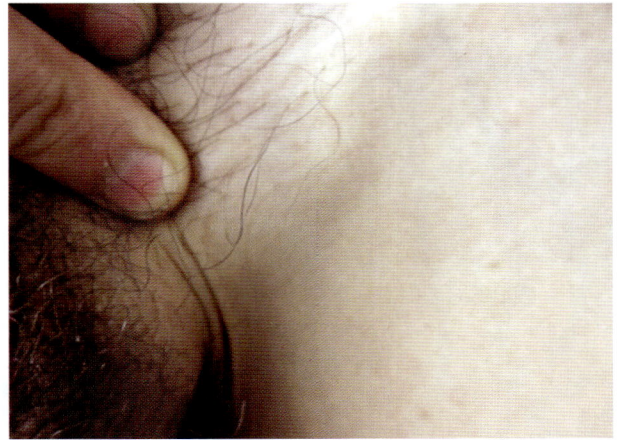

图 8-5-5 梅毒性淋巴结炎

3. 实验室检查 RPR 试验 1：128, TPHA 试验（+）（图 8-5-6、图 8-5-7）。

项目名称	英文缩写	结果	单位	参考范围
1 梅毒快速血浆反应素试验	RPR	阳性		阴性
2 滴度		1：128 阳性		

备注： 　　　　　　　　　　　　　　　　　　　　　　　签名：

图 8-5-6 RPR 试验

项目名称	英文缩写	结果	单位	参考范围
梅毒螺旋体特异性抗体TPPA	TPPA	阳性		

备注： 　　　　　　　　　　　　　　　　　　　　　　　签名：

图 8-5-7 TPHA 试验

4. 病理结果 阴茎龟头边缘棘层肥厚，近中央表皮变薄，水肿和炎症细胞浸润，真皮小动脉内壁血管增生，有的形成闭塞性小动脉内膜炎，周围有多量浆细胞和淋巴细胞浸润（图 8-5-8~ 图 8-5-10）。

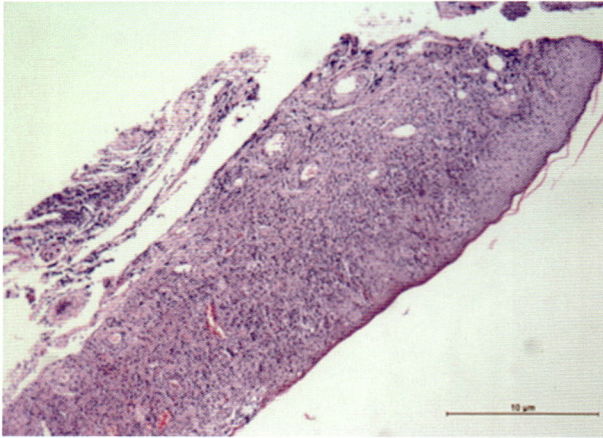

图 8-5-8 梅毒硬下疳病理(HE×40)

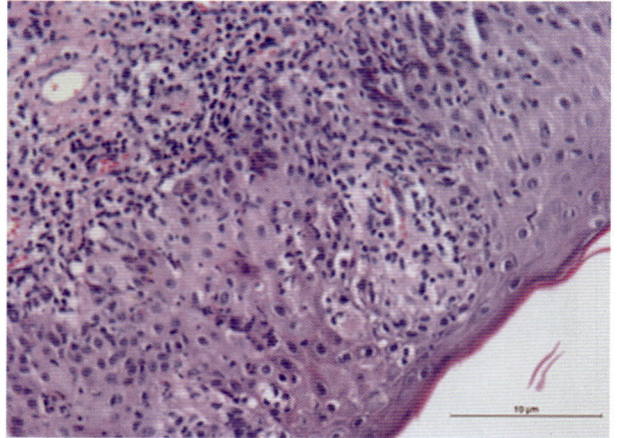

图 8-5-9 梅毒硬下疳病理(HE×10)

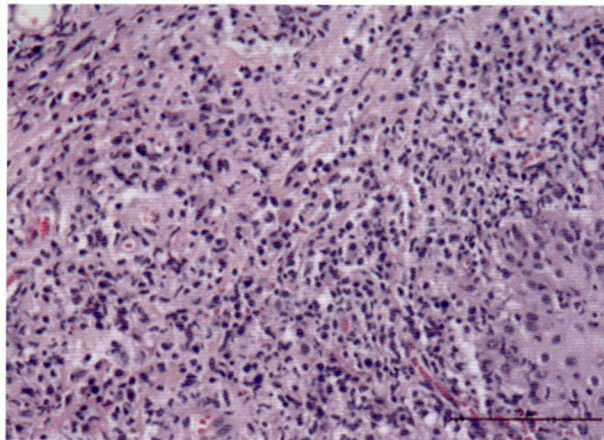

图 8-5-10 梅毒硬下疳病理(HE×400)

5. 临床诊断 获得性梅毒一期梅毒硬下疳。

6. 治疗 苄星青霉素 240 万单位,每侧臀部 120 万单位,肌内注射,每周 1 次,3 次为一个疗程。治疗后第一年每 3 个月复查 1 次,第二年每 6 个月复查 1 次,第三年再复查 1 次,直到完全 RPR 试验转阴为止。

病例 2

1. 现病史 患者男性,60 岁,手足散在铜红色浸润丘疹角化,少许皮屑,无瘙痒症状病史 1 个月。患者近 1 个月出现手脚的铜红色红斑、丘疹和斑丘疹,无瘙痒症状,皮疹逐渐增多,有的表面有领圈样脱屑,躯干四肢等其他部位没有皮疹。既往无过敏史、皮疹史。有过高危性行为,否认生殖器溃疡病史。

2. 体格检查 掌跖部位黄豆到豌豆大小铜红色浸润性的斑疹和斑丘疹,有的有领圈样脱屑,互相不融合。躯干四肢等处玫瑰色圆形、椭圆形浸润性红斑,少许皮屑,肛周未见皮疹。(图 8-5-11~ 图 8-5-13)

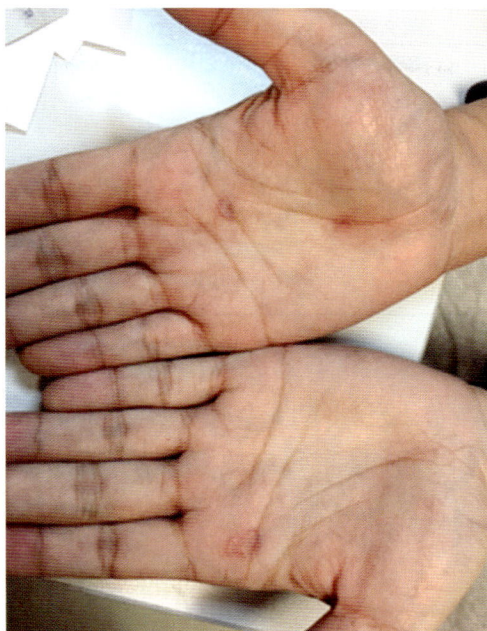

图 8-5-11　手掌梅毒疹

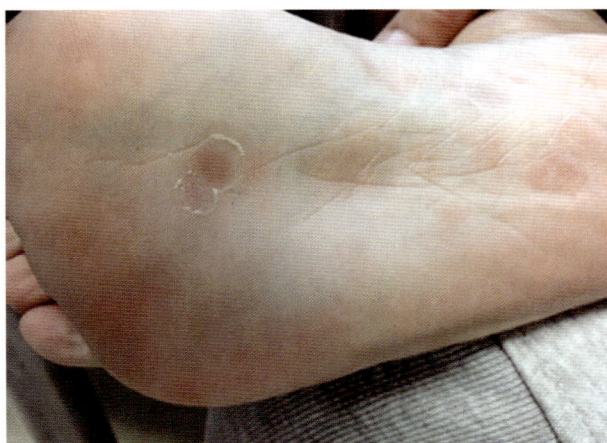

图 8-5-12　足跖梅毒疹

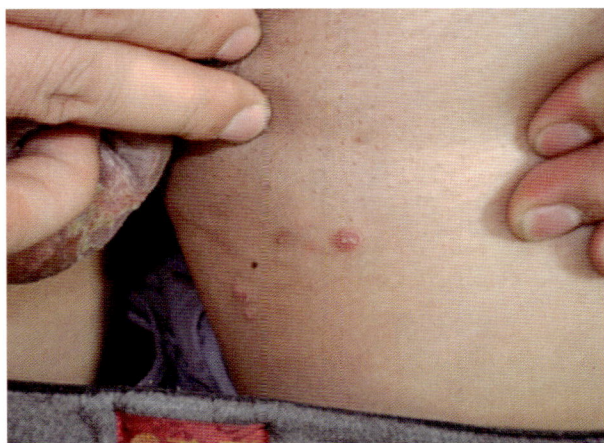

图 8-5-13　下肢梅毒疹

3. **实验室检查**　TPPA 试验（+）（图 8-5-14）；RPR 试验 1：16（图 8-5-15）。

项目名称	英文缩写	结果	单位	参考范围
梅毒螺旋体特异性抗体TPPA	TPPA	阳性		

图 8-5-14　TPPA 检查

项目名称	英文缩写	结果	单位	参考范围
1 梅毒快速血浆反应素试验	RPR	阳性		
2 滴度		1:16阳性		

图 8-5-15 RPR 检查

4. 病理结果 皮肤病理检查：左侧下肢皮肤可见突出的带状苔藓样致密的浅层和深层血管周围以及间质内单核细胞浸润，浸润的细胞包括浆细胞和结节状淋巴细胞团，可见生发中心（图 8-5-16~ 图 8-5-18）。

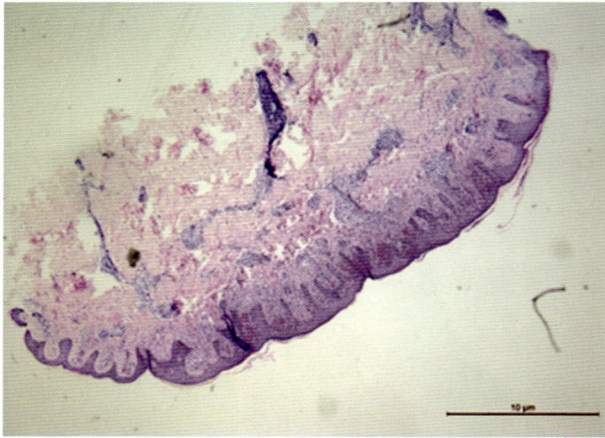

图 8-5-16 二期梅毒病理（HE×40）

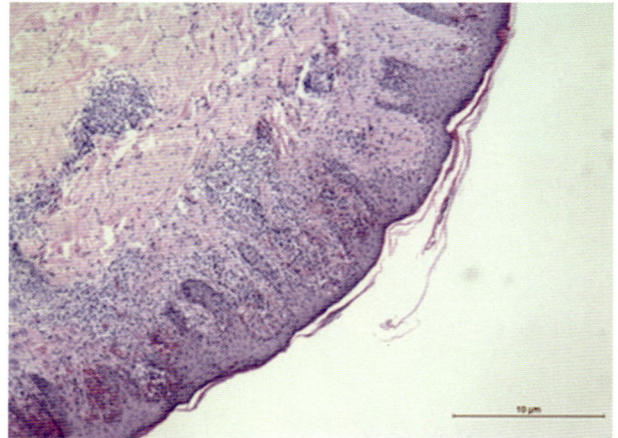

图 8-5-17 二期梅毒病理（HE×100）

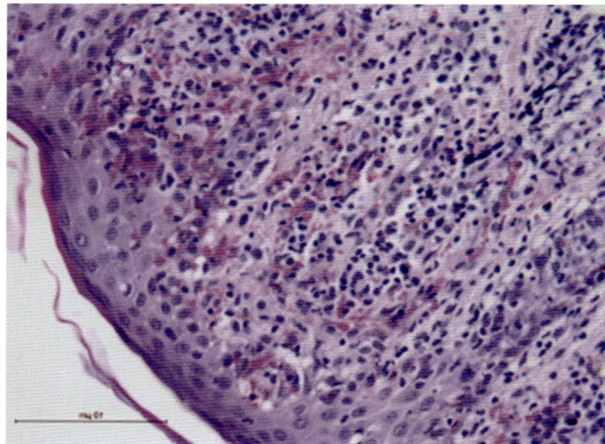

图 8-5-18 二期梅毒病理（HE×400）

5. 临床诊断 二期梅毒。

6. 治疗 苄星青霉素 240 万单位，每侧臀部 120 万单位，肌内注射，每周 1 次，4 次一个疗程。治疗后第一年每 3 个月复查 1 次，第二年每 6 个月复查 1 次，第三年再复查 1 次，直到完全 RPR 试验转阴为止。

第六节　阴　　虱

一、概述

阴虱是体外的寄生虫（图 8-6-1），具有刺吸型的口器，以人血为食，寄生在阴毛，偶见于腋毛或眉毛，主要是通过性接触传染。阴虱具有昼伏夜出习性，因此夜间会阴部瘙痒常剧烈，叮咬处有抓痕和血痂，可能继发毛囊炎等感染，外阴部位可见青紫色瘀斑，常可见到虫体，叮咬所致的内衣/裤上有褐色血迹。

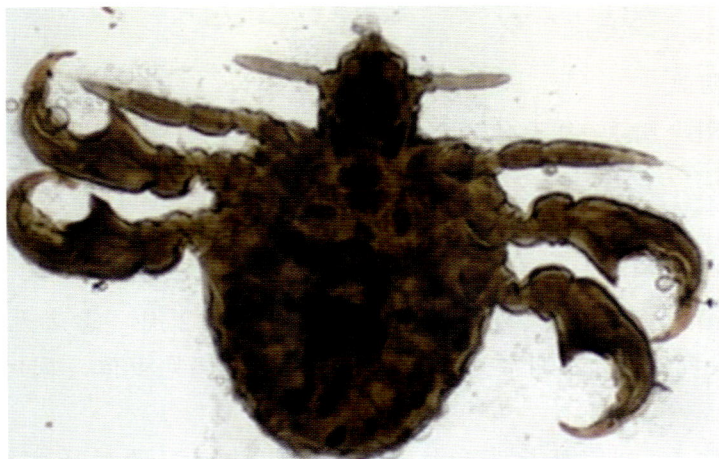

图 8-6-1　阴虱虫体

临床上找到成虫或者阴毛上找到虫卵可以确诊。注意个人卫生，勤换衣裤，勤洗澡，建议剃除阴毛，外用 50% 百部酊、25% 苯甲酸苄酯乳剂、丁香罗勒乳膏和硫磺软膏等治疗。

二、典型病例

病例 1

1. **现病史**　患者男性，41 岁，阴毛瘙痒 1 个月，发现有虫体、内裤上有血迹 2 周。1 个月前出现阴毛区瘙痒，未予重视，瘙痒逐渐加重，2 周前阴部自觉爬虫样感觉，内裤常出现小血点样的污渍，偶见虫体。既往无不洁性行为。

2. **体格检查**　阴毛区红斑点，有丘疹、抓痕和血痂，皮肤可见虫体爬行，阴毛上卵圆形虫卵。内裤上有血迹。（图 8-6-2、图 8-6-3）

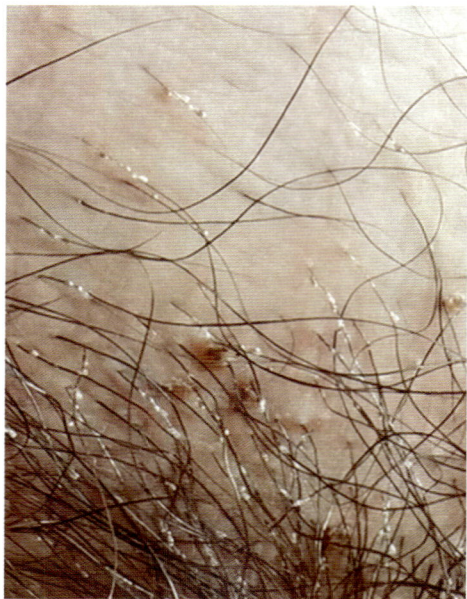

图 8-6-2 阴虱虫卵

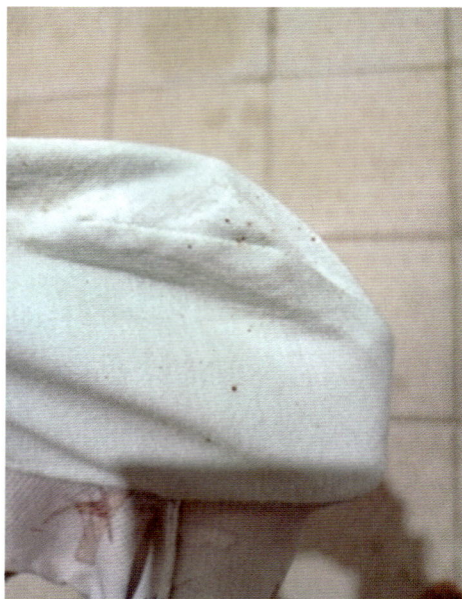

图 8-6-3 内裤血迹

3. 临床诊断 阴虱。

4. 治疗 建议刮除阴毛,每天使用温水清洗 2 次,外用 50% 的百部酊治疗,每天 2 次,1个月为一个疗程。

病例 2

1. 现病史 患者女性,35 岁,外阴阴毛处瘙痒,持续 2 周。患者无明显诱因出现阴毛处瘙痒,逐渐加重,夜间明显,近期常见内裤上褐色血迹,偶见虫体。同时男方也有阴毛瘙痒症状。

2. 体格检查 阴毛、外阴处丘疹和抓痕,有的形成血痂,皮肤上可见移动虫体,阴毛上有较多虫卵,内裤上褐色血渍(图 8-6-4)。

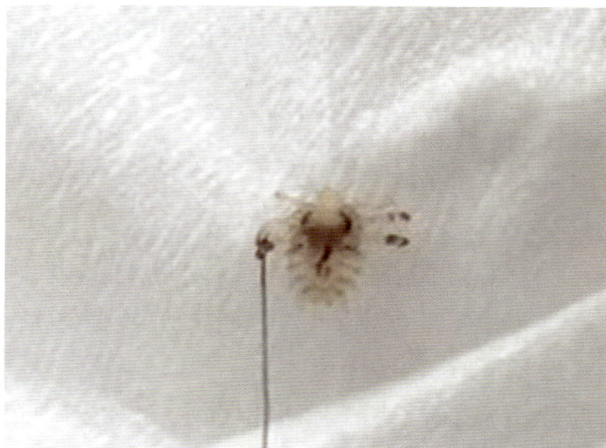

图 8-6-4 阴虱虫体

3. 实验室检查　可见虫体（图 8-6-5）。

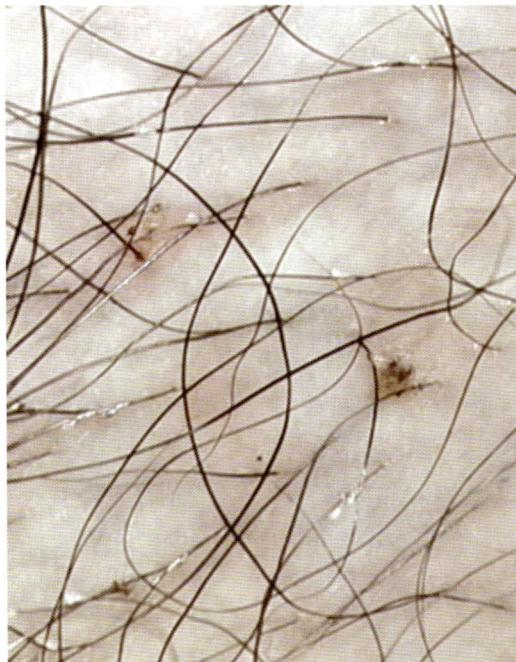

图 8-6-5　阴虱虫体

4. 临床诊断　阴虱。

5. 治疗　建议剔除阴毛，每天使用温水清洗 2 次，外用丁香罗勒乳膏治疗，每天 2 次，1 个月为一个疗程。无虫卵，无瘙痒症状，达临床痊愈标准。同时彻底消毒清洁内衣 / 裤，建议男方同步治疗。治疗期间避免性行为。

第七节　疥　疮

一、概述

疥疮是由疥螨引起的寄生虫性皮肤病。疥螨在皮肤角质层内掘凿隧道引发的机械性刺激、分泌的毒液、排泄物刺激皮肤引起的变态反应，以及雌疥螨滞留在皮肤角质内引起的异物反应，均可引起皮肤剧烈瘙痒。主要通过皮肤接触如身体接触等直接传染，也可通过被污染的被褥、衣物等间接传染。疥疮好发于皮肤薄嫩或者皱褶的部位，如手指缝、腕部屈侧、下腹部及会阴部皮肤，损害常为针尖大小的淡红色丘疹、丘疱疹，可能会有疥虫在表面内穿掘形成灰白色或者浅黑色的隧道。男性患者的阴囊、阴茎常可形成黄豆至花生米大的疥疮结节，自觉瘙痒重，夜间更甚，常在同一个家庭或者集体生活的人群中有相同的病例。

诊断依赖于临床表现,显微镜下找到疥虫或者虫卵可以确诊。治疗上主要是保持清洁干燥,消毒衣裤等卫生用品,外用治疗疥疮的药物,如10%硫软膏、10%克罗米通软膏、1%林旦软膏等;阴囊等部位的疥疮结节可以局部复方倍他米松注射液等封闭,使用激素药膏如卤米松,或者冷冻等进行治疗。

二、典型病例

病例 1

1. **现病史** 患者男性,45岁,全身瘙痒1个月,阴囊和阴茎结节2周。1个月前无明显诱因出现全身瘙痒,夜间加重。皮疹逐渐增多,腹部和手指缝比较明显,曾经外用丁酸氢化可的松软膏等有轻度的止痒作用,2周前发现阴囊、阴茎出现结节,瘙痒加重。同居妈妈及保姆伴有相同瘙痒症状和皮疹。

2. **体格检查** 躯干四肢弥漫性丘疹、斑丘疹。抓痕明显,有轻度结痂,手指缝粟粒大小水疱(图8-7-1),腹部皮肤皱褶更明显(图8-7-2)。阴囊和阴茎上黄豆到绿豆大小的结节,质硬无破溃(图8-7-3、图8-7-4)。

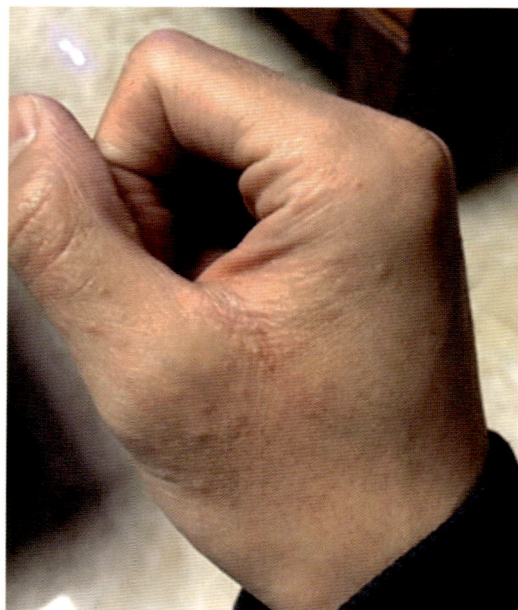

图 8-7-1 手部水疱

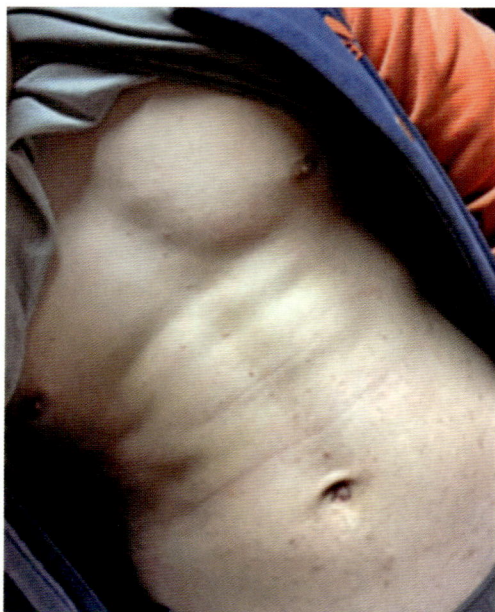

图 8-7-2 腹部丘疹

3. **实验室检查** 显微镜下见隧道下疥虫。
4. **临床诊断** 疥疮。
5. **治疗** 内衣/裤和毛巾、床罩等勤换,清洗和消毒。沐浴后,然后自颈部以下全身使用 10% 克罗米通软膏,每天 2 次使用,连续使用 4 天;阴囊和阴茎结节使用卤米松乳膏,每天 2 次,1 个月为一个疗程,定期复诊,家庭患病成员同步就诊治疗,具备隔离条件最佳。

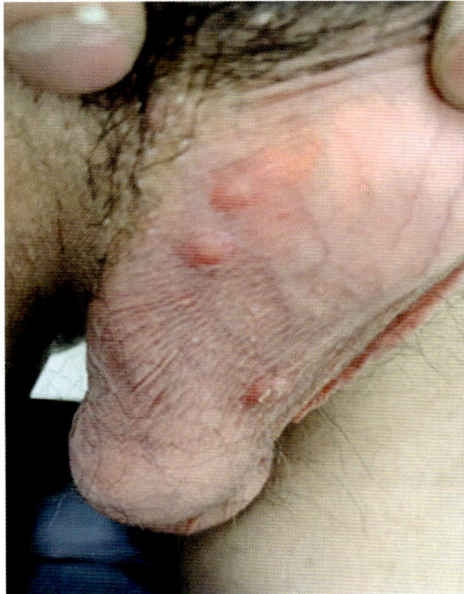

图 8-7-3 阴囊结节

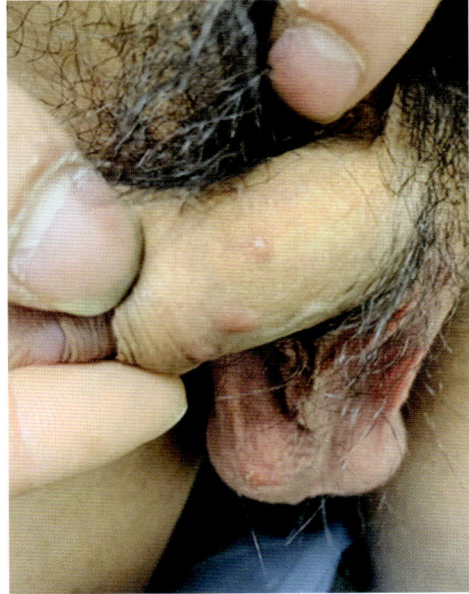

图 8-7-4 阴茎结节

病例 2

1. **现病史** 患者男性,16 岁,全身瘙痒 6 个月,阴囊和阴茎结节 2 个月。6 个月前无明显诱因出现皮肤瘙痒逐渐加重,夜间明显,当地医院以过敏反应,建议使用糠酸莫米松乳膏和丁酸氢化可的松乳膏治疗,瘙痒有减轻。但治疗期间症状反复,2 个月前阴囊阴茎上出现结节,就诊后诊断为疥疮,并使用硫软膏配合卤米松进行治疗,瘙痒减轻,结节变小。今日为进一步治疗就诊,追问病史,曾经外出住小旅馆,自己单独住家,家庭无相同患者。

2. **体格检查** 躯干四肢皮疹不明显,手指缝干燥脱皮,无丘疹和水疱(图 8-7-5)。阴囊和阴茎上绿豆大小的扁平结节,质硬(图 8-7-6、图 8-7-7)。

3. **临床诊断** 疥疮。

4. **治疗** 彻底消毒清洁内衣/裤、毛巾及床罩等。全身使用丁香罗勒乳膏,每天 2 次,连续使用 4 天;阴囊和阴茎结节使用卤米松乳膏,每天 2 次,足疗程 1 个月后复查。

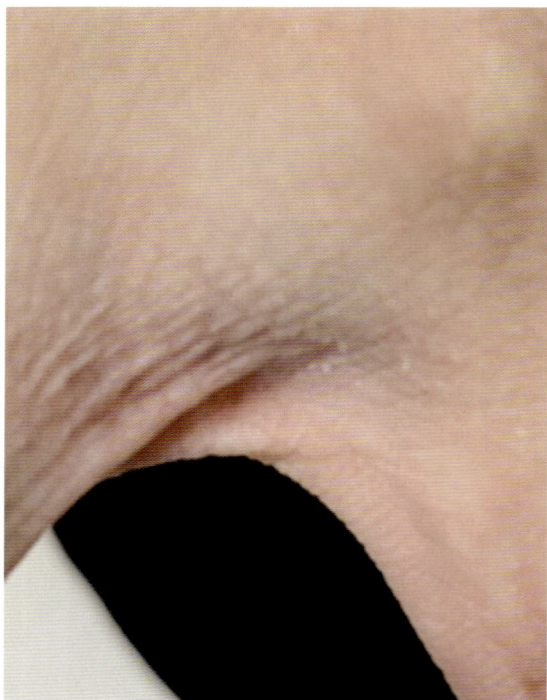

图 8-7-5　手部皮肤干燥脱皮

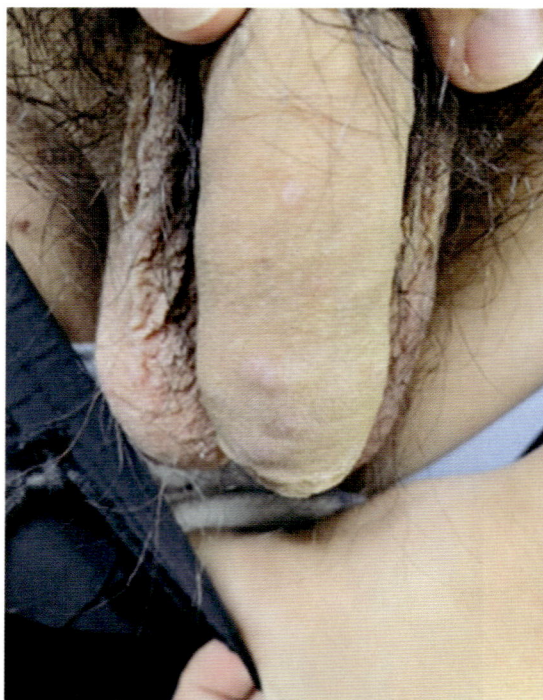

图 8-7-6　阴茎结节

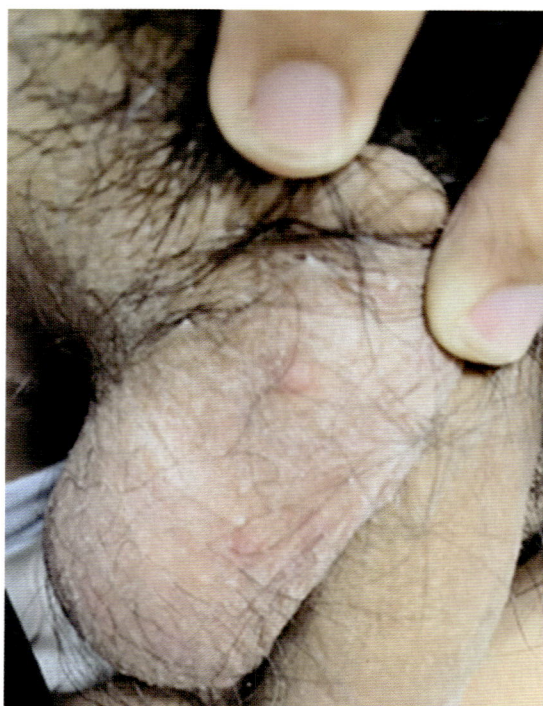

图 8-7-7　阴囊结节

<h1>第八节　生殖器疱疹</h1>

<h2>一、概述</h2>

生殖器疱疹（genital herpes，GH）是由单纯疱疹病毒感染泌尿生殖器及肛周皮肤黏膜而引起的一种慢性、易复发和难治愈的性传播疾病。近年来生殖器疱疹的发病率不断上升，已经成为生殖器溃疡的主要病因。

单纯疱疹病毒分为两个血清型，单纯疱疹病毒Ⅱ型（HSV-Ⅱ）主要引起生殖器疱疹，为性接触传染；少数情况下单纯疱疹病毒Ⅰ型（HSV-Ⅰ）引起的疱疹也见于肛周、生殖器官和口唇等部位。

临床上分为原发性、复发性和亚临床三种类型。原发性生殖器疱疹，即初次感染HSV-Ⅱ或者HSV-Ⅰ，潜伏期2~14天，平均3~5天，为局限性、群集性或者散在的小水疱，2~4天后破溃，可能形成糜烂或者浅溃疡，然后结痂痊愈，可有轻度的疼痛，可伴有腹股沟淋巴结肿胀，同时可能会有发热、头疼和乏力等全身症状，一般病程2~3周。复发性生殖器疱疹，常在原发皮疹消退后再次出现，一般在原部位及周围出现，但是病情较轻，病程较短，发病前可能有会阴部胀痛，一般7~10天，可多次复发。亚临床生殖器疱疹，是生殖器疱疹的主要传染源，不典型的皮疹可能表现为生殖器部位的微小裂隙、浅溃疡等，易被临床忽略。

实验室检查主要包括：①取生殖器疱疹疱液做生殖器疱疹病毒核酸PCR检测；②生殖器疱疹HSV-Ⅱ IgG和IgM；③生殖器疱疹HSV-Ⅰ IgG和IgM。主要根据病史、典型的临床表现和实验室检查结果进行诊断。

治疗方案：注意休息，避免饮酒和过度性生活，适当运动锻炼，提高免疫力，口服抗病毒药物伐昔洛韦或泛昔洛韦，以及局部外用药如酞丁胺软膏或者喷昔洛韦软膏进行治疗。

<h2>二、典型病例</h2>

病例1

1. 现病史　患者男性，39岁，龟头红斑水疱伴有疼痛瘙痒症状，反复3年，复发2天就诊。2020年7月，无套性生活后10天龟头出现红斑、水疱伴有疼痛瘙痒症状，来当地皮肤性病科门诊，化验血检HSV-Ⅱ阳性，诊断为生殖器疱疹，口服伐昔洛韦1周好转。后续的1年间断复发6次，服用伐昔洛韦后缓解，但是停药后再次复发。既往体健，梅毒、HIV、乙肝、丙肝未见异常。

2. 体格检查　龟头潮红斑片，其上针尖大小水疱、丘疱疹，双侧股淋巴结未见肿大（图8-8-1）。

3. 实验室检查　生殖器疱疹病毒Ⅰ/Ⅱ型核酸检测报告：单纯疱疹病毒Ⅱ型脱氧核糖核酸阳性（图8-8-2）。

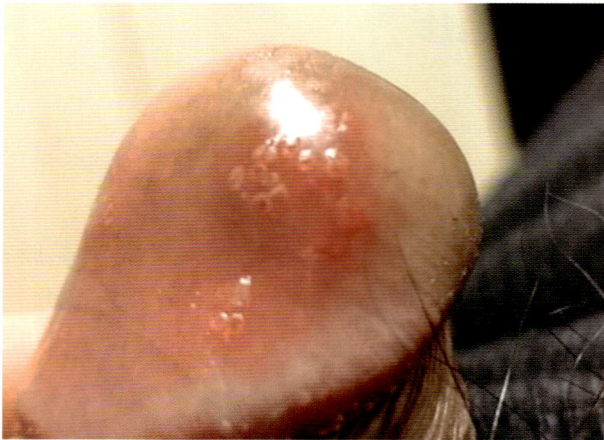

图 8-8-1 男性龟头处生殖器疱疹

图 8-8-2 疱疹病毒核酸检测

4. 临床诊断 男性复发性生殖器疱疹。

5. 治疗 建议长期免疫抑制治疗,口服伐昔洛韦片 0.3g b.i.d.,同时口服胸腺肽片 20mg b.i.d.,外用酞丁安乳膏。1 个月复查 1 次肝肾功能。平时运动锻炼,提高体质,提高免疫力,避免熬夜喝酒,注意性生活卫生,减少复发的概率。

病例 2

1. 现病史 患者女性,29 岁,左侧小阴唇红斑水疱痒疼 3 天。5 天前出现左腹股沟轻度疼痛,3 天前左侧小阴唇出现红斑,很快出现针尖大小的水疱,有的点状破溃,伴有瘙痒疼痛,进行性加重。2 周前有过性生活,既往体健,无相同病史。

2. 体格检查 左侧小阴唇内侧充血性红斑片,其上针尖大小的水疱,双侧腹股沟未及淋巴结肿大(图 8-8-3)。

图 8-8-3 女性阴唇生殖器疱疹

3. 实验室检查 单纯疱疹病毒Ⅱ型 IgM 22.90IU/mL(图 8-8-4),单纯疱疹病毒Ⅰ型 IgG 0.07 COI。

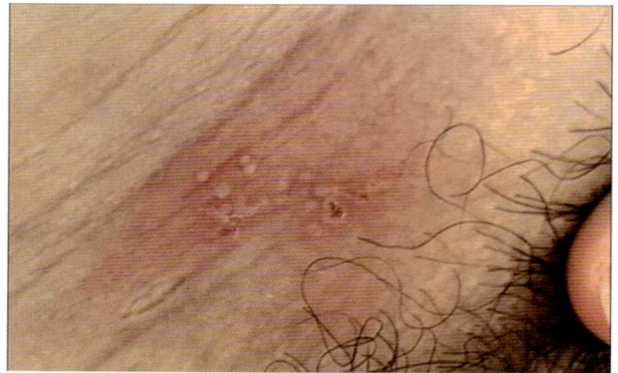

序号 Item	检验项目 Test Item	结果 Test Result	单位 Unit	参考区间 Reference Range	检验方法 Test Method
1 HSV-Ⅱ	单纯疱疹病毒Ⅱ型抗体IgM	22.90	↑ IU/mL	阴性<20 灰区20~29.9 阳性≥30	EIA
2 HSV-Ⅱ	单纯疱疹病毒Ⅱ型抗体IgG	0.07	COI	阴性<0.51 灰区0.51~0.99 阳性≥1.0	e601/Roche

备注:HSV-Ⅱ-IgM结果为灰区,建议2个月后复查。
Remark

图 8-8-4 疱疹病毒分型检测

4. 临床诊断　初发女阴生殖器疱疹。

5. 治疗　口服泛昔洛韦片 250mg t.i.d.,7 天,外用喷昔洛韦乳膏治疗,建议男方来医院检查。治疗期间避免性生活,保持外阴清洁干燥,内衣/裤消毒处理。

第九节　传染性软疣

一、概述

传染性软疣(molluscum contagiosum)是由传染性软疣病毒(MCV)感染所致的传染性皮肤病,主要由皮肤密切接触直接传染,同时可通过性接触/公用的毛巾或者浴室中搓澡巾间接传播,也可自体接种传染。

好发人群包括儿童、性活跃人群及免疫力低下者。皮损可见于任何部位,成人如经性接触传播,可见于生殖器、臀部、下腹部、耻骨部以及大腿内侧,皮损为粟粒、绿豆或者黄豆大小,半球形丘疹,表面有蜡样光泽,肤色或者灰色,中央有脐窝,可以从中挤出白色干酪样物质。

大部分通过临床表现即可确诊,不规则的皮损可以用镊子挤压出软疣小体确诊。治疗上以局部治疗为主,无菌条件下用特殊的镊子将软疣挤出,也可以做冷冻等治疗,预防感染,使用碘酒或者抗生素药膏如莫匹罗星软膏。

二、典型病例

病例 1

1. 现病史　患者男性,31 岁,包皮外侧赘生物 1 个月。无明显诱因出现包皮外侧赘生物,粟粒大小,逐渐长大,其他部位也有新发,未经治疗。赘生物逐渐增多来诊。既往体健,无相同病史。否认性生活病史。

2. 体格检查　阴茎包皮外侧散在分布 3 个绿豆大小半球形丘疹,呈暗红色,表面光滑,有蜡样光泽,中间有脐窝(图 8-9-1、图 8-9-2)。

3. 临床诊断　男性阴茎传染性软疣。

4. 治疗　使用尖嘴齿状镊子挤出软疣小体,外用莫匹罗星软膏防止继发感染,保持伤口清洁干燥。3 天禁止沾水,同时内衣/裤、毛巾、搓澡巾等消毒。

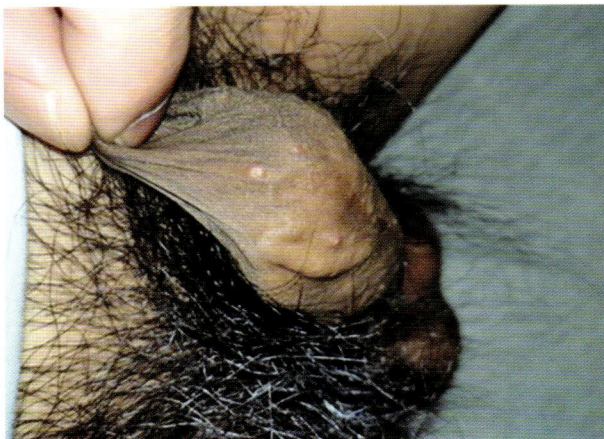

图 8-9-1　阴茎传染性软疣

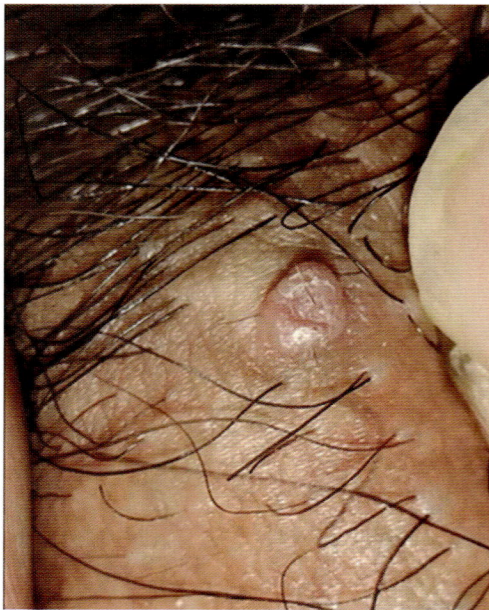

图 8-9-2 阴茎传染性软疣

病例 2

1. **现病史** 患者女性,33 岁,大阴唇和股根发现 2 个增生物 3 个月。3 个月前顺产侧切后,生产至今从未有过性行为,阴部无瘙痒或疼痛症状,产后白带发黄呈浓状,无异味,发现阴唇部位出现 2 个增生,肉芽样,逐渐增大。前期 HPV 疫苗注射,无艾滋梅毒等任何性病。

2. **体格检查** 女性右侧大阴唇和左侧股根各有 1 个绿豆大小肤色丘疹,表面光滑,有蜡样光泽,中间有脐窝(图 8-9-3、图 8-9-4)。

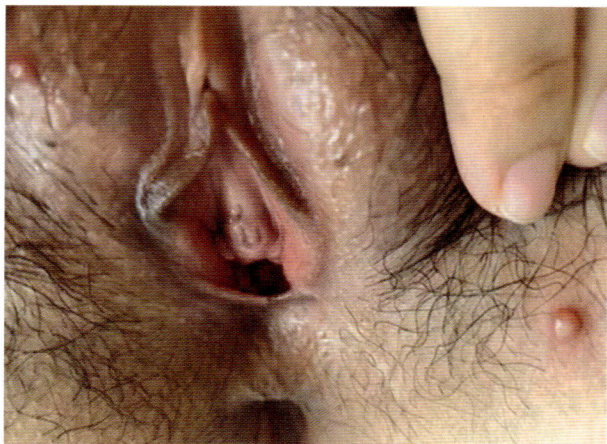

图 8-9-3 会阴部传染性软疣

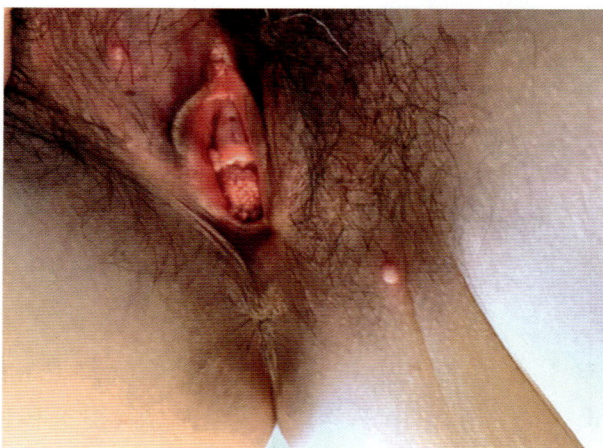

图 8-9-4 会阴部传染性软疣

3. **临床诊断** 女性会阴传染性软疣。

4. **治疗** 冷冻治疗,每周 1 次,外用多黏菌素 B 软膏,3 次治疗后消退,未再复发。

(高广程 尚东浩 石铭俊)

第九章

其他泌尿、男性生殖系统疾病

第一节　精索静脉曲张

一、概述

精索静脉曲张是阴囊蔓状静脉丛的扩张和迂曲，是引起男性不育最常见的原因之一，该病多发生于青壮年男性，约90%发生在左侧，其可分为原发性精索静脉曲张（解剖学因素或静脉瓣功能发育不良）和继发性精索静脉曲张（腹腔内或者腹膜后肿瘤，肾积水或异位血管等压迫所致）。

精索静脉曲张主要导致生精功能受损，所以原发性精索静脉曲张可有男性不育史，继发性精索静脉曲张可有肾脏肿瘤、肾积水等原发病史。原发性精索静脉的主要临床表现为立位时患侧阴囊胀大，局部有坠胀、疼痛感，可向下腹部、腹股沟或腰部放射，症状多于劳累、久立后加重，平卧休息后减轻或消失。体征表现为立位时可见一侧阴囊胀大，睾丸下垂，并可见或触及蚯蚓状曲张的静脉团。卧位或托起阴囊时，扩张的静脉团缩小，立位时再度充盈。继发性精索静脉曲张于卧位时曲张的静脉团并不缩小，有时可触及肿大的肾脏。

症状和体征明显的患者容易诊断。影像学检查首选超声及彩色多普勒超声检查，也可以选择红外线阴囊测温法、精索静脉造影。除此之外，还需要完善实验室检查，包括精液分析、血清或者精液精子抗体检测，以及睾丸体积测量。

精索静脉曲张的治疗，一般以手术治疗为主，部分采取（或联合）药物治疗。

1. 非手术治疗　无症状或症状较轻的患者，建议其采取非手术治疗，常用方法有阴囊托带局部冷敷、避免过度性生活造成盆腔及会阴部充血等。

2. 药物治疗　如果患者疼痛症状不明显，同时精液质量未见明显异常，或者患者拒绝手术治疗，可考虑药物治疗，常见的药物包括复合肉碱、氯米芬、迈之灵、地奥司明等。

3. 手术治疗　如果症状严重已影响工作生活，经非手术治疗无效，或精液异常或伴有不育者，应行手术治疗。手术方式包括开放性手术、腹腔镜手术、显微镜下手术、精索静脉介入栓塞术。

二、典型病例

病例 1

1. 现病史　患者男性，64岁，2年前B超检查发现双侧精索静脉曲张，患者无阴囊疼痛、坠胀感等不适，自诉双侧阴囊外形及大小无异常，未给予重视。7个月前于外院行阴囊B超检查发现：双侧精索静脉内径明显迂曲增宽，左侧约3.0mm，右侧约2.3mm，提示双侧精索静脉曲张，患者无阴囊疼痛、坠胀感等不适，自诉左侧阴囊可触及条索样肿物，明显增大，仍未给予重视。患者1个月前无明显诱因出现左侧腹股沟区胀痛，无放射，疼痛尚可耐受，来我院门诊就诊，行精液常规提示：精子活动率20%。门诊以"双侧精索静脉曲张"

收入院。

2. 体格检查　站立位：左侧阴囊可见迂曲增大似蚯蚓状的静脉，可触及多条迂曲增大似蚯蚓状的静脉，质地较韧，Ⅲ度。右侧阴囊视诊正常，可触及不明显迂曲的静脉，质地正常，Ⅱ度。平卧位：双侧阴囊大小无变化。

3. 实验室检查　精子活力 a+b 20%。

4. 影像学检查　阴囊+精索静脉彩超（图 9-1-1）：双侧睾丸和附睾大小，血流正常，左侧精索静脉迂曲扩张，最宽处约 3.8mm，Valsalva 运动后进一步增宽。右侧精索静脉未见明确异常。

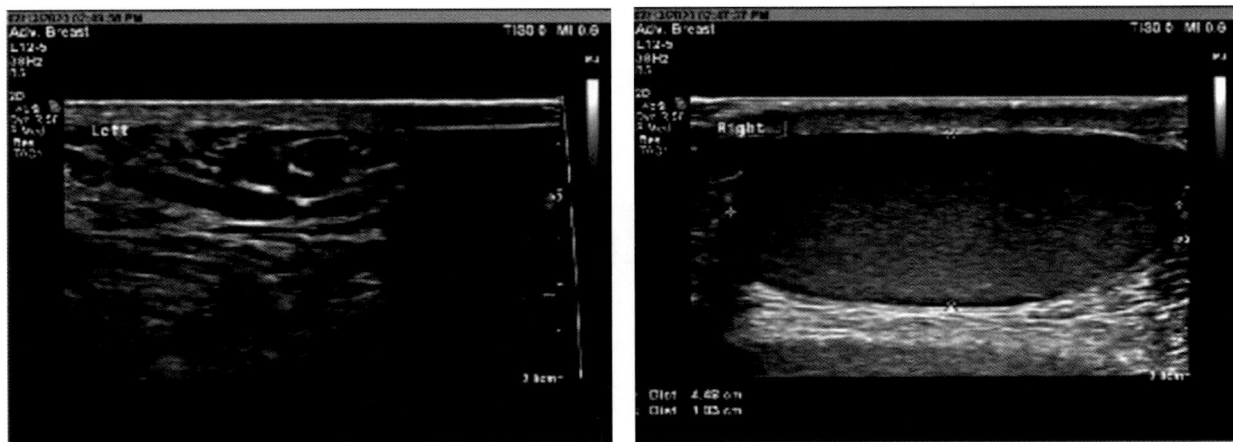

图 9-1-1　阴囊精索静脉彩超

5. 治疗　完善术前常规检查后行腹腔镜左侧精索静脉高位结扎术。

病例 2

1. 现病史　患者男性，89 岁，1 周前无明显诱因出现左侧阴囊间断坠痛，与体位无关，无血尿，无尿频、尿急、尿痛，无夜尿增多，无腰痛，无恶心、呕吐，无发热，遂就诊于我院，门诊以"精索静脉曲张"收治入院。

2. 体格检查　双侧阴囊无红肿，阴囊内可触及增粗的静脉，质地较韧，左侧Ⅲ度，右侧未见明显异常，无触痛。平卧位：双侧阴囊大小无变化。

3. 实验室检查　精子活动率 a+b 20%。

4. 影像学检查　阴囊+精索静脉彩超（图 9-1-2）：双侧睾丸和附睾大小，血流正常，左侧精索静脉迂曲，血管增宽，血流增多，宽约 3.6mm，Valsalva 运动后进一步增宽，右侧精索静脉未见明确异常。

5. 治疗　完善术前常规检查后行腹腔镜左侧精索静脉高位结扎术。

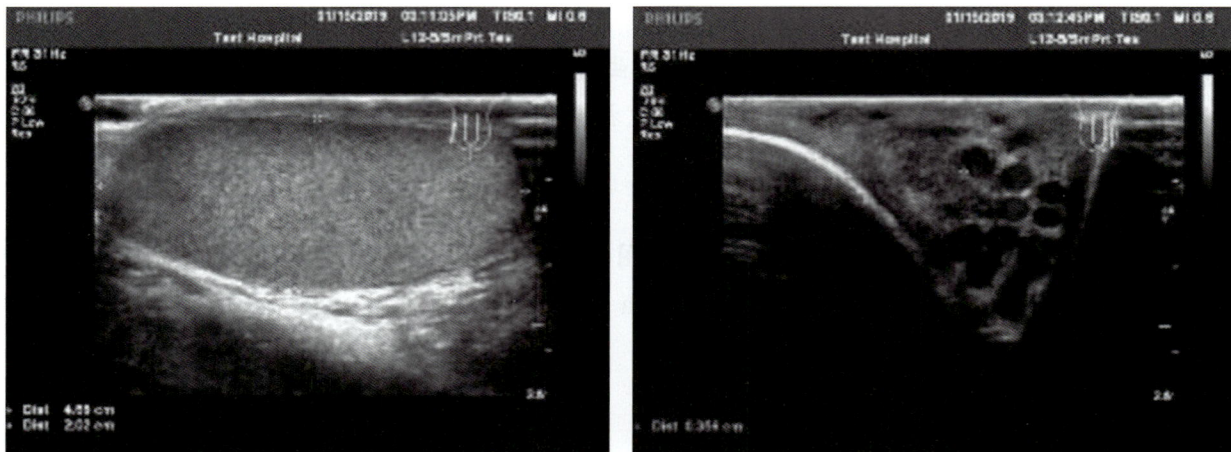

图 9-1-2　阴囊精索静脉彩超

第二节　睾丸精索鞘膜积液

一、概述

睾丸精索鞘膜积液是因为各种原因引起鞘膜腔中的液体分泌增多或吸收减少,使得鞘膜腔内积聚的液体过多,最后形成积液。该病可发生于任何年龄,婴幼儿单纯性鞘膜积液在2岁之前会自行消退,而成人的发病率约为1%。

该病分为原发性和继发性两种。原发性无明显诱因,病程缓慢,可能与创伤和炎症有关。继发性则由原发病引起,例如附睾炎、睾丸扭转、结核、睾丸肿瘤等。一般没有自觉症状,常在洗澡或体检时被偶然发现。当积液量较多、肿物增大及张力增高时,立位可有下坠感或轻度牵拉痛。巨大鞘膜积液时,阴茎缩入包皮内,影响排尿、性生活和行动。继发性睾丸精索鞘膜积液常存在原发病症状。

体格检查中,肿物位于阴囊内,睾丸精索鞘膜积液多数呈卵圆形或梨形,表面光滑,无压痛,有囊性感,一般体积大,睾丸附睾触摸不清,透光试验阳性。但积液为脓性、乳糜性、合并出血及囊壁较厚时可为阴性。双侧阴囊B超可以显示鞘膜积液肿块呈液性暗区,有利于进一步明确诊断及与其他疾病的鉴别。

非手术治疗适用于病程缓慢,积液少、张力小、长期不增长,且无明显症状者,以及全身疾病引起的积液。对于大多数出生时出现的单纯性睾丸精索鞘膜积液,应当予以长期观察,2岁之内基本上会消退。保守治疗急性炎症引起的反应性积液以及外伤性积液,在对症处理后,积液可自行消退。婴幼儿的睾丸鞘膜积液禁忌抽吸,可能会导致感染,尤其对于鞘状突未闭者易导致腹腔感染。单纯抽液极易复发,价值不大。手术方式包括鞘膜翻转术、鞘膜开窗术、鞘膜折叠术(Lord手术),以及鞘膜切除术。其中,鞘膜翻转术是临床上最常用的手术方式。

二、典型病例

病例 1

1. **现病史** 患者男性,64 岁,主因"阴囊增大 30 余年,加重 1 年"入院,患者 30 年前阴囊增大,未予治疗。1 年前加重,增大速度较快,伴疼痛,在此期间间断服用左氧氟沙星,病情稍有好转,近期症状较前明显加重,生殖器体检发现左侧阴囊明显增大,质软,无压痛,透光试验阳性,于我院就诊,行双侧阴囊彩超示双侧睾丸鞘膜积液。

2. **体格检查** 双侧睾丸肿大,左侧为甚,大小约为 4.0cm×5.0cm,透光试验阳性。

3. **实验室检查** 无特殊。

4. **影像学检查** 阴囊彩超(图 9-2-1):双侧睾丸和附睾大小,血流正常,双侧阴囊内可见新月形无回声液性暗区包绕在睾丸周围,左侧深约 3.2cm,右侧深约 2.0cm,彩色多普勒无血流信号。

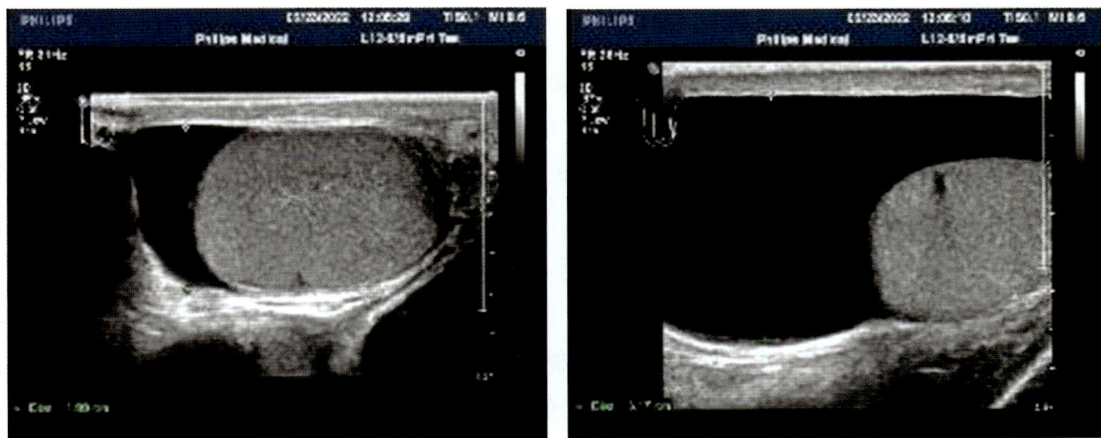

图 9-2-1 阴囊彩超

5. **治疗** 完善术前常规检查后行左侧睾丸鞘膜切除翻转术,术中打开鞘膜发现约 30mL 淡黄色清亮液体。

6. **病理结果**

睾丸精索鞘膜积液(左侧):低倍镜可见由纤维结缔组织构成的囊肿,单囊性,囊壁厚薄不均,部分囊壁内可见淤血。部分囊壁周围可见少量附睾组织(图 9-2-2)。

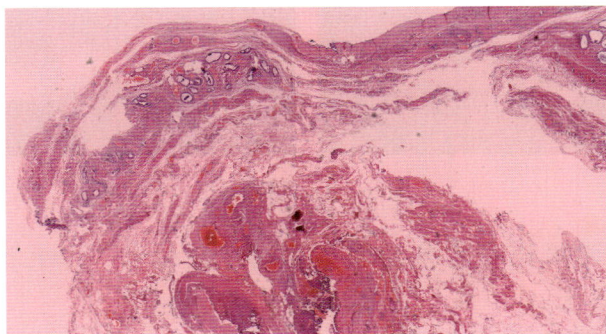

图 9-2-2 睾丸鞘膜积液病理(HE×10)

睾丸精索鞘膜积液(左侧):与图 9-2-2 为同一患者,囊壁部分内衬单层立方上皮(图 9-2-3)。

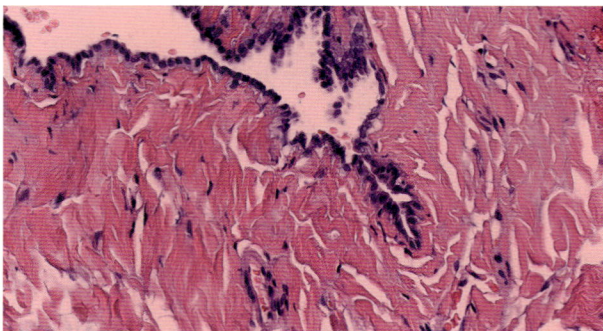

图 9-2-3 睾丸鞘膜积液病理(HE×400)

病例 2

1. **现病史** 患者男性,89 岁,3 年前洗澡时发现双侧阴囊肿大,有坠胀感,无发热、疼痛,遂就诊于外院,建议手术治疗。9 天前因阴囊外伤疼痛、坠胀感加重,无尿频、尿痛,无排尿困难,遂来我院门诊就诊,行 B 超检查示双侧睾丸鞘膜腔积液,以左侧为著,左侧深约 7.3cm,门诊以"双侧睾丸鞘膜积液"收入院。

2. **体格检查** 双侧阴囊肿大,以左侧为著,左侧大小约 7.0cm×7.0cm。

3. **实验室检查** 无特殊。

4. **影像学检查** 阴囊彩超(图 9-2-4):双侧睾丸和附睾大小,血流正常,双侧阴囊内可见新月形无回声液性暗区包绕在睾丸周围,以左侧为著,左侧深约 7.3cm。

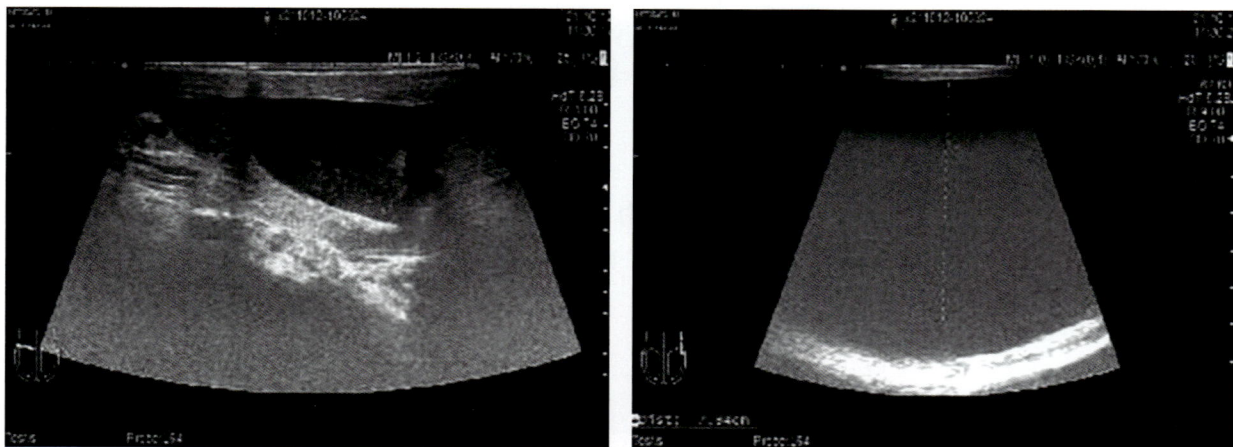

图 9-2-4 阴囊彩超

5. **治疗** 完善术前常规检查后行左侧睾丸鞘膜翻转术+睾丸固定术,术中打开鞘膜发现约 50mL 淡黄色清亮液体。

6. **病理结果** 睾丸精索鞘膜积液(左侧):囊壁部分内衬单层立方上皮(图 9-2-5)。

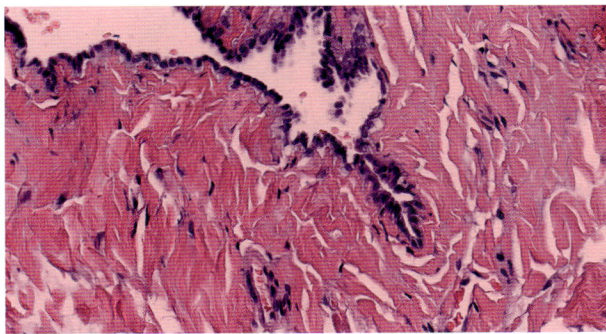

图 9-2-5 睾丸鞘膜积液病理(HE×400)

第三节 精索囊肿

一、概述

精索囊肿是指鞘状突的异常节段性闭合,中间的精索鞘状突未闭合而形成囊性积液,积液与腹腔、睾丸鞘膜腔均不相通,如与腹膜腔相通,则为交通性精索鞘膜积液。

临床表现:通常表现为精索走行区域的无痛性包块,在睾丸和腹股沟管之间的任何位置均可发生,一般情况下包块可以活动,透光试验阳性,当与腹膜腔相通时,肿块的大小会有变化。

诊断:临床上主要依据 B 超确诊,CT 和 MRI 也有助于诊断,特别是在腹股沟肿块的鉴别诊断中有一定作用,常见的腹股沟肿物包括精索肉瘤、附睾组织、腹股沟疝(尤其是网膜填塞)等。

治疗:主要治疗方法是内环口处高位结扎未闭的鞘状突,并将囊肿壁全部剥离切除或进行囊肿去顶等。

二、典型病例

病例 1

1. 现病史　患者男性,55 岁,主因"发现腹股沟肿物 1 个月余"入院,患者 1 个月前洗澡时无意间发现右侧腹股沟一质软肿物,伴阴囊下坠感,肿物不随体位改变,无皮肤泛红、皮温升高,无腹股沟区疼痛,就诊我院门诊,行 B 超检查:右侧腹股沟一大小约 5.3cm×3.3cm×1.8cm 囊性占位,边界清,规则,其内见多发分隔,未见明确血流信号,改变体位该囊性占位大小未见明显改变,未见明确与腹腔相通处。

2. 体格检查　右侧腹股沟区可触及以大小约为 5.0cm×3.0cm×2.0cm 囊性包块,透光试验(+)。

3. 实验室检查　无特殊。

4. 影像学检查

阴囊＋精索静脉彩超（图 9-3-1）：双侧睾丸和附睾大小，血流正常，双侧精索静脉未见明显异常。

右侧腹股沟区浅表肿物彩超（图 9-3-2）：右侧腹股沟一大小约 5.3cm×3.3cm×1.8cm 囊性占位，边界清，规则，内见多发分隔，其内未见明确血流信号，改变体位该囊性占位大小未见明显改变，未见明确与腹腔相通处。

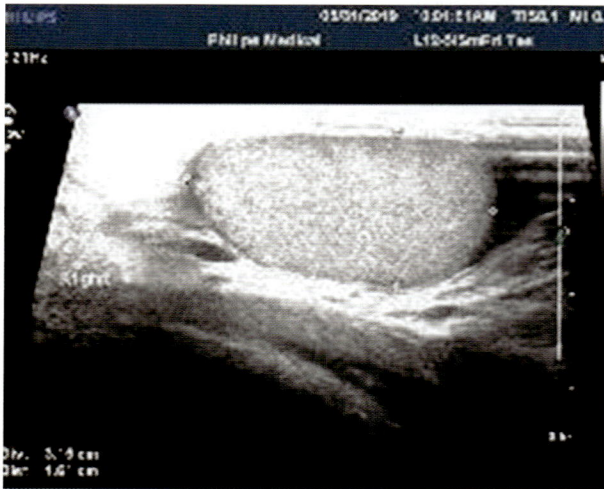

图 9-3-1　阴囊精索静脉彩超

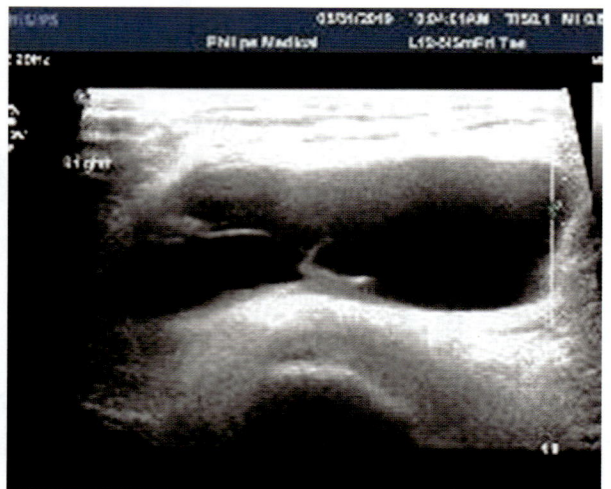

图 9-3-2　右侧腹股沟区浅表肿物彩超

5. 治疗　完善术前常规检查后腰硬联合麻醉下行右侧精索囊肿切除术。

6. 病理结果

精索囊肿（右侧）：由纤维结缔组织构成囊肿，多囊性（图 9-3-3）。

附睾囊肿（右侧）：纤维结缔组织构成囊肿，多囊性，囊壁部分内衬单层立方及扁平上皮，囊壁内散在小淋巴细胞浸润（图 9-3-4）。

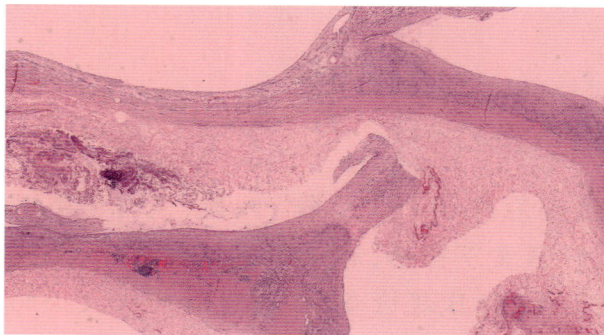

图 9-3-3　精索囊肿病理（HE×20）

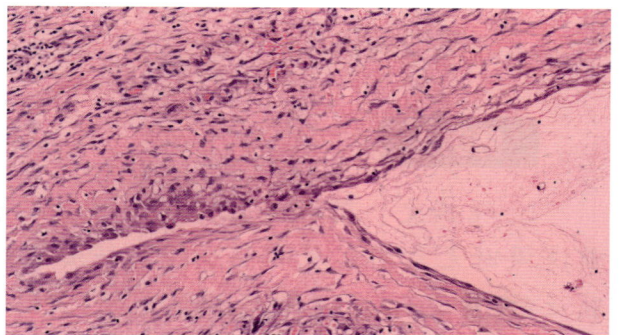

图 9-3-4　精索囊肿病理（HE×200）

病例2

1. **现病史**　患者男性,68岁,4年前无明显诱因发现右侧腹股沟区卵圆形肿物,腹压变化及体位移动时肿物可脱出及回纳,无异常感觉,行B超示右侧腹股沟区囊性占位,大小约5.1cm×3.8cm×2.1cm,边界清,尚规则,未见血流,未与腹腔相通。后患者定期检测,未行特殊治疗。近年来肿物有增大趋势,1年前患者复查腹股沟区B超示肿物大小7.4cm×2.9cm,考虑精索囊肿。1个月前肿物嵌顿,触之不回纳,患者诉间断性胀痛感,无腹胀、恶心、呕吐,夜尿增多,无尿急、尿痛、排尿困难。遂于我院就诊,门诊以"精索囊肿"将患者收治入院。

2. **体格检查**　右侧腹股沟区可触及以大小约为7.0cm×4.0cm×3.0cm囊性包块。

3. **实验室检查**　无特殊。

4. **影像学检查**

阴囊＋精索静脉＋右侧腹股沟区浅表肿物彩超(图9-3-5):双侧睾丸和附睾大小、血流正常,双侧精索静脉未见明显异常。

右侧腹股沟区浅表肿物彩超(图9-3-6):右侧腹股沟区囊性肿块,大小约7.4cm×2.9cm,边界清,规则,其内未见明确血流信号,改变体位该囊性占位大小未见明显改变,未见明确与腹腔相通处。

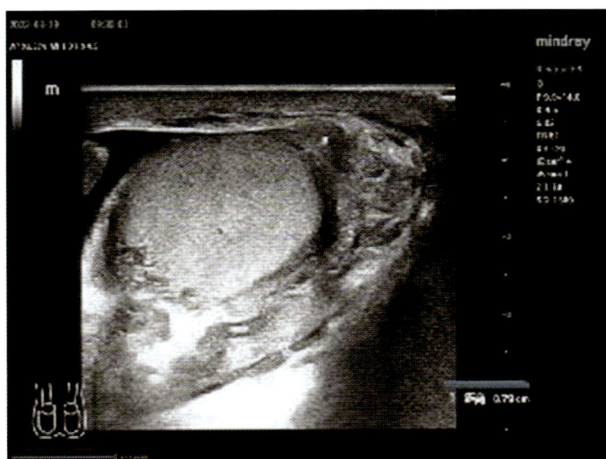

图9-3-5　阴囊精索静脉彩超

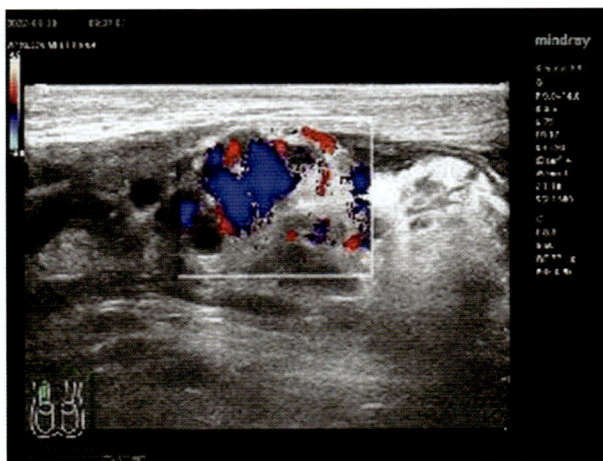

图9-3-6　右侧腹股沟区浅表肿物彩超

5. **治疗**　完善术前常规检查后腰硬联合麻醉下行右侧精索囊肿切除术。

6. **病理结果**

附睾囊肿(右侧):由纤维结缔组织构成囊肿,单囊性,囊壁厚薄不均,部分囊壁内可见淤血(图9-3-7)。

附睾囊肿(右侧):由纤维结缔组织构成囊肿,单囊性,囊壁部分内衬单层立方及扁平上皮(图9-3-8)。

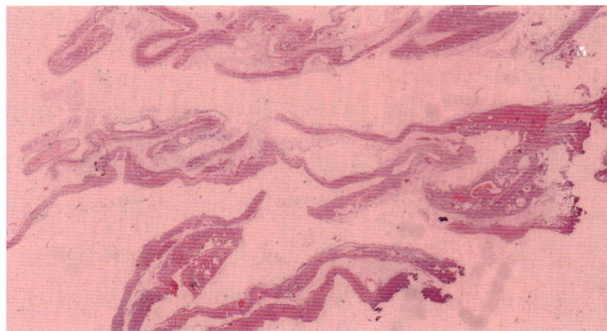

图 9-3-7 精索囊肿病理(HE×10)

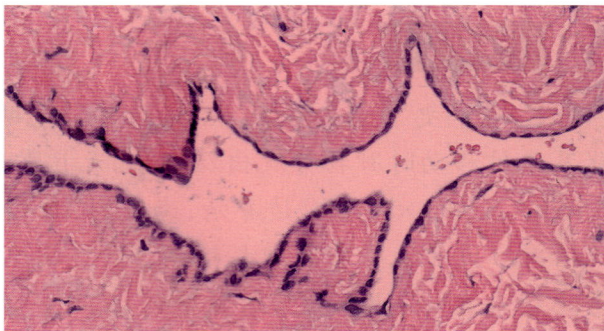

图 9-3-8 精索囊肿病理(HE×10)

第四节 附睾囊肿

一、概述

附睾囊肿(epididymal cyst)是指在附睾的局部区域形成的一种囊性扩张,其内部充满液体。这种情况通常是由于附睾管阻塞而导致的积液,也可能与某些炎症和外伤有关。一般为良性病变,好发于青春期男性。

附睾囊肿的好发部位依次为附睾头部、尾部和全附睾。多发生于单侧,双侧附睾囊肿罕见。附睾囊肿常无临床自觉症状,B超检查是最可靠的检查方法,表现为睾丸实质之外的类圆形液性暗区,多位于附睾头部。

附睾囊肿多为良性病变,且囊肿的功能意义并不清楚。大部分附睾囊肿会随着年龄增长逐渐退化,故不需要手术治疗。手术治疗可考虑有附睾梗阻或者持续恶化性疼痛症状的患者。若附睾囊肿位于局部,则可行单纯囊肿切除术。若位于全附睾,则可考虑行附睾切除术。

二、典型病例

病例 1

1. 现病史 患者男性,36岁,主因"发现右侧附睾肿物4个月余"入院,4个月前无诱因发现右侧附睾有一花生大小肿物,无红肿、压痛,就诊于我院,完善阴囊睾丸B超提示:双侧附睾炎,双侧附睾囊肿,右侧睾丸鞘膜积液。为进一步治疗,门诊以"双侧附睾囊肿"将患者收治入院。

2. 体格检查 右侧附睾头部可触及一大小约为 1.5cm×1.2cm 囊性肿物。

3. 实验室检查 无特殊。

4. 影像学检查

阴囊彩超（左侧，图 9-4-1）：左侧睾丸大小、回声、血流正常。左侧附睾头厚 1.0cm，内见多发囊样占位，大者大小约 0.7cm×0.4cm，形态正常，回声正常，未见异常血流信号。尾部不规则增厚，最厚约 1.1cm，其内回声不均匀，可见丰富血流信号。右侧睾丸鞘膜腔可见液性暗区，深约 1.0cm，内可见多发分隔。

阴囊彩超（右侧，图 9-4-2）：右侧睾丸大小、回声、血流正常，右侧睾丸下极见范围约 0.7cm×0.5cm 低回声区，其内可见血流信号。右侧附睾头厚 1.3cm，其内可见大小约 1.5cm×1.2cm 囊样占位。体部厚约 0.5cm，尾部不规则增厚，最厚约为 1.1cm，其内回声不均匀，可见丰富血流信号。

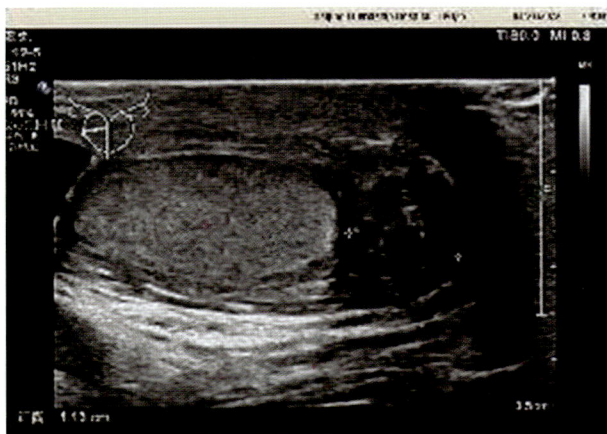

图 9-4-1　阴囊彩超（左侧）

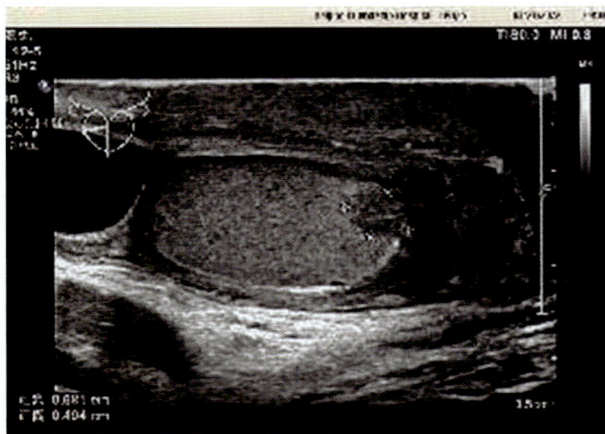

图 9-4-2　阴囊彩超（右侧）

5. 治疗　完善术前常规检查后行右侧附睾肿物切除术＋附睾囊肿切除术。

6. 病理结果　附睾囊肿（右侧）：低倍镜可见纤维组织构成囊壁，囊壁内见血管及附睾结构（图 9-4-3）。

附睾囊肿（右侧）：高倍镜可见囊壁内衬单层立方上皮，附睾未见异常（图 9-4-4）。

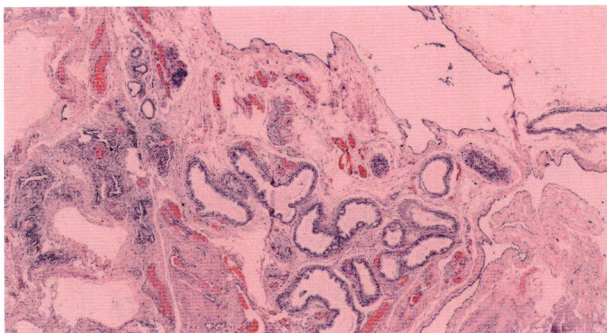

图 9-4-3　精索囊肿病理（HE×50）

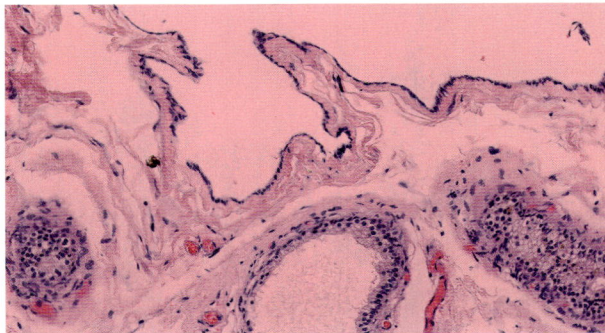

图 9-4-4　精索囊肿病理（HE×200）

病例 2

1. 现病史　患者男性，58 岁，半年前发现右侧阴囊肿物，有坠胀感，彩超检查提示：右侧附睾头囊肿,3.1cm×2.5cm×1.1cm,后未予特殊治疗。2周前患者再次就诊,行彩超检查提示:右侧附睾头囊肿,3.2cm×2.2cm×1.2cm,现诉坠胀感,为求手术治疗收入我科。

2. 体格检查　右侧附睾头部可触及3.0cm×2.0cm×1.0cm大小囊性包块。

3. 实验室检查　无特殊。

4. 影像学检查　阴囊彩超(右侧,图9-4-5):双侧睾丸大小、回声、血流正常,右侧附睾头厚1.0cm,形态正常,回声正常,周边可见大小约3.2cm×2.2cm×1.2cm囊样占位。

5. 治疗　完善术前常规检查后行右侧附睾囊肿切除术。

6. 病理结果　附睾囊肿(右侧):高倍镜可见囊壁内衬单层立方上皮,附睾未见异常(图9-4-6)。

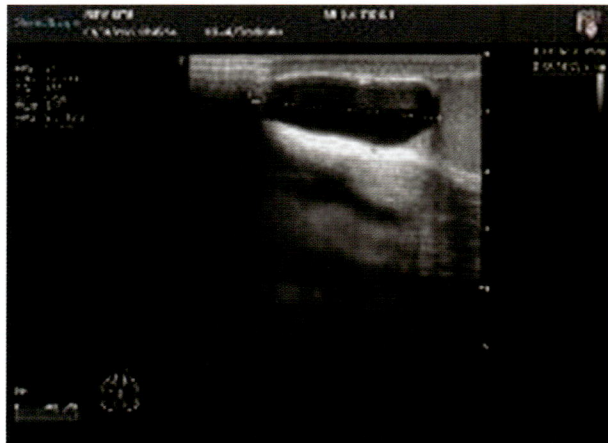

图9-4-5　阴囊彩超(右侧)

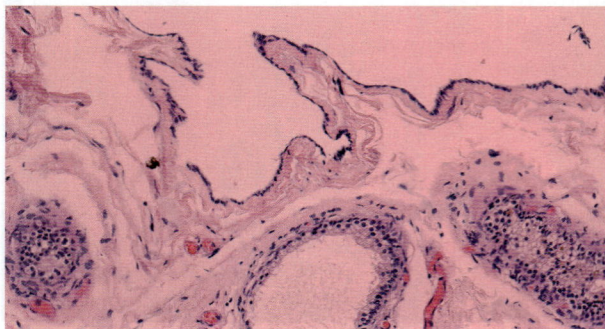

图9-4-6　附睾囊肿病理(HE×200)

第五节　巨输尿管症

一、概述

巨输尿管症是一种罕见的先天性泌尿系统畸形,发生率为1/12 000~1/5 000。它通常是由于胚胎期输尿管异常发育引起的,后天的炎症、囊肿、肿瘤等也可以引起巨输尿管症。男性和女性患病率相当,但在女性中更容易被发现。

病因:巨输尿管症主要是由于一个或多个输尿管段异常扩张造成的。这些异常扩张可能是由于输尿管内膜层的异位、粘连、狭窄或发育不全等原因。

临床表现:大多数巨输尿管症患者在婴儿期或幼童时被发现,常见症状包括腹部肿块、腰部或腹部疼痛、血尿、感染等。在成人中,巨输尿管症也可能导致肾功能障碍、高血压等一系列慢性疾病。

诊断:巨输尿管症的诊断通常需要进行超声检查、CT或MRI等影像学检查。此外,还可以通过尿液检查和血液检查来确定肾功能是否受影响。

治疗：对于较小的巨输尿管症患者，保守治疗可能是有效的。而对于患有严重症状或肾功能受损的患者，则需考虑手术治疗。手术治疗的方法包括开放手术和腹腔镜手术等。在选择治疗方案时，医生需要根据患者的具体情况进行评估和选择。

二、典型病例

病例 1

1. 现病史　患者女性，42 岁，患者 1 年余前，体检 B 超发现左肾积水。后患者 3 个月前体检腹部 B 超示：左肾积水，左输尿管扩张，较之前有明显加重。无腰痛，无尿频、尿急、尿痛，无发热、腹痛。遂至我院门诊，门诊行腹盆腔 CT：左肾积水，左侧输尿管全程扩张，原因待定，必要时 CTU 或 MRU 进一步检查。后行 MRU 示：①左肾积水，左侧输尿管扩张，必要时增强扫描；②双侧附件区异常信号，考虑卵巢囊肿可能，建议复查；③宫颈纳氏囊肿可能，盆腔少量积液。现患者为行进一步治疗，门诊以"巨输尿管症"收入院。

2. 体格检查　未见明显异常。

3. 实验室检查　无特殊。

4. 影像学检查

泌尿系统彩超（图 9-5-1）：左肾集合系统分离，宽约 2.1cm，输尿管上段扩张，宽约 0.9cm，输尿管中段扩张，宽约 0.8cm。

腹盆 CT 平扫（图 9-5-2、图 9-5-3）：左肾实质体积稍减小，左肾集合系统可见较大液性暗区，左肾肾盂扩张，左侧输尿管全程扩张，壁略增厚，以盆腔壁增厚为著，局部毛糙。

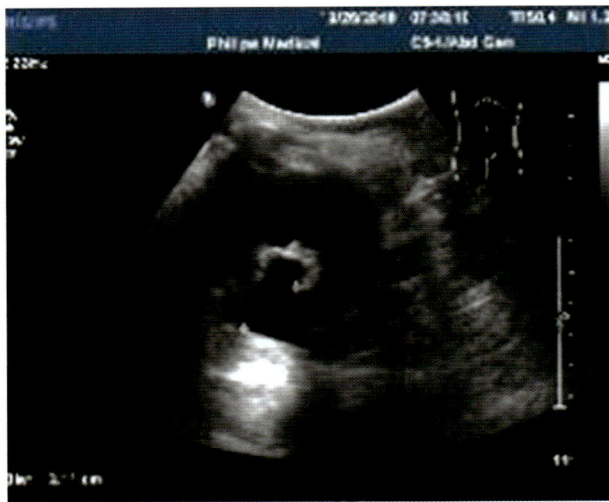

图 9-5-1　泌尿系统彩超

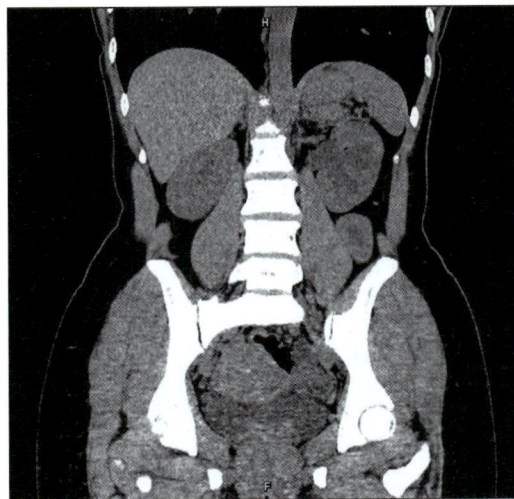

图 9-5-2　腹盆 CT 平扫（冠状面）

MRU（图 9-5-4、图 9-5-5）：左侧肾盂输尿管明显扩张、积液，下端显示变窄，未见明显充盈缺损。

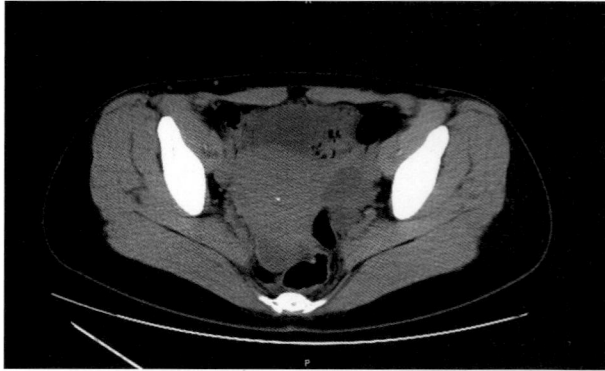

图 9-5-3　腹盆 CT 平扫（盆腔水平面）

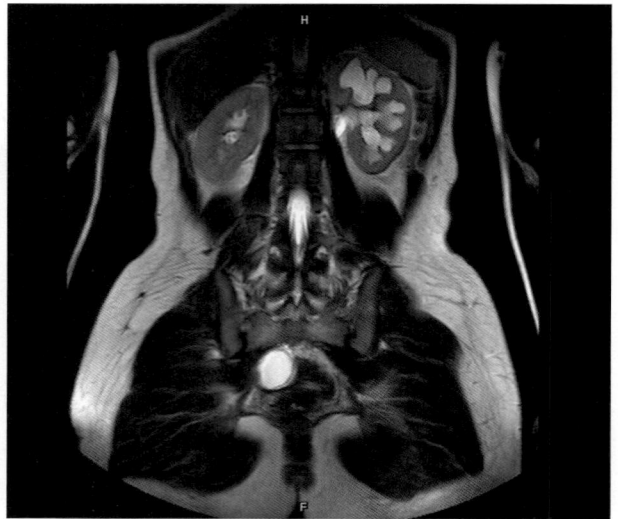

图 9-5-4　MRU（冠状面）

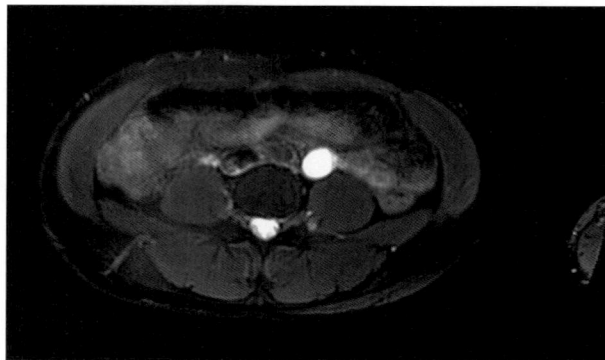

图 9-5-5　MRU（盆腔水平面）

立位肾动态检查（图 9-5-6）：双肾显影，位置及大小正常；左肾皮质摄取显像剂及清除速率减缓，右肾皮质摄取显像剂及清除显像剂速率正常，注射后 20 分钟左侧肾盏见显像剂滞留，左侧输尿管显影、增粗。

术后 CT 平扫（图 9-5-7）：左肾实质体积稍减小，左肾肾盂扩张较前减轻，左肾集合系统液性液性暗区较前减少。

5. 治疗　完善术前常规检查后行左侧输尿管膀胱再吻合术＋左输尿管支架置入。

6. 病理结果

巨输尿管症（左侧）：输尿管扩张，黏膜未见异常，黏膜下散在淋巴细胞浸润，肌层部分增厚伴变性（图 9-5-8）。

巨输尿管症（左侧）：黏膜未见异常，黏膜下散在淋巴细胞浸润，管腔内可见尿结晶（右下棕色）（图 9-5-9）。

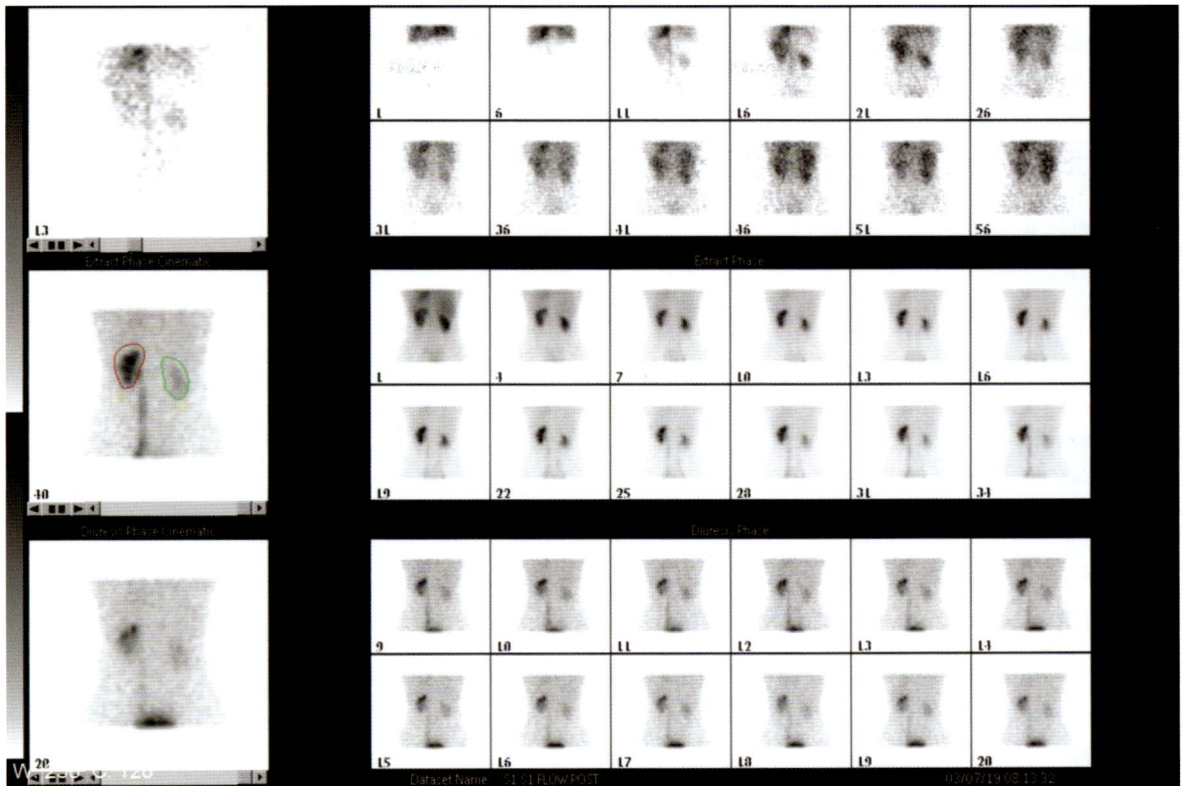

图 9-5-6 立位肾动态检查

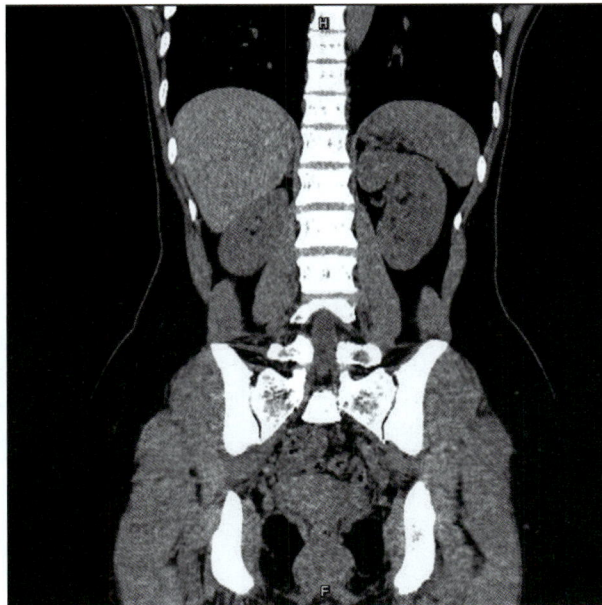

图 9-5-7 术后腹盆 CT 平扫（冠状面）

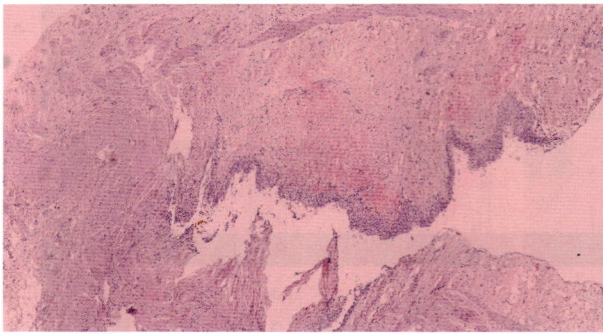

图 9-5-8 巨输尿管症病理（左侧）（HE×50）

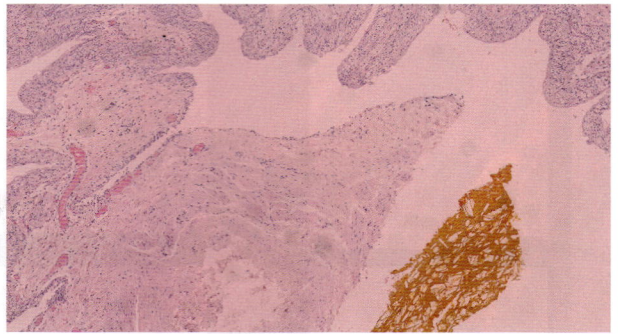

图 9-5-9 巨输尿管症病理（左侧）（HE×50）

病例 2

1. **现病史** 患者 3 个月前常规体检，行 B 超检查，发现左肾积水、左肾萎缩，患者无腰痛，无尿频、尿急、尿痛，无排尿困难、尿失禁，无低热、乏力，无肉眼血尿，遂至医院就诊，行 CT 检查示，腹膜后迂曲囊性占位，左肾积水、萎缩，右肾盂及输尿管积水，考虑不除外"巨输尿管症"，建议住院进一步诊治。患者遂至我院就诊，复查 B 超示，左侧巨输尿管，左肾积水、萎缩，右肾积水，右输尿管扩张。门诊以"双侧肾盂积水、左侧巨输尿管"收入院。

2. **体格检查** 下腹中部近脐处可触及 20cm×10cm 左右质韧包块，无明显压痛，活动度尚可。

3. **实验室检查** 未见明显异常。

4. **影像学检查** 泌尿系统彩超（图 9-5-10）：左肾轮廓不清，大小 7.5cm×4.0cm，集合系统见液性暗区 3.1cm，左输尿管全程迂曲扩张，宽 7.4cm；右肾集合系统见液性暗区 3.8cm，右输尿管扩张，最宽 1.3cm；考虑左侧巨输尿管症，左肾积水、萎缩，右肾积水，右输尿管扩张。

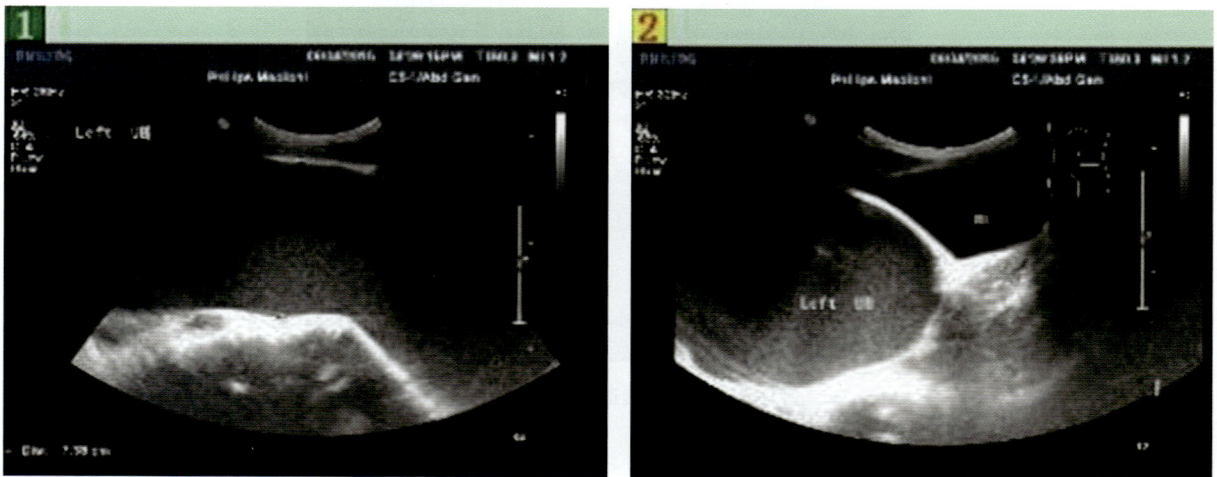

图 9-5-10 泌尿系统彩超

5. 治疗 完善术前常规检查后行腹腔镜下左肾输尿管全长切除术＋膀胱袖套样切除术。

6. 病理结果

巨输尿管症病理（左侧）：输尿管未见黏膜，肌层厚薄不均伴增生紊乱（图 9-5-11）。

巨输尿管症病理（左侧）：高倍镜显示肌细胞，无异型性（图 9-5-12）。

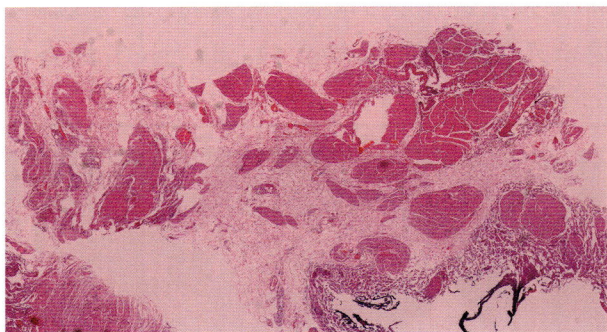

图 9-5-11 巨输尿管症病理（左侧）（HE×50）

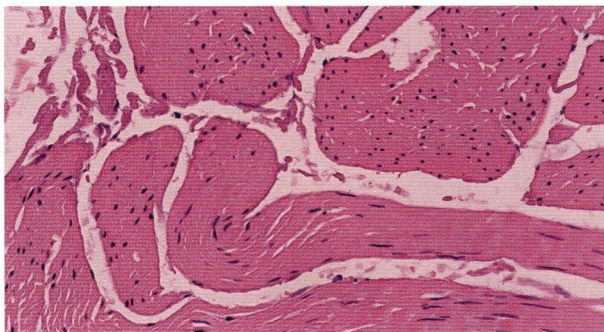

图 9-5-12 巨输尿管症病理（左侧）（HE×400）

第六节 输尿管末端囊肿

一、概述

输尿管囊肿又称输尿管疝或输尿管口膨出，是由于先天性输尿管口狭窄所致的膀胱壁内段输尿管囊性扩张所致。输尿管囊肿分为两型：①单纯型输尿管囊肿：即膀胱内型输尿管囊肿，输尿管囊肿完全位于膀胱内，可以是单一输尿管的输尿管囊肿，无上尿路重复畸形，亦可并发于完全性重复肾、双输尿管，而极少是下肾的输尿管。②异位型输尿管囊肿：输尿管管壁内段的先天性扩张，并有输尿管异位开口，输尿管囊肿的一部分位于膀胱颈部后尿道，其开口可位于膀胱内、膀胱颈或尿道内，多伴有肾、输尿管重复畸形，且囊肿多起源于上肾的输尿管。

临床表现：因输尿管囊肿引起肾、输尿管积水而出现的腰痛、腰部胀满不适；因感染而产生的尿频、尿急、尿痛等膀胱刺激症状；有时可发生囊肿向尿道外脱垂；亦可由于输尿管口狭窄，囊肿内尿液长期存留而合并结石，此种结石位置恒定不变，可与膀胱内结石鉴别。

诊断：B 超、IVU、CT、MRI、膀胱镜检查均可诊断输尿管囊肿，其中 B 超是初诊和筛选的首选方法，可以准确观察到输尿管囊肿在膀胱内的确切位置、大小和形态，于膀胱三角区的侧方可以看见典型的圆形含液性光环，随输尿管蠕动，呈明显的周期性增大和缩小。当伴有肾盂输尿管重复畸形时，应考虑 CTU、MRU 等检查明确诊断。

治疗：输尿管囊肿几乎均需要进行手术治疗，也是治疗输尿管囊肿的唯一方法，手术治疗的原则为解除梗阻，防止逆流和处理并发症。

二、典型病例

病例1

1. **现病史** 患者女性，58岁，10余年无明显诱因出现反复泌尿系统感染，表现为尿急、尿频、排尿灼热，伴左侧腰部胀痛，查尿常规提示泌尿系统感染，口服"消炎药"后可缓解，4~5个月复发1次。1个月余前检查妇科超声提示左侧输尿管末端囊肿。遂行CT检查提示：①双侧肾盂输尿管重复畸形；左侧上位肾盂输尿管全程扩张积水、盆段结石、末端输尿管囊肿。②膀胱小结石。③胆囊未见。患者自发病以来，无血尿、发热等不适。患者为求进一步手术治疗来我院就诊，门诊以"左侧上位输尿管末端囊肿"收入院。

2. **体格检查** 未见明显异常。

3. **实验室检查** 未见明显异常。

4. **影像学检查**

泌尿系统彩超（图9-6-1）：左输尿管远段管腔局限性扩张，宽约1.6cm，长约4.8cm，内未见明显异常回声。

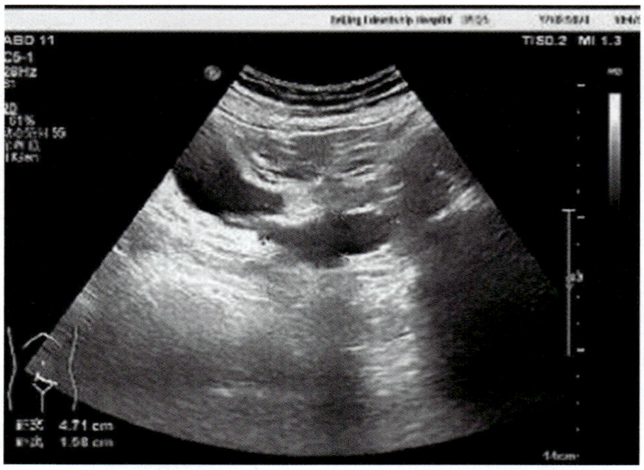

图9-6-1　泌尿系统彩超

CTU（双肾，图9-6-2、图9-6-3）：双肾可见两组肾盂、肾盏、输尿管、左侧上组肾盏动脉期和实质期均未见强化，左侧上位肾盂输尿管明显扩张。

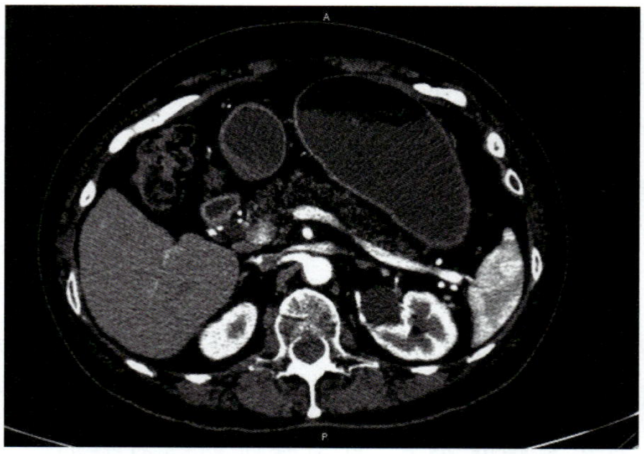

图9-6-2　腹盆CT平扫（双肾水平面动脉期）

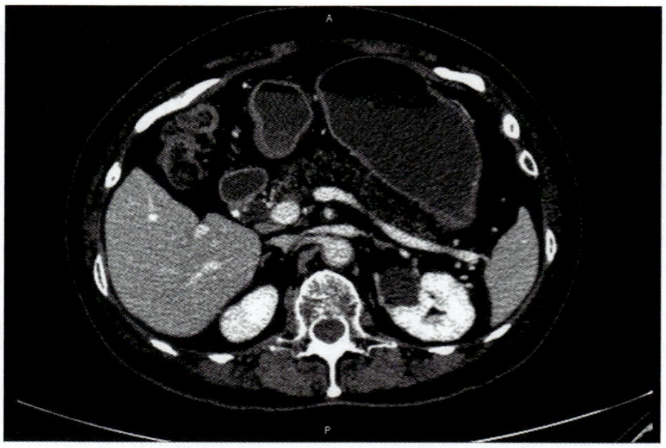

图9-6-3　腹盆CT平扫（双肾水平面实质期）

CTU（盆段，图9-6-4、图9-6-5）：盆段腔内可见点片状极高密度影，其末端突入膀胱，增强扫描未见强化；膀胱充盈可，壁无增厚，腔内后壁可见点状高密度影，排泄期左侧膀胱三角区可见不规则充盈缺损。

5. **治疗** 完善术前常规检查后行经尿道膀胱镜输尿管末端囊肿切开术。

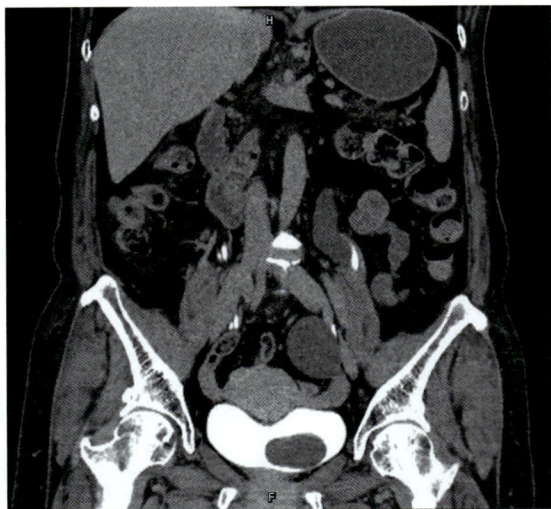

图 9-6-4 腹盆 CT 平扫（冠状面）

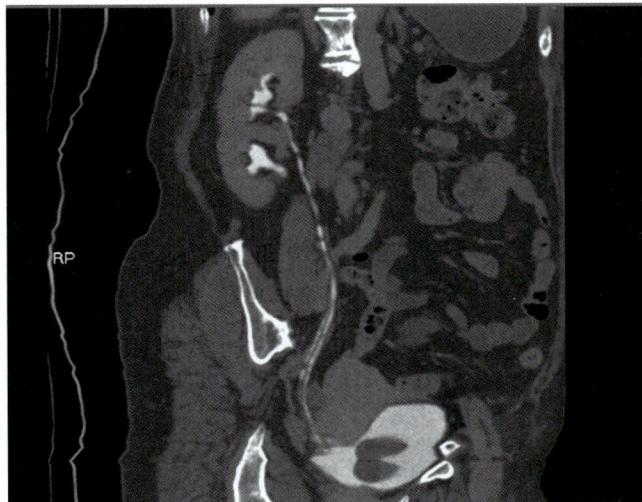

图 9-6-5 腹盆 CT 平扫（矢状面）

6. 病理结果 输尿管末端囊肿（左侧）：输尿管管壁增厚，部分被覆上皮脱落，管壁内部分血管扩张、淤血（图 9-6-6）。

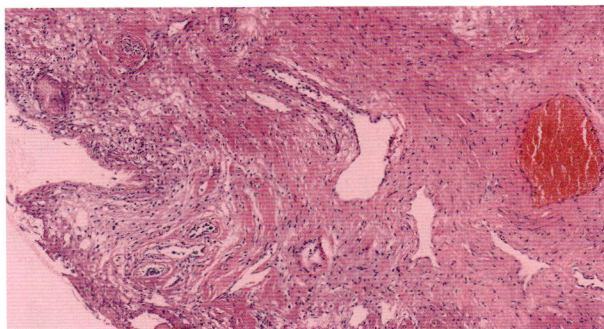

图 9-6-6 输尿管末端囊肿（左侧）（HE×100）

病例 2

1. 现病史 患者女性，23 岁，10 年余前体检行 CT 示右输尿管囊肿，无尿频、尿急、尿痛，无夜尿增多、腰痛、血尿，无恶心、呕吐，无发热。后反复泌尿系统感染，自行服用左氧氟沙星后好转。10 余天前行腹部 CT 示右肾上极可见一直径约 3.1cm 类圆形水样低密度灶，平扫 CT 值约 -4.1HU，排泄期腔内密度增高，CT 值约 7.47HU，病变与一扩张输尿管相通，输尿管管壁略厚，远端扩张为著，呈囊状扩张，局部突入膀胱，开口位于膀胱后下部。右肾另见一输尿管，排泄期可见高密度对比剂影，与正常显影右侧肾盂延续，此输尿管管腔未见扩张，下段未见显影，局部与右侧扩张输尿管盆段关系密切。左侧肾盂及输尿管未见扩张。现为行进一步治疗，门诊以"输尿管囊肿"收入院。

2. 体格检查 双侧肾区未见红肿、膨隆，触诊未及肿块，压痛（-），叩击痛（-）。双侧输尿管走行区域压痛（-）。膀胱区压痛（-），叩诊浊音。

3. 实验室检查　未见明显异常。

4. 影像学检查

CTU 动脉期（图 9-6-7、图 9-6-8）：右肾上极可见一直径约 3.1cm 类圆形水样低密度灶，平扫 CT 值约 –4.1HU，病变与一输尿管相通，输尿管管壁略厚。

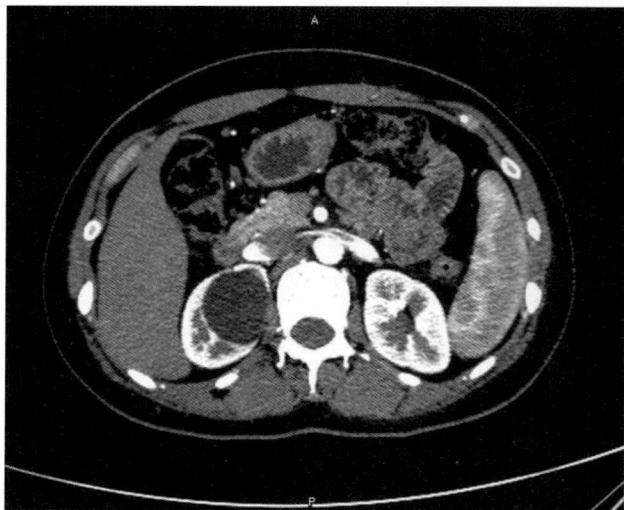

图 9-6-7　CTU（双肾水平面动脉期）

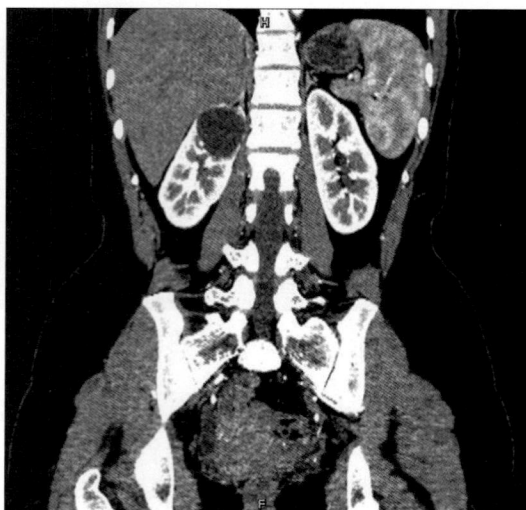

图 9-6-8　CTU（冠状面实质期）

CTU 排泄期（图 9-6-9、图 9-6-10）：右肾上极可见一直径约 3.1cm 类圆形水样低密度灶，排泄期腔内密度增高，CT 值约 7.47HU，病变与一扩张输尿管相通，输尿管管壁略厚，远端扩张为著，呈囊状扩张，局部突入膀胱，开口位于膀胱后下部。右肾另见一输尿管，排泄期观察，内见高密度对比剂影，与正常显影右侧肾盂延续，此输尿管管腔未见扩张，下段未见显影，局部与右侧扩张输尿管盆段关系密切。

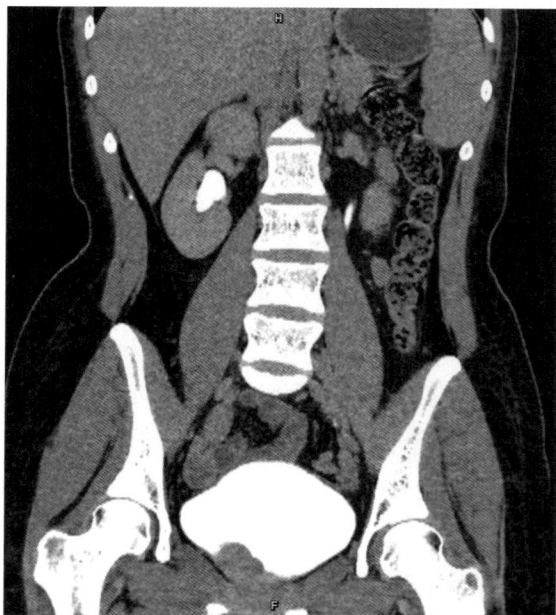

图 9-6-9　CTU（双肾水平面动脉期）

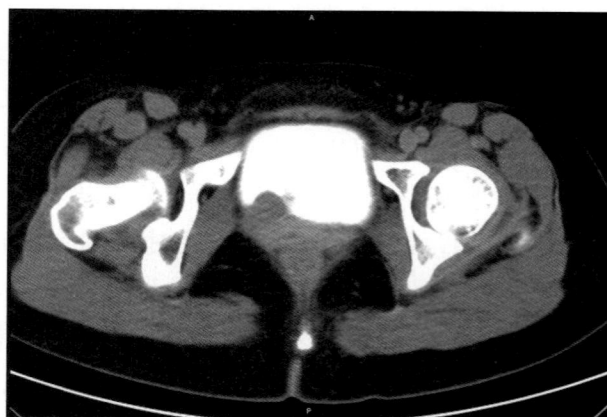

图 9-6-10　CTU（冠状面实质期）

5. 治疗　完善术前常规检查后行经尿道膀胱镜输尿管末端囊肿切开术。

6. 病理结果　输尿管末端囊肿(右侧)：输尿管管壁厚薄不均，肌层排列紊乱，大部分被覆上皮脱落，管壁内血管扩张、淤血(图 9-6-11)。

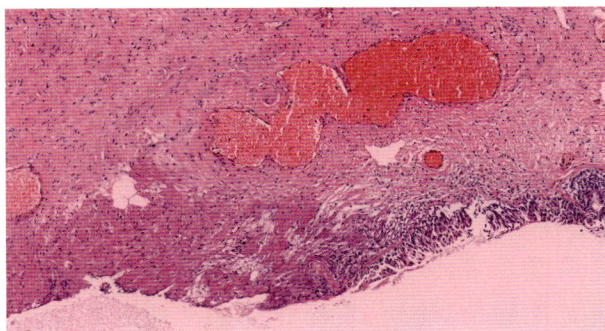

图 9-6-11　输尿管末端囊肿(右侧)(HE×100)

第七节　肾脓肿

一、概述

肾脓肿是一种比较常见的肾脏感染性疾病，多由尿路感染或尿路梗阻导致。其流行病学特点与发病机制都与此相关。过去该疾病 80% 以上是由表皮葡萄球菌引起的，而现在则主要由革兰氏染色阴性菌引起。除了尿路感染和结石，其他如妊娠、神经源性膀胱、前列腺增生或肿瘤等也有可能诱发该疾病。糖尿病或免疫系统功能紊乱患者的发生率明显高于正常人。

肾脓肿的临床表现多数为腰背部疼痛，并伴有不同程度的全身感染症状，如发热、寒战、全身乏力等，有时也可以出现膀胱刺激征。部分患者可扪及肿大的肾脏，肾区叩击痛阳性。

在诊断方面，除了借助较为完善的病史采集外，实验室检查和影像学检查也是必不可少的。在实验室检查方面，患者血白细胞显著增多，血培养在用药前通常为阳性。影像学检查方面，B 超和 CT 对鉴别肾脓肿和其他肾脏感染性疾病很有价值。从急性细菌性肾炎发展至肾脓肿的过程中，B 超下逐渐可见到边界不清的低回声或无回声区，而周围肾实质则呈水肿改变。

在治疗方面，抗生素干预能够有效地控制该疾病的发展。早期敏感抗生素干预可以有效地控制疾病的发展。经验性使用抗生素的选择取决于感染来源的判断。当怀疑是血源性播散时，病原菌最常见为葡萄球菌或链球菌，耐酶青霉素、万古霉素、替考拉宁相对敏感。在治疗过程中，需要随时调整后续治疗方案。当疾病控制不佳导致脓肿形成后，多采用 CT 或者 B 超引导下行经皮肾脓肿穿刺引流术，来有效进行治疗。药物治疗期间需要连续进行超声或 CT 检查,以明确脓肿吸收情况。如已无法引流,或患者病情呈进行性加重,也可以考虑行肾切除术治疗该疾病。

二、典型病例

病例 1

1. **现病史**　患者女性,34 岁,2012 年 11 月无明显诱因下发热最高 38.7℃,伴寒战,伴右腰痛间断隐痛。无尿频、尿急、尿痛、血尿等其他不适。至外院肾内科查尿常规示白细胞明显增多,超声示:右肾积水,CT 示:右肾盂结石,右肾盂、输尿管积水,诊断为肾盂肾炎。予抗生素治疗后体温基本恢复正常,尿白细胞仍高,遂至泌尿外科就诊,行膀胱镜＋输尿管镜检查见右肾盂内类圆形淡黄色肿物,质软,表面光滑未见破溃及分泌物,取活检送病理提示钙盐沉积物、炎性渗出物。膀胱及输尿管内未见异常。肾动态:左 47mL/min,右 25mL/min。结核相关检查及尿找瘤细胞均阴性。外院考虑黄色肉芽肿性肾盂肾炎。此后患者反复发热,自服抗生素及退热药。2012 年 6 月就诊于我院,肾动态提示左 57.9mL/min,右 21mL/min。尿培养提示奇异变形杆菌。结核相关检查及尿找瘤细胞均阴性。经全科讨论后建议切肾,患者拒绝,遂至感染科抗感染治疗。此后至 2014 年 6 月反复发热、腰痛,自服抗生素及退热药。2014 年 6 月至 2014 年 12 月外院服中药治疗,至 2015 年底发热腰痛稍有缓解。2016 年 2 月复查 CT 提示与 2014 年 10 月相近。2016、2017 年患者自诉未再发热、腰痛,复查尿常规白细胞 2 000/μL 左右。2018 年 7 月 26 日再次发热 40℃,稍有腰痛,不伴寒战、尿频、尿急、尿痛、血尿。2018 年 8 月 6 日外院 CTU:右肾盂、肾盏及输尿管中上段符合黄色肉芽肿性肾盂肾炎,右肾积水较前进展,右肾灌注进一步减低,肾周渗出略多,左肾错构瘤。肾动态:左 61.6mL/min,右 16.2mL/min。外院抗感染后热退。现患者为求进一步治疗,收入院。

2. **体格检查**　右肾区叩击痛(+)。

3. **实验室检查**　尿常规:白细胞 2 865/μL,亚硝酸盐(−);尿培养:奇异变形杆菌;引流物培养:奇异变形杆菌;血常规:白细胞 12.29×10^9/L。

4. **影像学检查**

泌尿系统彩超(图 9-7-1):右肾大小约 17.9cm×11.6cm,回声减低,结构不清,血流信号稀疏。

腹盆腔 CT 平扫(图 9-7-2、图 9-7-3):右肾体积明显增大,右肾盂内可见铸型结石,右肾盂、肾盏明显扩张,肾实质明显受压变薄,肾盂、肾盏壁明显增厚、毛糙,右侧肾周筋膜明显

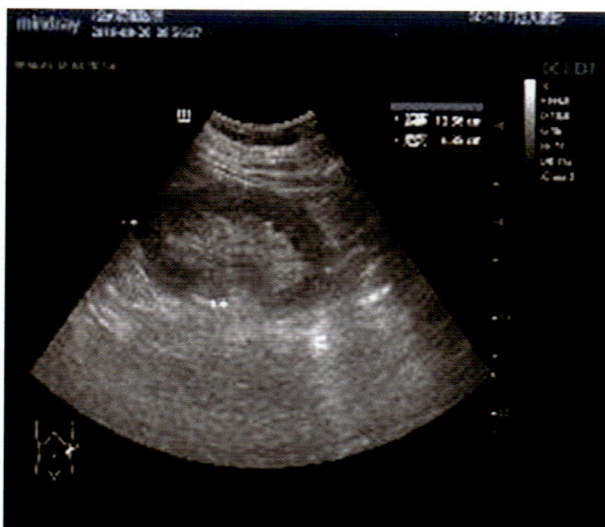

图 9-7-1　泌尿系统彩超

增厚,其内见可见条絮影,邻近右侧腹腔脂肪间隙内亦可见条絮影;右侧输尿管轻度增宽,其内未见明确结石征象。左肾位置、形态未见明显异常,左肾中部见一小结节状脂肪密度影,

界清，直径约 0.7cm，左侧肾盂、肾盏及左侧输尿管未见明显扩张。腹膜后间隙及双侧腹股沟区见多发较大淋巴结影，较大者短径约 1.0cm。右腹部皮下脂肪间隙内可见少许气体密度影。

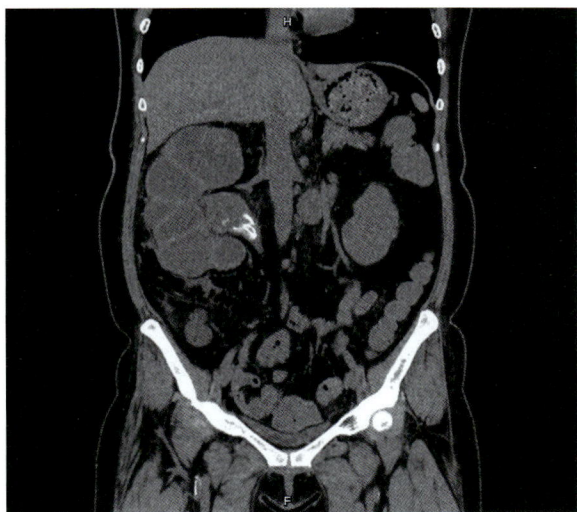

图 9-7-2　腹盆 CT 平扫（冠状面）

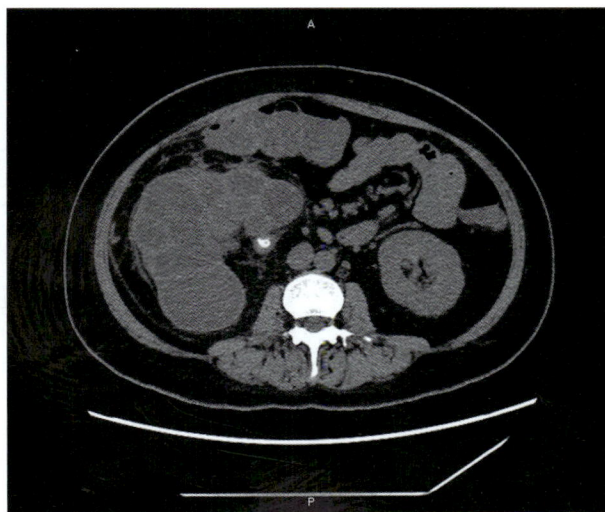

图 9-7-3　腹盆 CT 平扫（水平面）

腹盆腔 CT 平扫（术后，图 9-7-4）：右肾缺如，右肾区可见多发条片状密度不均匀高密度，CT 值为 43~57HU，相邻腹壁软组织增厚、结构不清并可见多发气体密度影。左肾位置、形态未见明显异常，左肾中部见一小结节状脂肪密度影，界清，直径约 0.7cm，左侧肾盂、肾盏及左侧输尿管未见明显扩张。

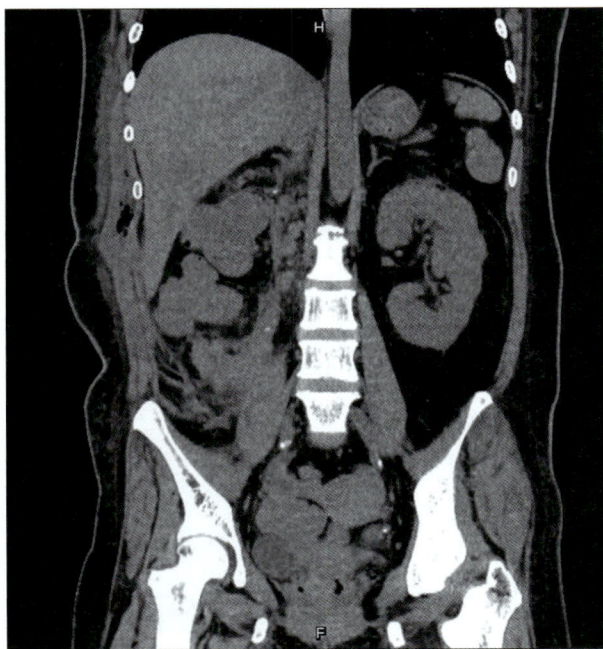

图 9-7-4　腹盆 CT 平扫（冠状面）

5. 治疗　完善术前常规检查后行腹腔镜下右肾切除术。

6. 病理结果　肾脓肿（右侧）：肾盂黏膜上皮增生，间质散在多量淋巴细胞、浆细胞及多灶泡沫状组织细胞浸润伴纤维组织增生，并见局灶多核巨细胞反应及坏死（图9-7-5）。

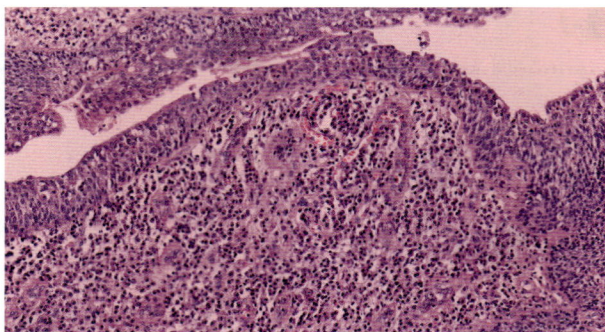

图 9-7-5　肾脓肿（右侧）（HE×200）

病例 2

1. 现病史　患者女性，26 岁，4 天前无明显诱因出现左侧腰痛，表现为间歇性隐痛，不剧烈，可耐受，伴低热，最高 38.1℃，不伴肉眼血尿，不伴尿频、尿急、尿痛，无胸闷、心悸、呼吸困难。就诊于我院，CT 示：①左肾所见，性质待定，感染？其他？建议结合病史及进一步 CTU 增强检查；左肾周围渗出改变。②左肾结石。③腹膜后多发肿大淋巴结，性质待定。患者为求进一步手术治疗来我院就诊，门诊以"左肾结石"收入院。

2. 体格检查　左肾区叩击痛（+）。

3. 实验室检查　尿常规：10 834/μL，亚硝酸盐（-）；尿培养：奇异变形杆菌，亚胺培南、多西环素、盐酸米诺环素耐药，其余常规抗生素均敏感；尿沉渣抗酸杆菌（-）；结核 T 实验（-）；血常规：白细胞 17.53×10^9/L，血小板 585×10^9/L（危急值），CRP 214.66；降钙素原 0.32。

4. 影像学检查

腹盆腔 CT 平扫（图 9-7-6、图 9-7-7）：左肾体积显著增大，形态不规则，肾实质（以髓质为主）内可见多发囊状低密度影，左肾周筋膜增厚，呈多发索条影；左侧肾盂、肾盏可见多发斑片状、铸形极高密度影。右肾位置、形态及密度未见异常，右侧肾盂及输尿管未见扩张。腹膜后可见多发肿大淋巴结，最大者位于左肾门水平，短径约 1.5cm。未见膜腔积液。

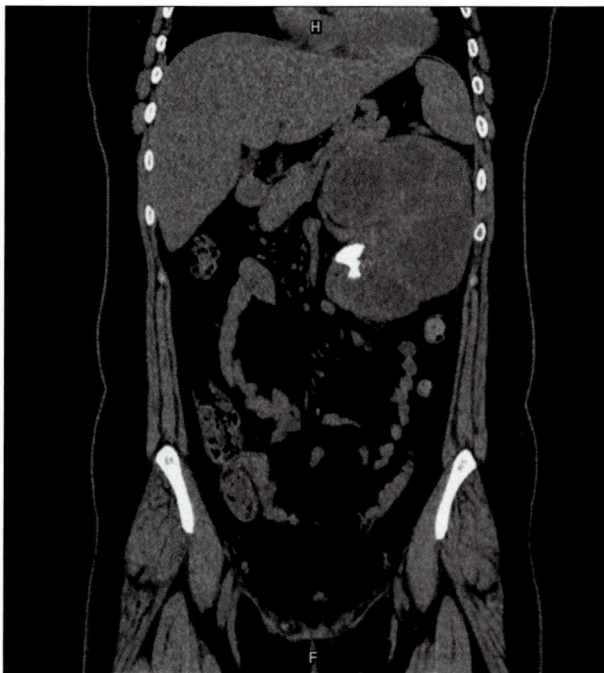

图 9-7-6　腹盆 CT 平扫（冠状面）

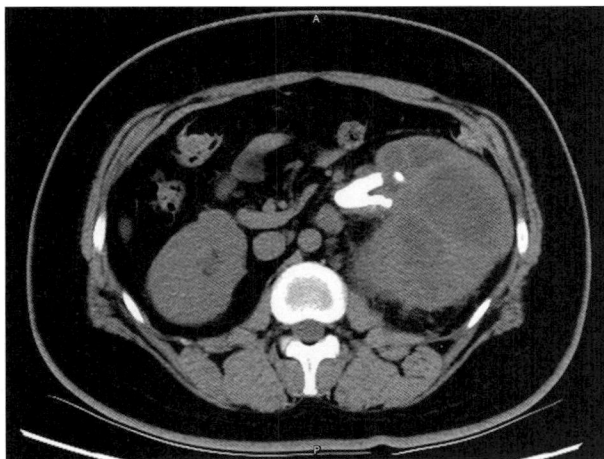

图 9-7-7　腹盆 CT 平扫(水平面)

　　CTU(图 9-7-8、图 9-7-9)：左肾体积显著增大，形态不规则，肾实质(以髓质为主)内可见多发囊状低密度影，左肾周筋膜增厚，呈多发索条影，增强后左肾呈弥漫性花环样、蜂窝样明显持续性强化，较对称肾皮质强化幅度减低，排泄期大部分未见对比剂进入；左肾周见少许囊状低密度灶，边缘强化，与邻近腹壁分界不清。左侧肾盂、肾盏可见多发斑片状、铸形极高密度影。左肾盂壁增厚。左肾中部可见楔形低密度影，增强后未见明确强化，排泄期未见对比剂进入，与正常肾实质分界欠清楚，右侧肾盂及输尿管未见扩张，排泄期对比剂充盈良好，双侧输尿管未见扩张积水。

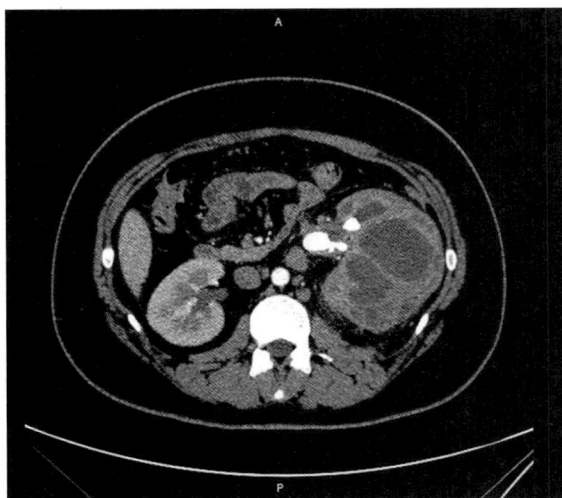

图 9-7-8　腹盆 CT 平扫(动脉期水平面)

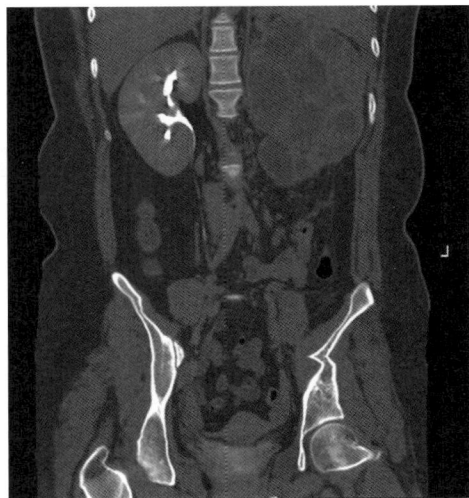

图 9-7-9　腹盆 CT 平扫(排泄期冠状面)

　　立位肾动态(图 9-7-10)：①动脉灌注显像：双肾于腹主动脉显影后 4 秒见动脉早期充盈，左肾充盈差，右肾充盈正常。②肾慢动态显像：左肾显影浅淡，外形轮廓显示不清，位置正常，肾影增大；右肾显影清晰，位置及大小正常。左肾皮质摄取显像剂及清除显像剂速率异常，右肾皮质摄取显像剂速率正常，清除显像剂速率稍延缓。注射后 20 分钟右侧肾盂、肾盏可见少许显像剂滞留。

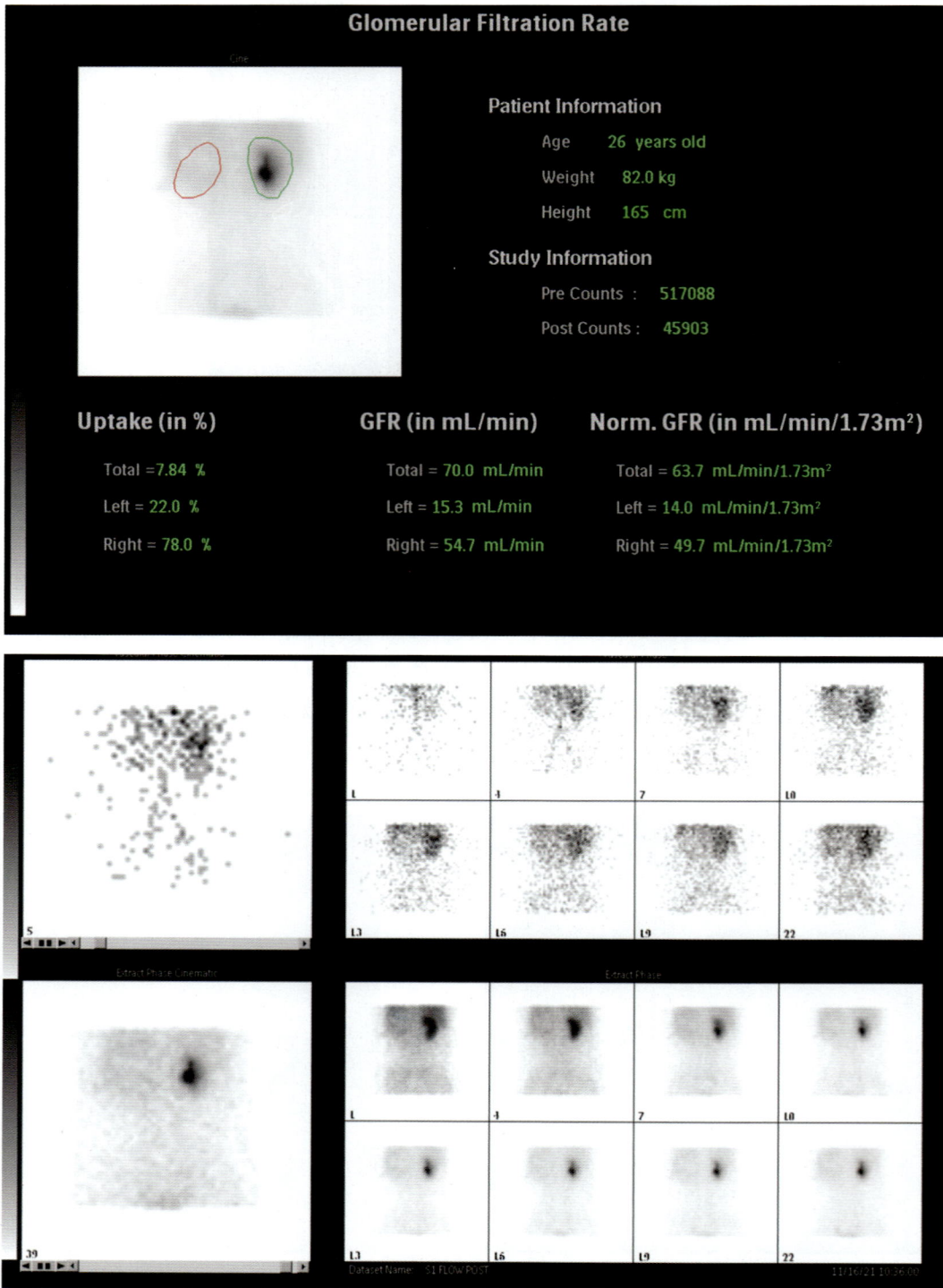

图 9-7-10 立位肾动态检查

5. 治疗 完善术前常规检查后行腹腔镜下左肾切除术。

6. 病理结果

肾脓肿（左侧）：肾盂黏膜下大量急慢性炎症细胞浸润，黏膜面见多量炎性渗出物（图 9-7-11）。

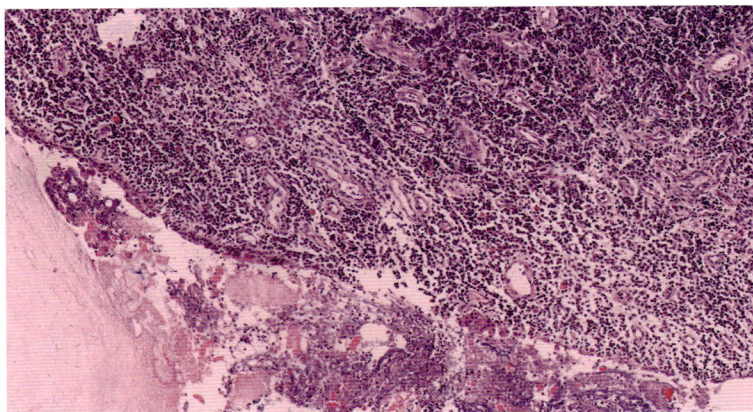

图 9-7-11 肾脓肿(左侧)(HE×100)

免疫组化结果:CD38(少部分 +),CD138(少部分 +),CD68(多量 +),CD163(多量 +),HMB45(−),S-100(散在 +),Actin(−),IgG(少部分 +),IgG4(约 10 个 /HPF),IgG4/IgG<40%。特殊染色结果:抗酸(−),附阳性对照,PAS(+),六胺银(+)。

第八节 多 囊 肾

一、概述

多囊肾病(polycystic kidney disease,PKD)是一种常见的遗传性疾病,其发病率为 1/1 000~1/500。该病主要表现为肾脏出现多个大小不等的囊肿,导致肾功能逐渐受损,严重者可能需要进行肾移植或血液透析治疗。

流行病学特点:该疾病几乎均是遗传性疾病,分为两种类型,一种是常染色体显性遗传的 ADPKD,占 90% 以上;另一种是常染色体隐性遗传的 ARPKD,仅占约 10%。父母携带有 PKD 基因,则子女患病率约为 50%。该病通常在 20~30 岁开始出现,但也可在出生后立即出现。

常见临床症状:早期多囊肾病一般无明显症状,但随着囊肿的增大和数量的增多,患者会出现以下症状:由于囊肿的压迫作用以及肾脏增大引起的牵拉,从而引起腰痛;多囊肾病患者血压容易升高,导致肾小球滤过率降低,从而导致血尿。随着时间推移,肾脏中囊肿的数量不断增多,肾脏组织受到损害,导致肾功能逐渐下降。

诊断方法:B 超、CT、MRI 等可以清晰地显示肾脏内多个大小不等的囊肿,并确定其数量、大小和位置。

遗传咨询:对于有家族史或自身存在 PKD 基因的人群,可以进行遗传咨询和基因检测,以确定是否患有多囊肾病。

治疗方法:早期可通过药物治疗,如降低血压、控制感染等,减轻症状和延缓疾病进展。

手术治疗多囊肾的主要目的是减轻患者的症状,缓解肾脏压力,延缓疾病进展和减少并发症。如果早期囊肿较少,可以行囊肿去顶术:将较大的肾囊肿切开后去除囊内液体,然后去除囊壁,减轻疼痛;如果肾囊肿比较集中或局部肾功能明显受损,可以行肾脏部分切除术;大部分患者在肾功能严重受损时,最终需要进行肾移植手术。

手术治疗虽然可以帮助患者缓解症状和延缓疾病进展,但也存在一定风险。在进行手术前,医生需要对患者的肾功能和身体状况进行全面评估,以确定最适合的治疗方案。

二、典型病例

病例 1

1. **现病史** 患者男性,65岁,2个月前无明显诱因出现右侧腰部酸痛及右下腹痛,持续不缓解,无尿频、尿急、尿痛,无尿色变化,腹部肿块,无恶心、呕吐、发热,就诊于外院查 CTU 示:①双侧多囊肾;②脊柱右前不规则病变;③胆囊结石;④胆总管增宽,胆总管下端慢性炎症?肾 MRI 示:①双侧多囊肾,部分为出血性囊肿;②脊柱右前不规则囊状信号,腹膜后血肿?③肝多发囊肿。腰椎 MRI 示腰$_5$~骶$_1$椎间盘轻度突出,腰$_1$~腰$_3$水平脊柱右前方异常信号。予头孢治疗,右下腹疼痛缓解,腰部酸痛未缓解,为求进一步诊治,就诊于我院门诊,门诊以"先天性多囊肾"收入院。

2. **体格检查** 双侧腹部可以触及质地较韧、较大肿块。

3. **实验室检查** 肌酐 1 001.2μmol/L,尿毒氮 21.5mmol/L。

4. **影像学检查**

腹盆 CT 平扫(图9-8-1、图9-8-2):双肾体积增大,形态不规则,双肾实质可见弥漫多发大小不等类圆形水样密度影,最大者位于右肾上极及中部,直径约8.0cm,部分病灶边缘可见点、条状高密度灶,增强扫描未见强化;余双肾实质增强扫描未见明确强化,排泄期双侧肾盂、输尿管及膀胱未见对比剂充盈,显示不清。

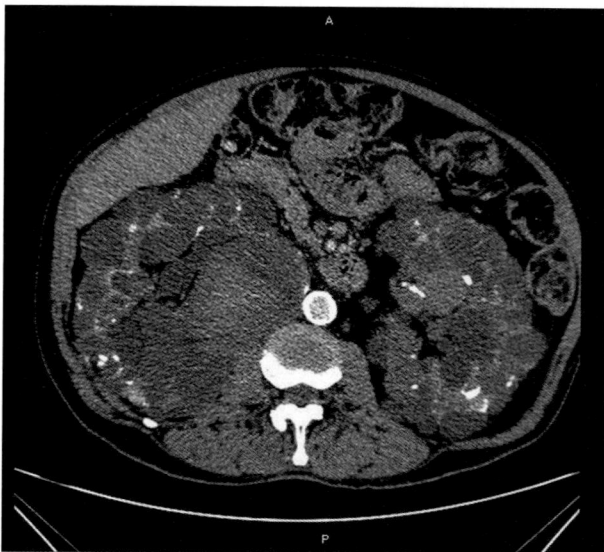

图9-8-1 腹盆 CT 平扫(水平面)

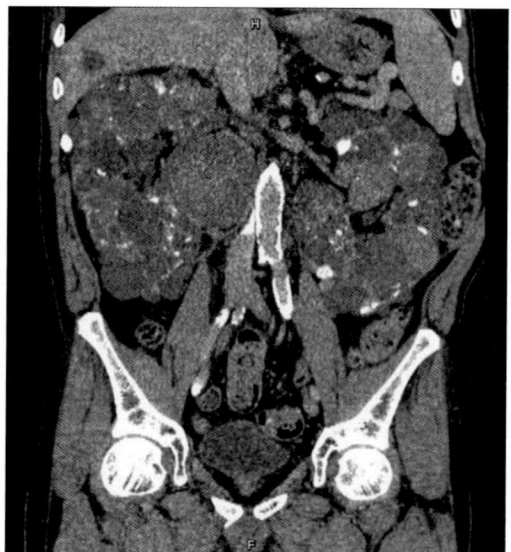

图9-8-2 腹盆 CT 平扫(冠状面)

腹盆 CT 平扫（术后，图 9-8-3、图 9-8-4）：右肾区未见肾脏结构，相应区域肠管填充。左肾体积增大，形态不规则，左肾实质可见弥漫多发大小不等类圆形水样密度、稍高密度影，部分病灶边缘可见点、条状高密度灶。

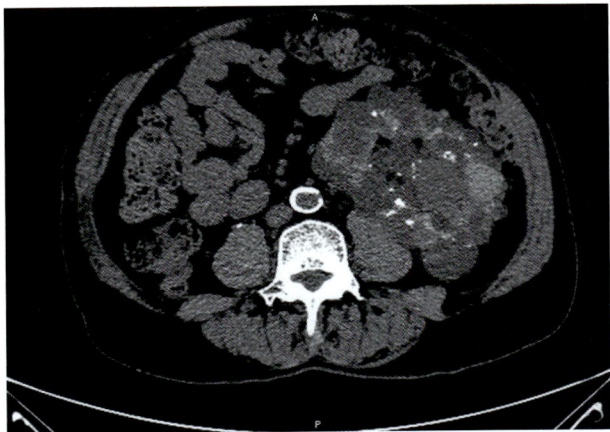

图 9-8-3 腹盆 CT 平扫（水平面）

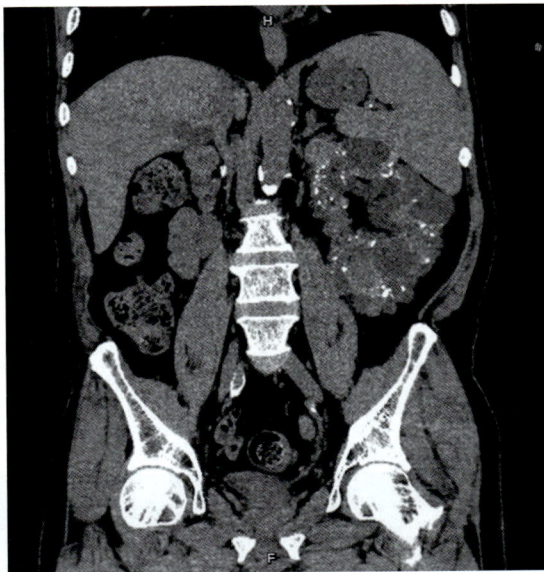

图 9-8-4 腹盆 CT 平扫（冠状面）

5. 治疗 完善术前检查后行腹腔镜下右肾根治性切除术。

6. 病理结果 低倍镜肾组织内可见大小不等的囊腔，内衬单层扁平或立方上皮，肾实质高度萎缩，间质纤维组织增生，散在及局灶淋巴细胞浸润，并见出血和含铁血黄素形成及局灶钙化。符合多囊肾的改变（图 9-8-5）。

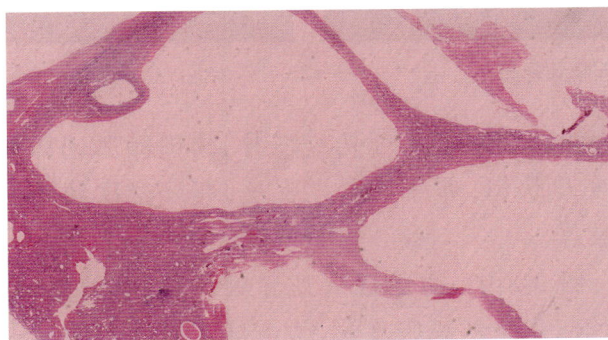

图 9-8-5 多囊肾（右侧）（HE×25）

病例 2

1. 现病史 患者男性，63 岁。20 年前因体检就诊于外院行 CT 示双侧多囊肾，大小约 2cm（具体结果不详），后每年规律体检，自诉逐渐增大，未诉特殊不适。2018 年 5 月出现双下肢水肿，予以限制出入量等对症处理，9 个月前自诉肌酐达 1 000μmol/L（具体结果不详），后于外院每周二、四、六规律透析治疗,于 2020 年 9 月于我院行肾移植术,3 个月后出现不明原因发热,予以对症处理后好转,今为求进一步治疗,遂来我院就诊,门诊以"先天性多囊肾"收住我科。

2. 体格检查　双侧腹部可以触及质地较韧较大肿块,右下腹见斜形切口。

3. 实验室检查(肾移植术后)　肌酐 127.1μmol/L,尿毒氮 9.5mmol/L;血常规(长期用免疫抑制剂):白细胞 $2.2\times10^9/L$(危急值),红细胞 $3.73\times10^9/L$,血红蛋白 108g/L,血小板 $131\times10^9/L$。

4. 影像学检查

肝胆胰脾彩超(图 9-8-6):肝体积增大,形态尚正常,右叶斜径约 16.7cm,左叶前后径约 7.7cm,实质回声,不均匀,肝实质内可见多发偏高回声区。肝内散在多发囊样占位,大者大小约 2.9cm×2.1cm。

泌尿系统彩超(图 9-8-7):双肾体积显著增大,形态失常。双肾布满囊样占位,右侧较大者大小约 8.8cm×7.3cm,左侧较大者大小约 8.0cm×5.9cm,囊内回声尚清亮。

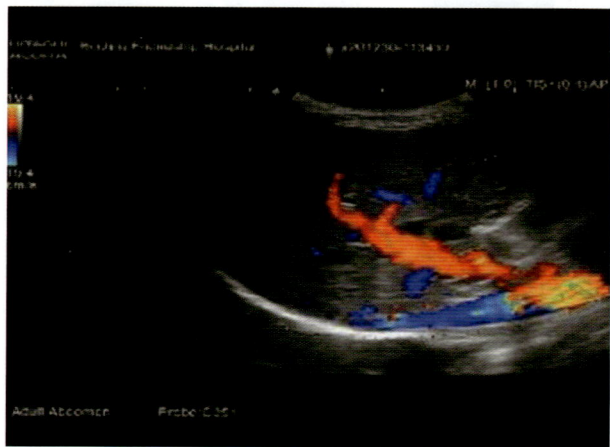

图 9-8-6　肝胆胰脾彩超

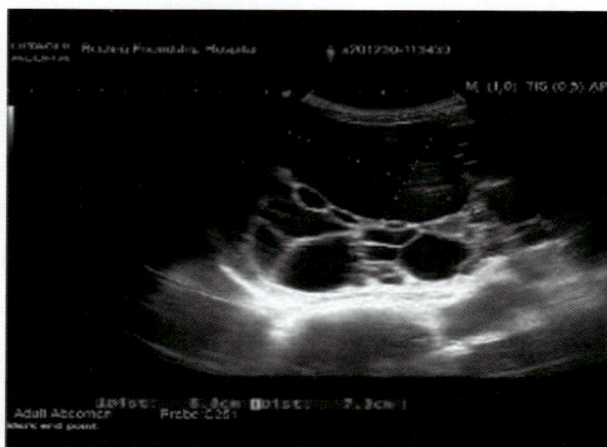

图 9-8-7　泌尿系统彩超

腹盆 CT 平扫(图 9-8-8):右侧髂窝可见移植肾,周围脂肪间隙模糊,盆腔见少量水样密度影。双原肾区域见多发囊状影,部分呈水样密度,部分密度稍高;双侧肾盂及输尿管显示不清,膀胱充盈可,壁稍显厚。

腹盆 CT 平扫(术后,图 9-8-9):右肾区未见肾脏结构,相应区域肠管填充。左肾体积增大,见弥漫性多发囊状影,部分呈稍高密度影,右侧髂窝可见移植肾。

5. 治疗　完善术前检查后行腹腔镜下右肾根治性切除术。

6. 病理结果

低倍镜肾组织内可见大小不等的囊腔,肾实质萎缩(图 9-8-10)。

高倍镜显示囊壁未见内衬上皮,仅见肾小管,未见肾小球,间质纤维组织增生(图 9-8-11)。

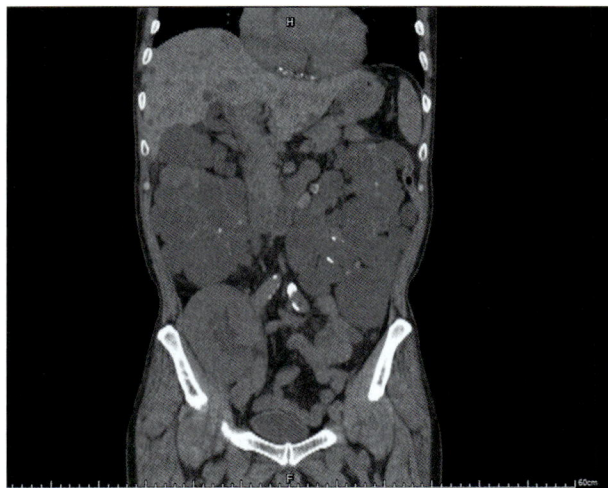

图 9-8-8 腹盆 CT 平扫(冠状面)

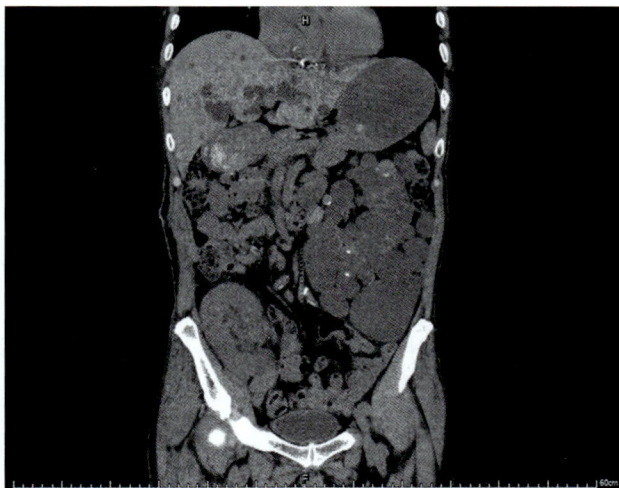

图 9-8-9 腹盆 CT 平扫(冠状面)

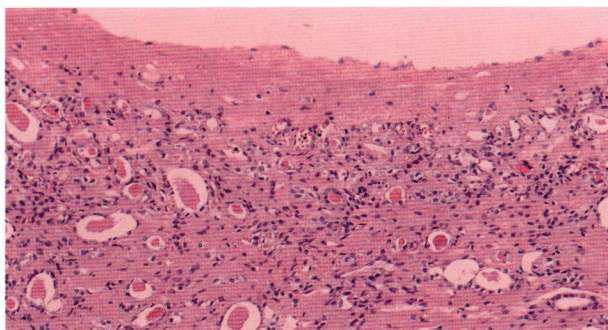

图 9-8-10 多囊肾(右侧)(HE×25)

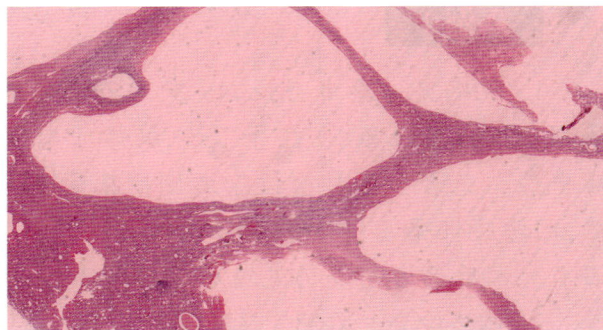

图 9-8-11 多囊肾(右侧)(HE×200)

第九节 髓质海绵肾

一、概述

髓质海绵肾(medullary sponge kidney, MSK)是先天性肾脏发育异常性疾病,以肾集合管囊状扩张为特征,肾髓质内钙质沉积和肾结石是其最常见的并发症,发病率为 $1:20\,000\sim1:5\,000$,大多数是散发性的,部分患者可追溯到家族史,具有遗传倾向,有报道称其为常染色体显性或隐性遗传病。

患者早期可无症状或症状不典型,典型的症状大多出现在 20 岁之后。肾绞痛为最常见的临床症状,其他症状包括尿路感染、镜下或肉眼血尿、高钙血症、高尿钙及肾钙质沉着等,有时也可有结石排出。临床诊断多以患者因肾绞痛症状或其他疾病去医院拍 KUB 或 CT 而偶然发现。海绵肾多为双侧发病,发病率女性高于男性,由于女性泌尿系统生理结构等因素,故女性合并尿路感染的发病率也高于男性。

该疾病的诊断很大程度上依赖影像学方面的检查。首次检查可以选用 KUB、CT 平扫,进一步的诊断需要借助 IVU 或 CTU 三维重建等检查。需要指出的是,超声和 MRI 对海绵肾的诊断敏感度不高。

该疾病治疗对象主要以尿路感染及尿路结石等并发症为主。早期患者往往无临床症状,所以不需要特殊治疗,可长期随访,密切观察。生活上只需嘱咐患者适当多饮水,食用新鲜水果和蔬菜,低盐、优质蛋白饮食。如合并肾结石,需控制钙摄入量,以减少钙盐沉积。由于海绵肾经常伴发高尿钙和肾小管酸中毒引起的低枸橼酸尿症,所以应适量增加饮水量以保证尿量在 2 000~2 500mL/24h,同时可以辅以枸橼酸钾和维生素 B_6,有效减少尿钙及钙盐沉积所形成的结石。如果结石排出,可以辅以利尿解痉药,促进微小结石的排出。

二、典型病例

病例 1

1. 现病史　患者男性,49 岁,9 个月前无明显诱因出现右侧腰痛,右下腹痛,程度轻,无尿频、尿急,无血尿、发热等不适,就诊于本院,诊断为双肾结石。行右肾经皮肾镜碎石术,术后平稳。患者 3 个月前拔除右侧输尿管支架管后再次出现右侧腰痛、右下腹痛,无血尿、发热,门诊腹部平片:双肾、腰 $_5$ 椎体右侧见多发小结节状高密度影,再次于我院行右输尿管取石术。术后患者复查仍见输尿管内结石。

2. 体格检查　右侧肾区压痛(+),叩击痛(+),未闻及血管杂音。右侧上输尿管点压痛(+)。

3. 实验室检查　无明显异常。

4. 影像学检查　腹盆 CT 平扫(图 9-9-1、图 9-9-2):双侧肾乳头处见弥漫分布的小结节状、斑点状极高密度影,右侧输尿管上段可见多发类圆形极高密度影,大者直径约 0.6cm,同层面输尿管管壁增厚,周围脂肪间隙模糊,上游输尿管、肾盂、肾盏扩张,内见液体密度影,肾

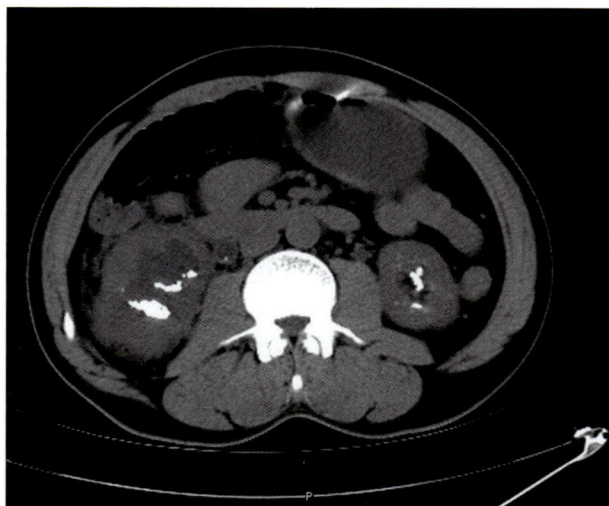

图 9-9-1　腹盆 CT 平扫(水平面 1)

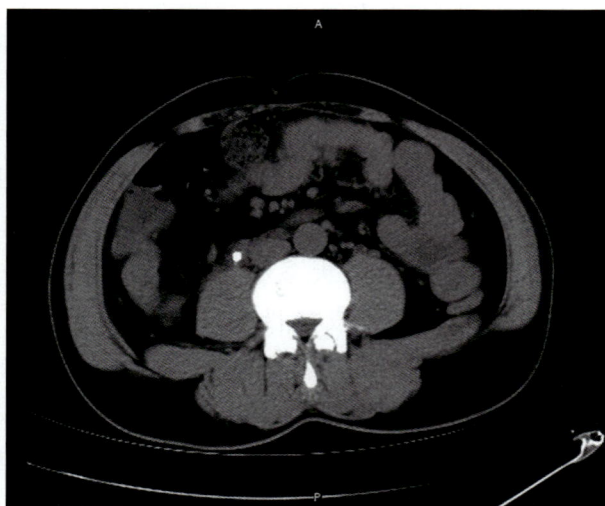

图 9-9-2　腹盆 CT 平扫(水平面 2)

盂及肾盏内可见多发小结节状极高密度影,较大者结节灶大小约1.4cm×1.0cm。右肾周围可见多发条索影,脂肪间隙模糊。左肾肾盏、肾盂及输尿管显影良好,未见扩张,左肾窦区可见局限性雾状低密度影,密度均匀,CT值约10HU,大小约1.9cm×1.7cm。双侧输尿管未见扩张。膀胱充盈尚可,壁不厚,腔内未见异常密度影。双肾上腺形态及密度未见异常。

5. 治疗 完善术前检查后在全麻下行右侧经皮肾镜激光碎石取石术。

病例2

1. 现病史 患者男性,36岁,1个月前无明显诱因出现左侧腰痛,无恶心、呕吐,无腹痛,不伴尿频、尿急、尿痛,不伴发热,伴血尿,尿色加深,2022年9月30日就诊于我院查CT示:①左肾多发结石;②左侧输尿管上段结石,伴左肾盂、肾盏扩张,新出现;③肝内钙化灶;肝囊肿可能,同前;④餐后胆囊可能。门诊以"左侧输尿管结石"收入院。

2. 体格检查 左侧肾区压痛(+),叩击痛(+)。

3. 实验室检查 无明显异常。

4. 影像学检查 腹盆CT平扫(图9-9-3、图9-9-4):双肾位置、形态未见异常,双肾实质内见多发点状、小结节状高密度影,左肾下极水平左侧输尿管上段可见一结节状高密度影,长径约0.7cm,左肾盂、肾盏扩张。右侧肾盂及输尿管未见扩张。

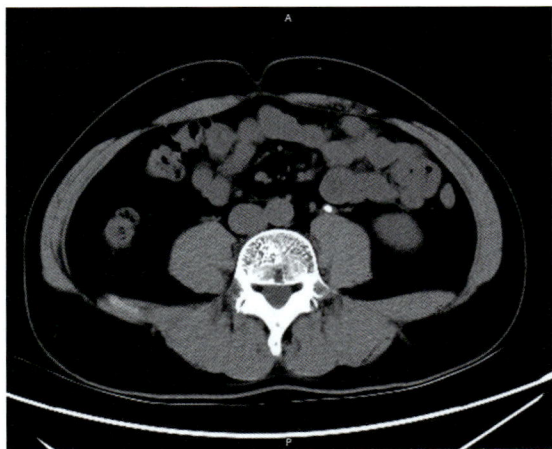

图9-9-3 腹盆CT平扫(水平面1)

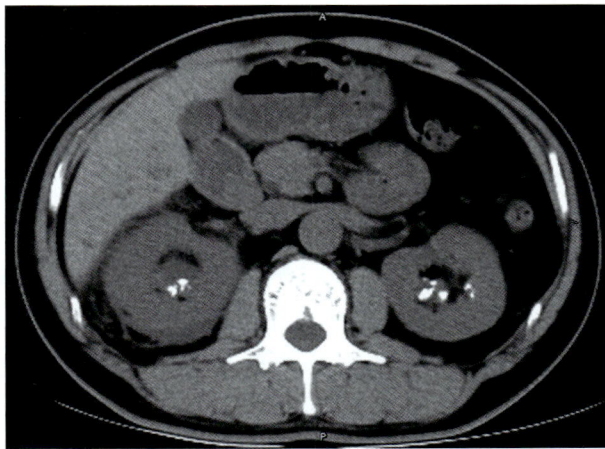

图9-9-4 腹盆CT平扫(水平面2)

5. 治疗 完善术前检查后在全麻下行左侧经尿道输尿管镜激光碎石取石术。

第十节 马 蹄 肾

一、概述

马蹄肾是指两侧肾的上极或下极在脊柱大血管前相互融合,形成"马蹄铁"形的先天性肾畸形,是胎儿泌尿系统比较常见的出生缺陷,其发生率为 1/1 000~1/500,通常男女比例约为 2:1。

部分患者可全无症状,常在体检时被发现,但由于双侧肾脏下缘融合,常常会导致肾脏发育过程中正常上升和旋转受阻,因而它常位于盆腔内或稍高的位置,其输尿管较正常短,部分患者可出现腰部疼痛、尿频、脓尿和下腹部包块等症状。肾盂肾炎是最常见的并发症,其发生率可高达 80%,其他常见的并发症有肾盂积水、感染和结石形成,这也是患者就诊常见的原因之一。

该疾病的诊断主要依靠影像学检查,腹部 B 超显示两肾下极或上极相连,横过下腔静脉和腹主动脉前方。CT 可直接显示两肾下极融合部即峡部横过主动脉前方,且由于肾旋转不良,肾盏位于肾前方,输尿管越过峡部两侧前方下行,但马蹄肾位置一般较低,需扫描到较低位置才能确定诊断。MRI 和核素可以从冠状位显示两肾下极融合的情况。造影能更加清楚地显示马蹄肾的形态,常见的包括静脉尿路造影和逆行肾盂造影,可显示异常阴影和两侧肾盂阴影下垂、靠拢和自外上方向内下方倾斜。如果患者有泌尿系统感染,可出现血白细胞计数增多或尿白细胞增多等感染表现。

本病肾功能常无明显异常,故无症状时,一般不需要任何特殊治疗。有肾盂积水、尿路梗阻伴有严重腰肋疼痛,并严重影响工作和生活者,可考虑做输尿管松解、峡部切断分离两肾及肾盂输尿管成形固定术。如并发有结石或严重肾盂积水,则应做相应处理,甚至在必要时切除或部分切除肾脏。

二、典型病例

1. 现病史 患者女性,24 岁。5 个月前因腰痛就诊于我院急诊,行 CT 提示马蹄肾,左肾积水,遂放置左侧输尿管支架一根,患者后于外院住院,住院期间出现高热,体温最高可达 39℃,经抗炎治疗后病情好转,患者无血尿,无尿频、尿急、尿痛、排尿困难,患者 7 月末于我院行输尿管支架取出术,术后第二天再次出现高热,遂于急诊再次行左侧输尿管支架置入术,患者近来无发热等症状,患者 1 个月前就诊于我院,行 CTU 示:马蹄肾;左侧肾盂、输尿管内置管,左肾积水较前稍增多。

2. 体格检查 无明显阳性体征。

3. 实验室检查 尿常规:白细胞 325 个 /μL。

4. 影像学检查 CTU(图 9-10-1~ 图 9-10-4):双肾形态失常,双肾下极于腹主动脉前方相连;右肾实质饱满,肾门朝向前外侧;左肾萎缩,左肾实质明显变薄,肾盏扩张,左侧肾盂、输尿管内置管影,左肾周围脂肪间隙稍模糊。右侧肾盂及双侧输尿管未见扩张。动脉期和实质期右肾明显强化,而左肾仅部分轻度强化,排泄期右肾、输尿管引流通畅,左肾肾盂、肾盏明显扩张积水,膀胱壁未见明显异常。

5. 治疗 完善术前检查后在全麻下行马蹄肾峡部离断 + 左肾切除术 + 肾修补术。

6. 病理结果

马蹄肾伴肾萎缩及肾积水:肾实质界限不清(左侧),肾小球少见,肾小管周围灶状淋巴细胞浸润;肾盂扩张(右侧),黏膜下多量淋巴细胞浸润(图 9-10-5)。

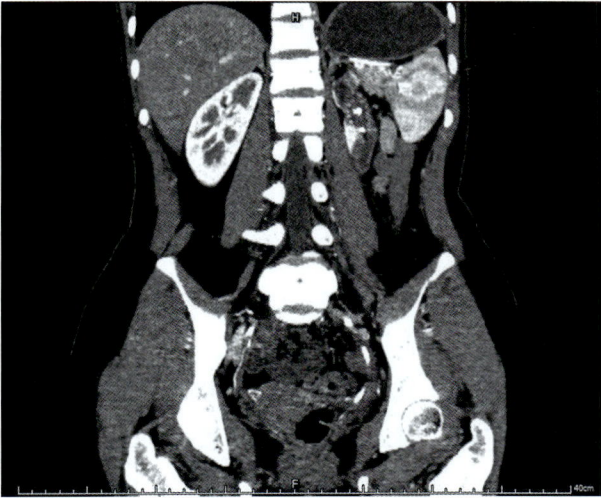

图 9-10-1 CTU（动脉期冠状面）

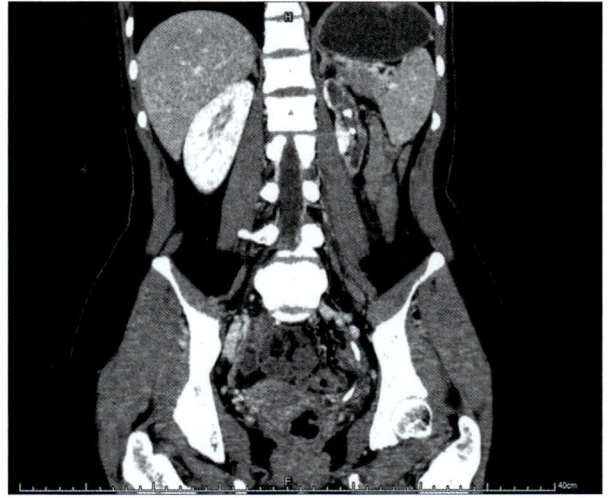

图 9-10-2 CTU（实质期冠状面）

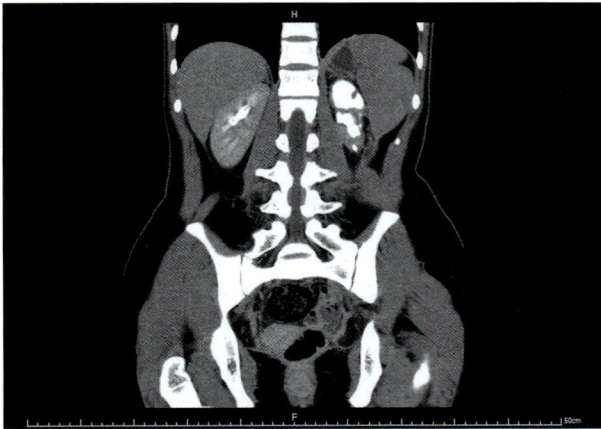

图 9-10-3 CTU（排泄期冠状面）

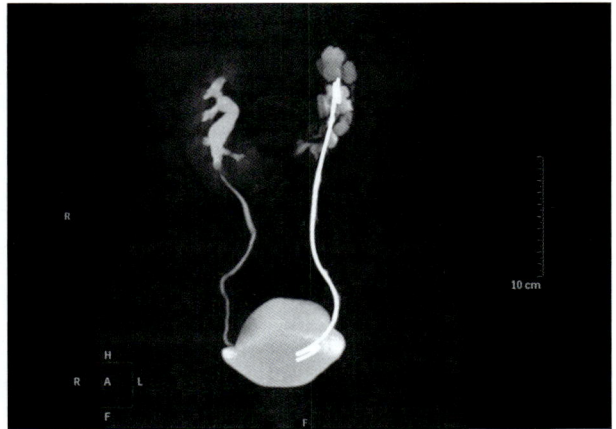

图 9-10-4 CTU（排泄期冠状面重建）

马蹄肾伴肾萎缩及肾积水：肾实质内显示一个肾小球（左上），肾小管周围灶状淋巴细胞浸润，间质纤维化伴血管增生（图 9-10-6）。

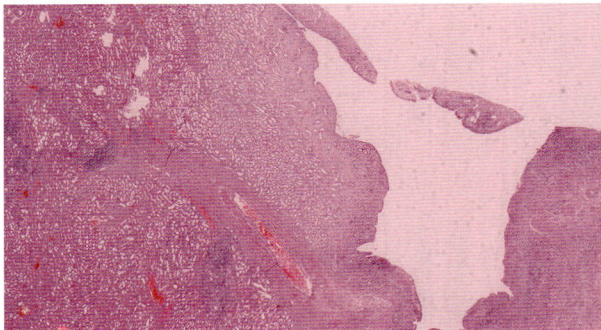

图 9-10-5 马蹄肾（左侧）（HE×25）

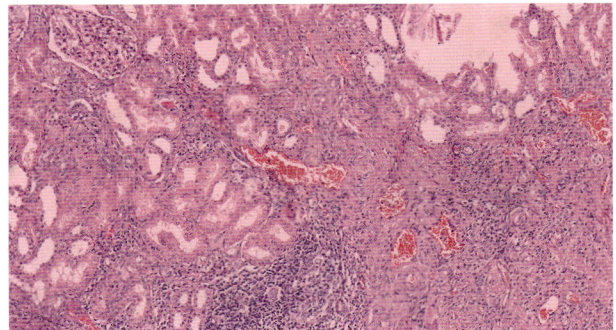

图 9-10-6 马蹄肾（左侧）（HE×100）

第十一节　重　复　肾

一、概述

重复肾是临床少见的先天性泌尿系统重复畸形。重复肾畸形本身并不具有特异性的临床症状，多为伴发其他泌尿系统并发症或体检时偶然发现，据报道，其发病率为 0.6%~0.8%，男女无差异。

大多数重复肾畸形患者可无明显症状，患者多因并发其他泌尿系统畸形或并发症时出现相应临床症状。最常见的症状为患侧腰部胀痛与反复性泌尿系统感染。腰部胀痛多提示存在肾盂积水及感染，多为上位肾积水，有时可发作为肾绞痛表现。肾盂积水的原因多为先天性输尿管发育不良、狭窄、受正位输尿管压迫及合并输尿管膀胱反流，部分患者可合并有肾输尿管结石或肿瘤。对于严重的肾盂输尿管积水，部分患者可自行发现腰部或腹部包块。反复性、顽固性泌尿系统感染多由于输尿管异位开口所致，在女性中为输尿管异位开口于括约肌近端膀胱三角以下，在男性若开口于精囊、输精管及前列腺，可表现为反复的附睾炎及前列腺炎。在女性中，输尿管异位开口于括约肌远端，可引起滴沥性尿失禁。

由于大部分重复肾畸形患者无明显症状，目前主要的诊断方法依赖于影像学检查。IVU 是过去诊断重复肾畸形最主要和可靠的方法，当 IVU 显示同侧肾脏具有两套肾盂输尿管集合系统即可确诊。B 超可根据重复肾同一包膜下肾窦、集合系统不相连的回声特点进行诊断。CT 及 MRI 比 IVU 能提供高分辨率的影像学信息，可弥补其立体空间成像中的不足，已经成为目前诊断重复肾畸形的"金标准"。CTU 及 MRU 能立体地显示整个尿路全貌，尤其是 MRU，由于无 X 线辐射，是儿童及妊娠女性最佳的影像学检查方法。但由于价格原因，CT 及 MRI 的应用受到一定限制。

重复肾畸形的治疗应讲究个体化。对于肾功能良好、不合并其他并发症，且无明显症状者，可不予处理，只需动态观察随访。对于重复肾功能尚可，无明显积水及输尿管扩张，但合并有输尿管囊肿、输尿管异位开口及膀胱输尿管反流者，应行重复肾输尿管膀胱再植术，尽量保留重复的肾脏。若重复的肾脏功能已严重受损，无保留价值，应行重复肾输尿管切除术。

二、典型病例

病例 1

1. 现病史　患者女性，28 岁，4 年前因孕检发现左肾后发囊性病变伴双输尿管，考虑重复肾，未特殊治疗。近 4 年来间断出现左腰部钝痛，伴胀痛感，偶伴恶心、呕吐，于当地医院止痛消炎对症治疗，未予特殊诊治。1 个月前患者再次出现左腰部疼痛，B 超示左侧重复肾及双输尿管畸形，肾盂重度积水。为求进一步治疗于我院门诊就诊，行 CTU 提示：左肾上极见自肾实质向肾外突出的类球状、曲折的囊管状低密度灶，并向下延续到同侧膀胱尖水平，考虑左侧重复输尿管畸形并重复肾盂、输尿管积水。

2. 体格检查 无明显阳性体征。

3. 实验室检查 无明显异常。

4. 影像学检查

泌尿系统超声（图9-11-1）：右肾大小正常，回声正常，血流信号丰富。右侧肾盂、肾盏未见扩张。左肾重复肾，部分集合系统分离，范围约11.6cm×4.8cm，左输尿管上段宽约1.0cm，中段宽约1.5cm，下段宽约1.9cm。

CTU（图9-11-2~图9-11-6）：左肾上极见自肾实质向肾外突出的类球状、曲折的囊管状低密度灶，并向下延续到同侧膀胱尖水平，CT值接近水样密度灶，类球状、囊管状低密度灶最大截面分别为5.2cm×5.0cm、1.8cm×1.5cm，增强后仅见肾上极结节状强

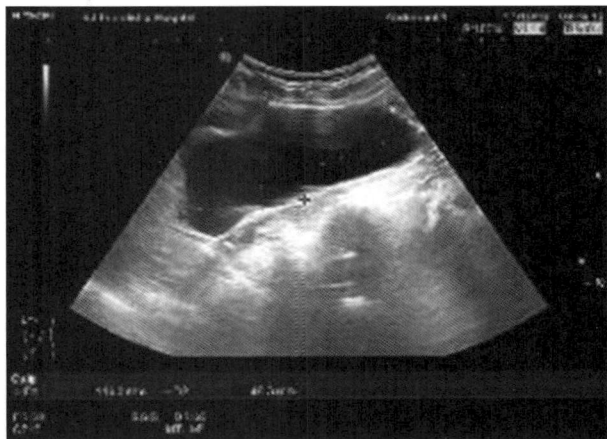

图9-11-1 泌尿系统彩超

化和囊壁强化，余所见低密度灶未见强化征象；排泌期见左侧肾盂轻度积液，同侧输尿管与低密度管状结构伴行并注入膀胱，低密度管状结构远端以盲端止于膀胱尖水平的软组织内。右肾、输尿管及膀胱未见异常改变。

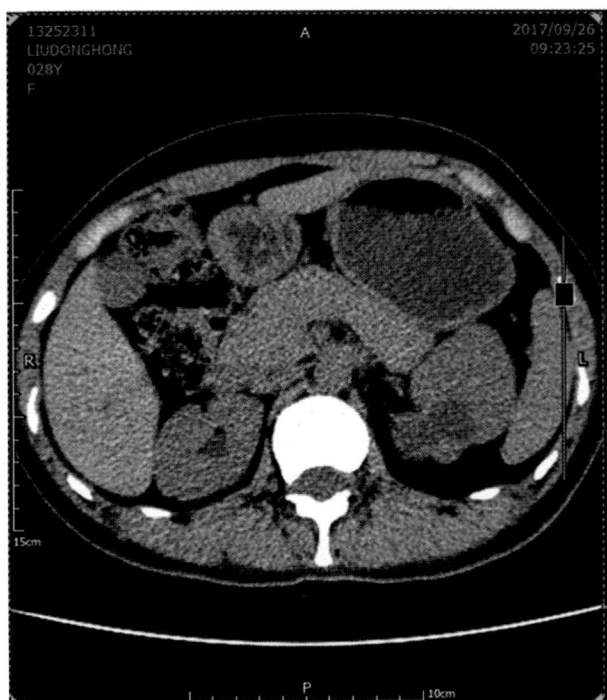

图9-11-2 CTU（平扫水平面）

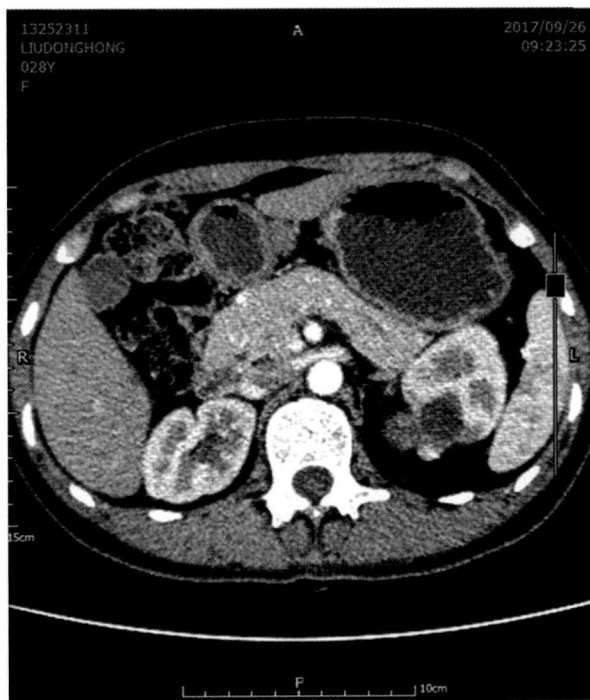

图9-11-3 CTU（动脉期水平面）

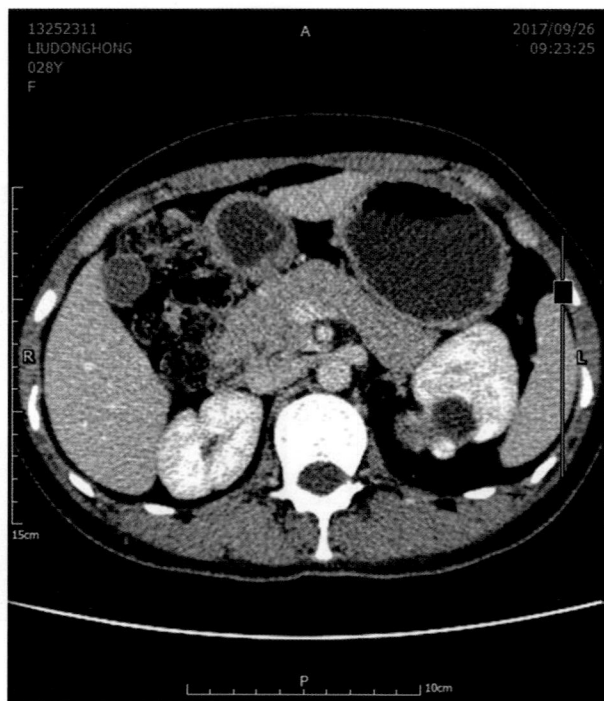

图 9-11-4 CTU（实质期水平面）

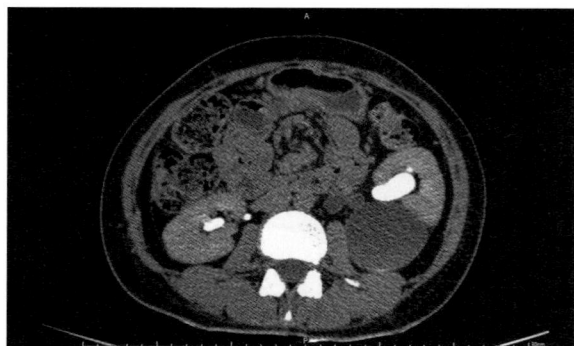

图 9-11-5 CTU（排泄期肾脏水平面）

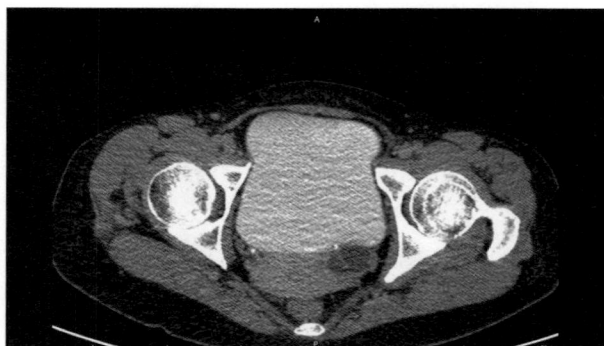

图 9-11-6 CTU（排泄期膀胱水平面）

5. 治疗 完善常规术前检查后在全麻下行经尿道输尿管支架置入术＋腹腔镜下肾部分切除＋左重复肾重复输尿管全长切除术。

6. 病理结果

重复肾：输尿管扩张，黏膜未见异常，黏膜下散在淋巴细胞浸润，肌层部分增厚伴排列紊乱（图 9-11-7）。

重复肾：与图 9-11-7 为同一患者的高倍镜。输尿管上皮未见异型性，黏膜下散在淋巴细胞浸润。肌层增厚（图 9-11-8）。

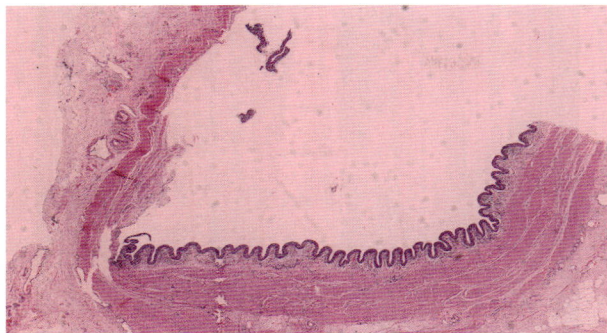

图 9-11-7 重复肾(左侧)(HE×25)

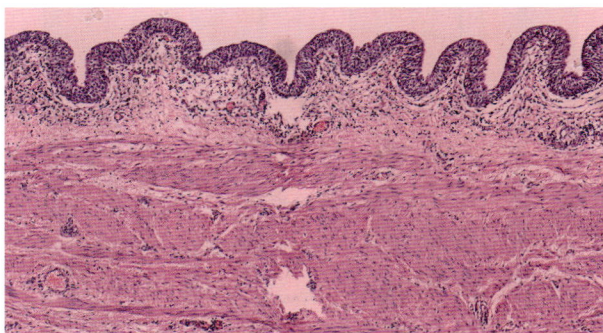

图 9-11-8 重复肾(左侧)(HE×100)

病例 2

1. 现病史 患者男性,30岁,1个月前体检,行B超发现左肾积水,肾皮质变薄,来我院门诊进一步检查,行泌尿系统CT示,左侧可见两个肾盂及输尿管,上部肾盂及输尿管全程可见扩张,末端开口于前列腺尿道部,排泌期内未见对比剂充盈,所属区域肾实质明显变薄。考虑为重复肾、重复输尿管,为行进一步治疗,收入院。

2. 体格检查 无明显阳性体征。

3. 实验室检查 无明显异常。

4. 影像学检查

泌尿系统彩超(图 9-11-9):双肾大小正常,实质回声正常,血流信号丰富。双侧肾盂、肾盏及输尿管未见扩张。左肾见多发囊样无回声,大者约 7.4cm×5.3cm,内透声欠佳。

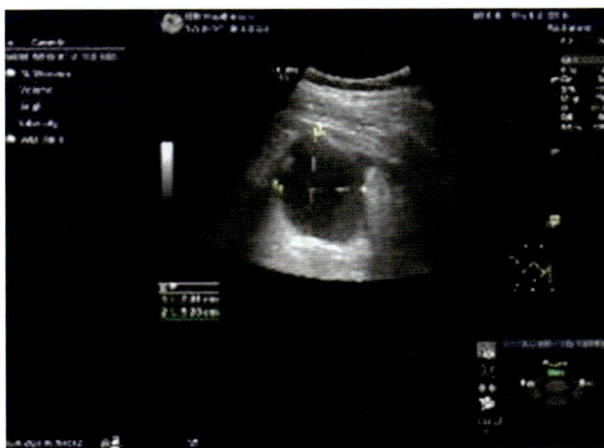

图 9-11-9 泌尿系统彩超

CTU(图 9-11-10~ 图 9-11-12):左侧可见两个肾盂及输尿管,上部肾盂及输尿管全程可见扩张,末端开口于前列腺尿道部,排泌期内未见对比剂充盈,所属区域肾实质明显变薄。余肾盂、肾盏、输尿管显示良好,无狭窄或异常扩张,腔内未见明确异常密度影,壁无明确增厚。右肾外形如常,实质内未见异常密度影。

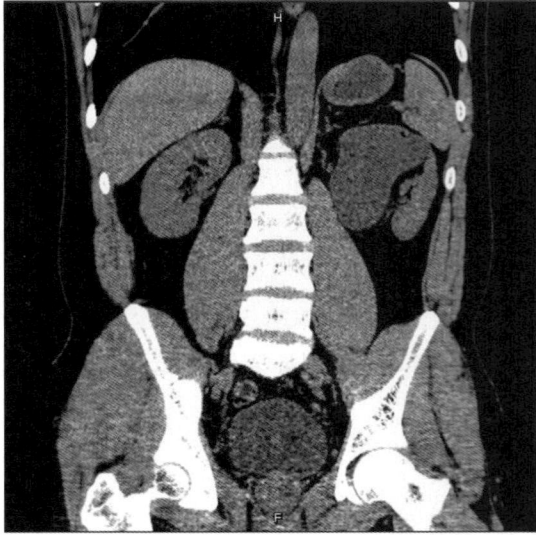

图 9-11-10　CTU（平扫冠状面）

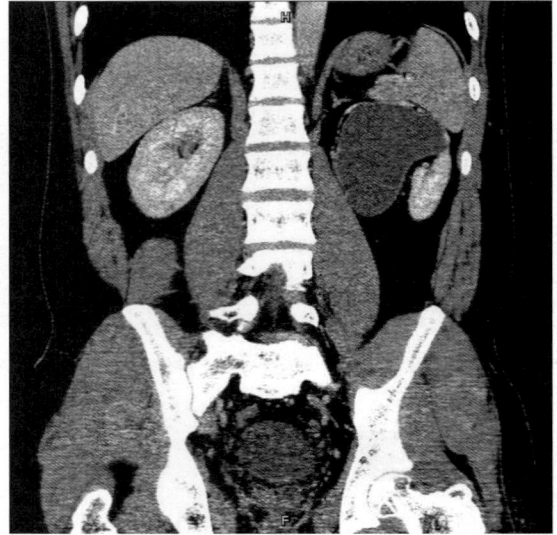

图 9-11-11　CTU（实质期冠状面）

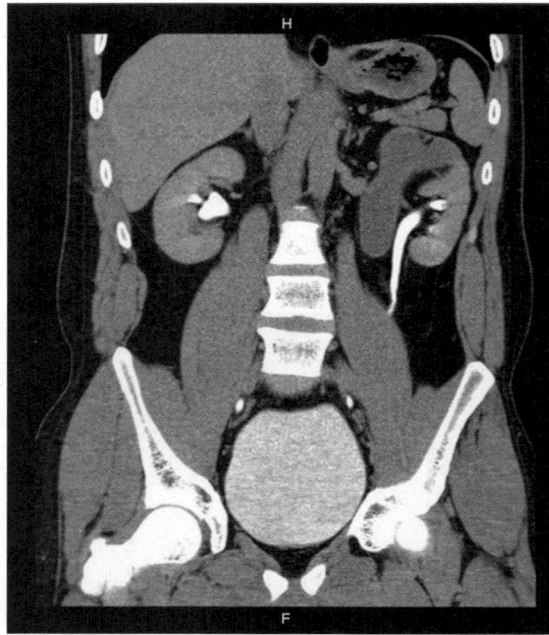

图 9-11-12　CTU（排泄期冠状面）

　　CT 平扫（术后，图 9-11-13、图 9-11-14）：左肾术后，左肾形态不规则，术区可见引流管影，术区少量积气，左肾周围及左侧后腹膜区可见多发片状高密度影，边界不清，脂肪间隙模糊，左侧腹膜模糊。其余与术前类似。

　　5. 治疗　完善常规术前检查后在全麻下行腹腔镜左侧重复肾上肾及输尿管全长切除术。

　　6. 病理结果　重复肾的输尿管（左侧）：输尿管管腔扩张，黏膜上皮增生，黏膜内和黏膜下层散在及灶状淋巴细胞浸润，肌层增厚伴排列紊乱（图 9-11-15）。

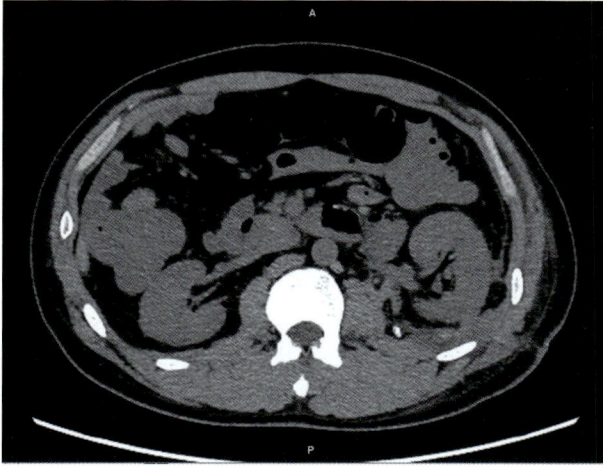

图 9-11-13 CT 平扫（平扫水平面）

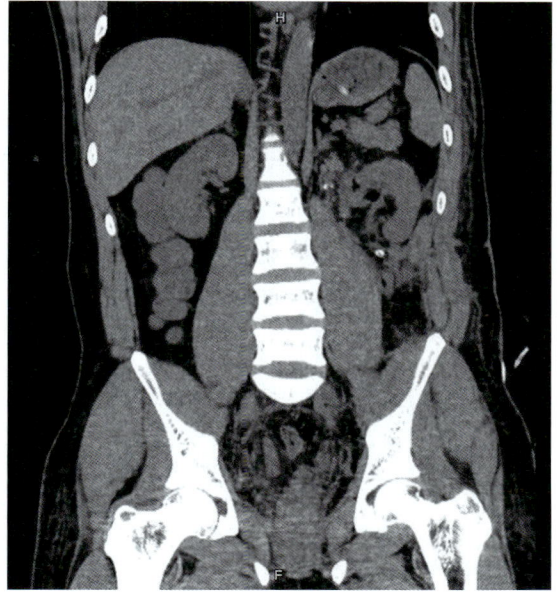

图 9-11-14 CT 平扫（平扫冠状面）

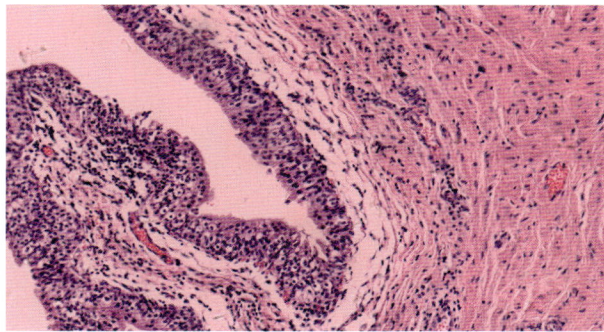

图 9-11-15 重复肾（左侧）（HE×200）

（曹 锐 刘玉婷 李晓晗）

86杉